谢文英 编著

名医 珍藏

传世秘方

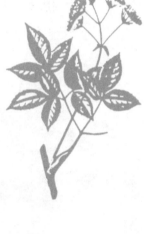

陕西出版传媒集团
陕西科学技术出版社

图书在版编目（CIP）数据

名医珍藏传世秘方/谢文英编著. —西安：陕西科学
技术出版社，2014.2

ISBN 978 – 7 – 5369 – 5285 – 0

Ⅰ．①名… Ⅱ．①谢… Ⅲ．①秘方—汇编
Ⅳ.①R289.5

中国版本图书馆 CIP 数据核字（2014）第 035411 号

名医珍藏传世秘方

出 版 者	陕西出版传媒集团　陕西科学技术出版社
	西安北大街 131 号　邮编　710003
	电话（029）87211894　传真（029）87218236
	http：//www.snstp.com
发 行 者	陕西出版传媒集团　陕西科学技术出版社
	电话（029）87212206　87260001
印　　刷	北京建泰印刷有限公司
规　　格	710×1000 毫米　　16 开本
印　　张	23
字　　数	350 千字
版　　次	2014 年 5 月第 1 版
	2014 年 5 月第 1 次印刷
书　　号	ISBN 978 – 7 – 5369 – 5285 – 0
定　　价	29.80 元

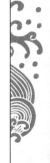
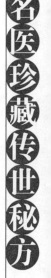

前　言

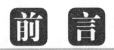

FOREWORD

中华医药博大精深，历代名医良医辈出，留传下来的秘方，更是疗效奇特。这些秘方历经千百年反复验证，延用至今，具有"取材方便，配制简便，疗效显著"的特点，故有很强的生命力，在民间广为流传和应用。

为不使中华药库中之瑰宝失传，笔者与同道们多方搜集了古今名家和民间之治病秘方。所收录的秘方，内容包括单方、秘方、食疗方、外用方等，皆千百年私家秘传，疗效理想。本着"撷取精华、重在实效"的原则，在临床上对收集的秘方加以验证，最后编撰成书。

本着方便读者使用，《名医珍藏传世秘方》以西医病名为纲，分别按内、外、妇、儿、五官、皮肤各科介绍，读者可在寻药用药的过程中"按图索骥"，迅速找到适合自己的秘方，花小钱治大病，甚至不花分文也有可能治好疑难杂症。

本书内容翔实，说理严密，条目清楚，通俗易懂。其中用药皆寻常之物，易采易得，方小药简，于医于民，均可择用。希望这本书能深入到每个家庭，更多地造福民众，成为防病、治病、康复、养生的必备读物。

编　者

一

第一章
内科疾病奇方，轻轻松松安脏腑

感冒 …………………………………… 一

咳嗽 …………………………………… 五

哮喘 …………………………………… 八

支气管炎 …………………………… 一二

肺炎 ………………………………… 一五

肺结核 ……………………………… 一九

肺气肿 ……………………………… 二二

急性胃肠炎 ………………………… 二五

慢性胃炎 …………………………… 二八

胃下垂 ……………………………… 三二

消化不良 …………………………… 三五

胃、十二指肠溃疡 ………………… 三八

呃逆 ………………………………… 四二

呕吐 ………………………………… 四五

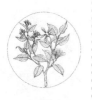

腹痛 ………………………………… 四八

腹泻 ………………………………… 五一

便秘 ………………………………… 五五

高血压 ……………………………… 五九

低血压 ……………………………… 六二

冠心病 ……………………………… 六五

心律失常 …………………………… 六九

心悸 ………………………………… 七一

胆囊炎 ……………………………… 七三

胆石症 ……………………………… 七六

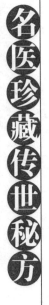

脂肪肝 ……………………………… 七八

肝硬化 ……………………………… 八一

肝炎 ………………………………… 八五

水肿 ………………………………… 八八

肾炎 ………………………………… 九〇

肾病综合征 ………………………… 九四

尿路感染 …………………………… 九六

尿路结石 …………………………… 九九

甲状腺功能亢进症 ………………… 一〇二

单纯性甲状腺肿 …………………… 一〇五

糖尿病 ……………………………… 一〇八

高脂血症 …………………………… 一一一

痛风 ………………………………… 一一五

类风湿关节炎 ……………………… 一一七

风湿性关节炎 ……………………… 一二〇

头痛 ………………………………… 一二二

眩晕 ………………………………… 一二五

失眠 ………………………………… 一二八

神经衰弱 …………………………… 一三一

面神经麻痹 ………………………… 一三四

坐骨神经痛 ………………………… 一三八

三叉神经痛 ………………………… 一四〇

癫痫 ………………………………… 一四二

自汗、盗汗 ………………………… 一四五

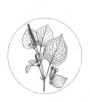

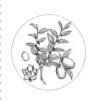
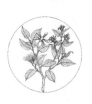
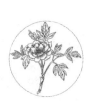

第二章

外科疾病奇方，内外兼治百病除

疖 …………………………………… 一四九

痈 …………………………………………… 一五一

丹毒 ………………………………………… 一五四

冻疮 ………………………………………… 一五六

烧烫伤 ……………………………………… 一五九

痔疮 ………………………………………… 一六一

疝气 ………………………………………… 一六四

脱肛 ………………………………………… 一六六

跌打损伤 …………………………………… 一六八

肩周炎 ……………………………………… 一七二

腰肌劳损 …………………………………… 一七五

颈椎病 ……………………………………… 一七七

足跟痛 ……………………………………… 一八〇

第三章

五官科疾病奇方，完美五官秀出来

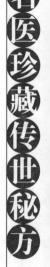

牙痛 ………………………………………… 一八三

牙周炎 ……………………………………… 一八六

口腔溃疡 …………………………………… 一八九

咽喉炎 ……………………………………… 一九三

口臭 ………………………………………… 一九五

扁桃体炎 …………………………………… 一九七

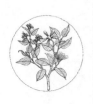

鼻出血 ……………………………………… 二〇〇

鼻窦炎 ……………………………………… 二〇三

鼻炎 ………………………………………… 二〇五

耳鸣耳聋 …………………………………… 二〇八

中耳炎 ……………………………………… 二一〇

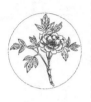

急性结膜炎 ………………………………… 二一三

麦粒肿 ……………………………………… 二一六

名医珍藏传世秘方

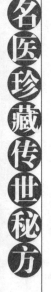

名医珍藏传世秘方

白内障 ……………………………………… 二一八
夜盲症 ……………………………………… 二二一

第四章

皮肤科疾病奇方，外在美让您多一份自信

带状疱疹 …………………………………… 二二三
荨麻疹 ……………………………………… 二二六
湿疹 ………………………………………… 二二九
疣 …………………………………………… 二三二
皮肤瘙痒症 ………………………………… 二三五
皮炎 ………………………………………… 二三八
手足癣 ……………………………………… 二四一
银屑病 ……………………………………… 二四三
白癜风 ……………………………………… 二四六
痤疮 ………………………………………… 二四九
白发 ………………………………………… 二五一
脱发 ………………………………………… 二五四
腋臭 ………………………………………… 二五六
酒渣鼻 ……………………………………… 二五八

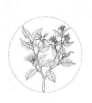

第五章

男科疾病奇方，做个健康好男人

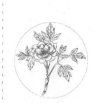

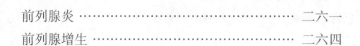

前列腺炎 …………………………………… 二六一
前列腺增生 ………………………………… 二六四

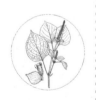

早泄 ……………………………………… 二六六

遗精 ……………………………………… 二六九

阳痿 ……………………………………… 二七二

男性不育症 ……………………………… 二七五

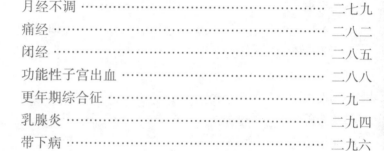

第六章
妇科疾病奇方，焕发女性新魅力

月经不调 ………………………………… 二七九

痛经 ……………………………………… 二八二

闭经 ……………………………………… 二八五

功能性子宫出血 ………………………… 二八八

更年期综合征 …………………………… 二九一

乳腺炎 …………………………………… 二九四

带下病 …………………………………… 二九六

阴道炎 …………………………………… 二九六

宫颈炎 …………………………………… 三〇二

盆腔炎 …………………………………… 三〇五

子宫脱垂 ………………………………… 三〇七

子宫肌瘤 ………………………………… 三一〇

不孕症 …………………………………… 三一二

妊娠呕吐 ………………………………… 三一五

先兆流产 ………………………………… 三一八

习惯性流产 ……………………………… 三二〇

产后恶露不绝 …………………………… 三二二

产后缺乳 ………………………………… 三二五

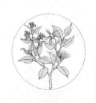

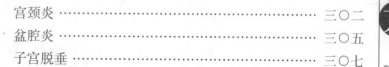

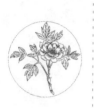

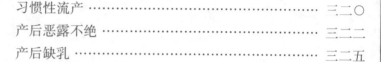

名医珍藏传世秘方

名医珍藏传世秘方

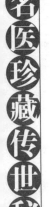

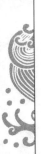

第七章

儿科疾病奇方，快快乐乐做儿童

小儿百日咳 …………………………………… 三二九

小儿腹泻 ……………………………………… 三三一

小儿麻疹 ……………………………………… 三三四

小儿流涎 ……………………………………… 三三六

小儿疳积 ……………………………………… 三三九

小儿水痘 ……………………………………… 三四一

小儿鹅口疮 …………………………………… 三四三

小儿厌食症 …………………………………… 三四五

小儿夜啼症 …………………………………… 三四八

小儿遗尿 ……………………………………… 三五〇

小儿佝偻病 …………………………………… 三五三

小儿腮腺炎 …………………………………… 三五五

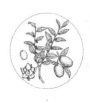

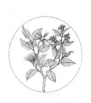

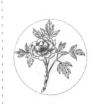

第一章　内科疾病奇方，轻轻松松安脏腑

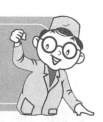

感　冒

● 病·情·介·绍 ●

　　感冒，中医认为是感受风邪引起的外感疾病，主要表现为鼻塞、流涕、打喷嚏、咳嗽、咽痒或痛、头痛怕风、恶寒发热、四肢酸痛、全身不适等。可见于现代医学中的普通感冒、急性上呼吸道感染、流行性感冒。

Shi Liao Fang

食疗方

生姜红糖饮

配方 生姜20克，红糖适量。

制用法 生姜捣烂，加入红糖，水煎煮，趁热服，服后盖被取汗，每日1剂。

功效 发毒解表，治风寒感冒轻症。

荔枝肉煮酒

配方 荔枝肉30克，黄酒适量。

制用法 上2味共煎煮，趁热顿服。

功效 通神益气，消散滞气。治气虚感冒，胸膈稍滞，鼻塞不畅。

赤豆苡仁粥

配方 薏苡仁、赤小豆各30克，大米50克。

制用法 薏苡仁洗净晒干，研成细粉，赤小豆先加水煮熟，然后加入大米和水（约500毫升），煮粥，将熟时和入薏苡仁粉。每日早、晚服食。

功效 治暑热感冒。

冰糖鸡蛋

配方 鸡蛋1个，冰糖30克。

制用法 鸡蛋打破，同捣碎的冰糖混

一

合调匀。临睡前用开水冲服，取微汗。

功效 养阴润燥，清肺止咳。治感冒，症见流清涕、咳嗽、发冷等。对小儿流鼻血亦有效。

百合绿豆粥

配方 鲜百合、绿豆各50克，粳米100克。

制用法 绿豆、百合去杂质洗净放锅内加水先煮，欲烂时加入淘洗干净

的粳米，一同煮为稀粥。日服1剂，分数次食用。

功效 清热解毒。可有效治疗风热感冒。

芦根萝卜汤

配方 芦根50克，鲜大白萝卜200克，葱白7段，青橄榄7枚。

制用法 共煮汤。代茶频饮。

功效 清热解表，宣通气机。可预防和治疗流行性感冒。

中药方

Zhong Yao Fang

马鞭草羌活饮

配方 鲜马鞭草30克，羌活15克，青蒿30克。

制用法 上3味共煎浓汁2小杯。分2次服，连服2~3日。如咽痛加桔梗15克。

功效 适用于流感、感冒。

七味饮

配方 防风、桔梗、陈皮、甘草、枳壳、泽泻各适量。

制用法 上料共水煎服，每日1剂。一般3日即愈。加减：春加薄荷，夏加紫苏，秋加红

麻黄

枣，冬加生姜；风热、风温加银花、连翘；风湿加苍术、藿香；流行性感冒加生艾叶，疟腮加柴胡，百日咳加皂角。

功效 适用于风寒感冒或风温、风热初起有寒热表证者，兼治疟腮、百日咳、胃脘胀痛、小儿受惊发热等。

橘皮饮

配方 鲜橘皮30克（干品15克）。

制用法 橘皮加水3杯，煎成2杯，加入白糖适量。趁热喝1杯，半小时后加热再喝1杯。

功效 化痰散结。可治久咳腹痛，痰中带血。

大青叶饮

配方 大青叶、板蓝根、紫草各50克。

制用法 上药共用温水浸泡半小时后，用文火煎，煮沸后3～5分钟即可，忌煎时间过长。每日1剂，分2次服。小儿以少量昼夜服。

功效 清热解毒，用治咽痛、流感等症。

菊花枯草饮

配方 野菊花、夏枯草各15克。

制用法 上2味共揉碎，加水煎汤。每日1剂，代茶频饮，连服3～5日。

功效 清热解毒。适用于流行性感冒。

苏叶香附汤

配方 苏叶、香附各9克，生姜3片，陈皮6克，甘草3克。

制用法 上药共水煎服，日服2次。

功效 辛温发汗，理气消食。主治风寒感冒。

藿防杏仁散

配方 藿香、防风各9克，杏仁6克。

制用法 上3味共水煎2沸，分2～4次服。

功效 宣肺解表，散寒除湿。适用于外感风寒挟湿。

板蓝根饮

配方 板蓝根20克，金银花、黄芪各10克，连翘、桔梗、黄芩各12克，蒲公英30克，芦根40克，虎杖、玄参各15克，甘草6克。

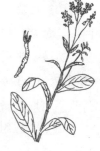

板蓝根

制用法 上药共用温水浸泡20分钟，煎2次共约40分钟，滤得药液200毫升，分3次每日内服完。

功效 清热，解毒，用于咽肿、疟腮、外感风热等症。

外用方

冰片石膏擦洗方

配方 冰片6克，石膏（捣碎）90克，柴胡注射液5支。

制用法 上药冲入开水，以新毛巾蘸之擦洗患者胸背及全身，20～30分钟后体温即降。孕妇慎用。

功效 治疗外感高热病甚多，屡验屡效。

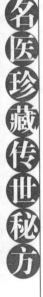

名医珍藏传世秘方

生大蒜塞鼻方

配 方 生大蒜1瓣。

制用法 蒜剥去外皮，削成圆柱形，塞入鼻孔，约20分钟取出，每日2~3次。

功 效 辛温解表，解毒杀菌。治感冒之鼻塞、头痛。

实表膏方

配 方 羌活、防风、川芎、白芷、白术、黄芪、桂枝、白芍、甘草、柴胡、黄芩、半夏各适量。

制用法 上药共研粗末，麻油熬，黄丹收。每取药膏适量，做成小饼，贴于心口上，外用胶布固定。每日换药1次。

功 效 适用于退热、头眩目赤。

豆腐白面散方

配 方 豆腐、白面各适量。

制用法 取豆腐捣烂，加入1/5的白面，厚敷于额头，待过2~3小时散发出异味时，再换敷。

功 效 适用于感冒、退烧。

竹叶辣椒泡脚方

配 方 竹叶、辣椒各30克。

制用法 上药加水适量煎水取汁，待药温适宜时泡脚，然后盖被子卧床，让身体微微出汗。每次30分钟，每日1~2次。

功 效 发汗解表。适用于风寒感冒。

日常调养

❶感冒时应充分地休息，增强抵抗力。

❷饮食应以清淡为宜，不吃油腻，可吃生大蒜。因为清淡的饮食较容易消化，大蒜又有杀菌功能。

❸感冒流行期间，可在居室内熏些醋，杀菌杀病毒，有预防作用。

❹体温升高时，喝清茶或果汁即可。不能食用高蛋白、高脂肪的食物，以免降低抵抗力。

❺患病时保持身心愉快，有助病情的恢复。

咳 嗽

咳嗽有急、慢性之分，一年四季均可发生，尤其冬春多见。临床表现为，初期阵发性干咳，胸骨后有紧闷感，1～2日后有少量白黏痰，后转为白黏痰或黄黏痰，无发热症状，但有的伴有头痛或全身痛等不适症状。

引起咳嗽的原因有：时冷时热，气温不稳，稍不留意，很容易感冒，而咳嗽往往伴随感冒而来，当然这只是原因之一。有的人咳嗽，是因为心脏扩大，或寄生虫的病变引起，有的是因得了肺炎或肺结核病而来。

食疗方 Shi Liao Fang

雪梨杏仁蒸

配 方 雪梨 1 个，贝母、杏仁末、冰糖各适量。

制用法 雪梨挖去心核，纳入贝母、杏仁末少许，再加冰糖，上盖用篾或线封固，置于豆腐浆锅内煮熟。清晨食用。

功 效 清肺化痰，治肺燥咳嗽。

蜜炙核桃仁

配 方 知母、贝母、茯苓各 9 克，半夏、陈皮各 6 克，甘草 3 克。

制用法 上药共水煎服，每日 2 次，每日 1 剂。

功 效 润燥化痰止咳。治外感燥痰，

喘咳短气，时作时止，痰难咳出。

茶叶萝卜汤

配 方 茶叶 5 克，白萝卜 100 克，精盐适量。

制用法 茶叶用开水冲泡取汁，白萝卜切片，置锅中煮烂，加精盐调味，倒入茶汁即可食用。每日 2 次。

功 效 气管炎咳嗽及多痰。

鱼腥草冲鸡蛋

配 方 鱼腥草 30 克，鸡蛋 1 个。

制用法 鱼腥草浓煎取汁，用沸腾的药汁冲鸡蛋 1 个，一次服下，每日 1 次。

功 效 鱼腥草具有清热、养阴、解

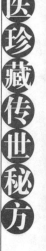

五

毒的功效。本方适用于胸痛和肺热咳嗽等症。

蜜枣扒山药

配方 山药 1000 克，蜜枣 10 个，板油丁 100 克，白糖 350 克，桂花汁、湿淀粉、熟猪油各适量。

制用法 山药洗净，放入锅内，加清水淹没山药为度，用旺火煮，待山药较烂时捞起，去皮，用刀剖成 6 厘米长、3 厘米宽的长方形，拍扁；蜜枣一剖两半去核待用。大汤碗内涂抹上熟猪油，碗底排上蜜枣再排上一层山药，夹一层糖、板油丁，逐层放至碗口，撒上白糖，扣上盖盘，上笼蒸 1 小时左右，然后取下，翻身入盘。炒锅上火，滤入盘内汤汁，放清水 100 克、白糖 150 克和少许桂花汁烧沸，用水淀粉勾芡，起锅浇在山药上即成。

功效 补肾润肺。治肺虚久咳、脾虚腹泻、神疲体倦、四肢无力等。

蕹菜白萝卜汁

配方 蕹菜全棵带根 2 棵，白萝卜 1 个，蜂蜜适量。

制用法 蕹菜与白萝卜洗净，共捣烂绞汁 1 杯。用蜂蜜调服。

功效 适用于肺热引起的咯血。

中药方

Zhong Yao Fang

玉米须橘皮饮

配方 玉米须、橘皮各适量。

制用法 上药共加水煎，日服 2 次。

功效 止咳化痰。治风寒咳嗽、痰多。

沙参冰糖饮

配方 沙参、冰糖各 15 克。

制用法 上药共水煎服。

功效 治阴虚肺燥之干咳。

天门冬饮

配方 天门冬、冰糖各 15 克。

制用法 上药共制粗末，放入杯中，冲入沸水，加盖闷 10~15 分钟，代茶饮用。每日 1 剂。

功效 养阴清热，润燥生津。治阴虚咳嗽，症见咳嗽少痰、痰中带血等。

剑花汤

配方 剑花 2 个。

制用法 煮汤或当茶饮。

功效 行气止痛，止咳化痰。用治咳嗽、痰多等。

名医珍藏传世秘方

紫苏鲜姜饮

配方 紫苏15克，鲜姜3片。

制用法 上药共水煎服。每日1剂，服后取汗少许。

功效 治疗咳嗽。

款冬花茶

配方 款冬花、冰糖各9克。

制用法 上2味用开水冲泡，代茶服之。

功效 适用于大人咳嗽及小儿吼咳。

肺炎丸

配方 牛黄、石膏各25克，甘草、沙参、沉香、西红花、白檀香、紫檀香各15克，草河车、麝香、草乌叶、诃子、广木香、银朱、肉蔻、苦参、蒜炭各10克，蜂蜜适量。

制用法 以上药物除麝香、牛黄外，其余研成细粉，将麝香、牛黄研细，与以上药物配研、混匀加蜂蜜打丸，每丸重5克。每次1丸，每日3次，孕妇慎服。

功效 清热，止咳，补气。

蜂蜜核桃仁

配方 核桃仁10个，蜂蜜30克。

制用法 蜂蜜加热，放入核桃仁炙热，忌焦黑，以黄熟为度。每日吃10个，连续服3日。

功效 补益肺肾，化痰止咳。治老年人肺肾阴虚，咳嗽夜剧，少痰，腰腿酸软，动则气促，或感冒后晨起咳而少痰者。

外用方

Wai Yong Fang

大蒜泥方

配方 紫皮大蒜1个。

制用法 蒜去皮，捣成烂泥。每晚睡前洗足后，敷于两足底涌泉穴处（足底必须先涂上凡士林），上面盖一层纱布，足心有较强刺激感时可揭去。如足底无不适感，可连敷3~5次。

功效 用治风寒咳嗽、燥咳以及小儿百日咳。

荞麦面鸡蛋方

配方 荞麦面、鸡蛋清各适量。

制用法 取荞麦面用鸡蛋清调和，涂搓胸部。

功效 治咳嗽。

敷脐片

配方 白芥子、麻黄、肉桂各5克，半夏、细辛各3克，丁香0.5克。

制用法 上药共研为细末，取适量敷肚脐，外用纱布盖贴。每日1剂。

功效 辛温解表，疏风散寒。治风寒束肺，咳嗽痰白。

艾叶泡脚方

配方 艾叶50克。

制用法 艾叶洗净，放入沸水中煎煮约20分钟，去渣取汁。将药液倒入脚盆中，先熏蒸双足15分钟，水温降低后，浸泡双足30分钟。

每晚1次。

功效 适用于咳嗽。

凤仙花热熨方

配方 凤仙花（连茎、枝、叶）适量。

制用法 上药捣碎，炒热，用布包裹，趁热揉擦背心部，由上向下反复熨擦，凉后再炒再熨。每日1次，每次擦熨10~15分钟。

功效 降逆止咳。治咳嗽。

日常调养

①痰多者应尽量鼓励患者将痰排出，咳出无力者，可翻身拍背以助痰排出。

②居室寒暖适宜，阴虚燥咳者，湿度宜偏高，痰饮湿盛者则可稍低。根据体力情况，进行适当的体育锻炼。每日要多次漱口，保持口腔清洁。

哮　喘

·病·情·介·绍·

哮喘，为一种变态反应性疾病。发作时由于支气管平滑肌痉挛，黏膜肿胀，分泌物增加，导致支气管狭窄而发病。以反复发作的呼吸急促、气短不续，甚至张口抬肩、鼻翼煽动、不能平卧为特征。属于中医的"哮证"范畴。约半数患者在12岁前开始发病。中医认为，宿痰内伏为哮喘发生的主因，而外感风、寒、暑、湿之邪以及饮食、七情均为本病之诱因。

SHI LIAO FANG

食疗方

萝卜鸡蛋汤

配方 卞萝卜1.5千克，鸡蛋、绿豆各适量。

制用法 冬至时日买卞萝卜，去头、尾，洗净，用无油污洁净刀切成3毫米厚的均匀片，再以线穿成串，晾干后收藏好。每次取萝卜干3片，鸡蛋1个，绿豆6克，共放入锅内，加水煮30分钟至豆熟烂。服时剥去鸡蛋皮，连同萝卜、绿豆及汤一起吃下。从三伏第1天开始服用，每日1次，连续用30天。

功效 止咳平喘。治慢性气管炎和支气管哮喘。

白果蜂蜜饮

配方 白果4个，蜂蜜适量。

制用法 白果去壳，水煎取汁，加适量蜂蜜调匀，每晚睡前服，连服5日。

功效 敛肺定喘。治支气管哮喘，症见喘咳痰多，久嗽不止等。

小米羊胎粥

配方 小米50克，羊胎1个。

制用法 先煮羊胎至半熟，后入小米熬成粥。粥肉同食，日服2次。

功效 补肾益气，止咳纳气。适用于腰膝无力，久咳气喘，动则喘甚。

胡桃粥

配方 胡桃仁50克，大米100克。

制用法 胡桃仁、大米洗净入锅，加入适量水，煮约20分钟，成粥后即可食用。

功效 胡桃仁具有益肾补脑、止咳定喘的功效。本方是冬季哮喘病常用的食疗方，经常食用可防止喘咳旧病复发。

蜂蜜南瓜盅

配方 南瓜1个（500克左右），蜂蜜60克，冰糖30克。

制用法 瓜顶上开口，挖去一部分瓤，将白糖、蜂蜜装入，盖好，放小盆内，蒸1小时取出，早、晚2次吃完。连吃1周。

功效 润肺益气，化痰排脓。

柚子皮炖猪心

配方 柚子皮60克，猪心、猪肺各1具。

制用法 猪心、猪肺分别洗净，加水适量，与柚子皮共炖，熟透即成。淡食之，每顿适量。

功效 本方可补肺养心，化痰。适用于支气管哮喘。

 名医珍藏传世秘方

名医哮喘方

配方 苏子、地龙、前胡、川芎各15克，射干、黄芩、白鲜皮、刘寄奴各10克，苦参、麻黄各5克。

制用法 以上诸药水煎2次，煎出液总量约300毫升。两日1剂，分6次温服。每日3次，每次50毫升。

功效 本方为辽宁著名中医王烈经验方。能止哮平喘，活血化瘀。

曼陀罗卷烟方

配方 曼陀罗花（或叶）（又名洋金花）适量。

制用法 上药切成细丝，用薄纸卷烟每支约重1克。哮喘发作时点燃吸烟，喘平即止。每次最大用量0.1～0.2克，不可过量，谨防中毒。

功效 止咳平喘，具有抑制呼吸道腺体分泌、松弛支气管平滑肌和加强排痰的作用。

参芪茶

配方 党参、黄芪、麦冬、五味子各10克。

制用法 上药共制粗末，放入保温杯中，冲入沸水，加盖闷30分钟，代茶饮用。每日1剂。

功效 补肺益气，固表止喘。用治肺虚型喘症，症见喘促气短、语音低微、咳声低弱、自汗畏风、痰少不爽甚则心悸肢冷等。

乌贼骨末

配方 乌贼骨（墨斗鱼骨）500克，砂糖1000克。

制用法 放乌贼骨于锅内焙干，捣碎，研成粉末。加砂糖调匀，装入瓶内封存。成人每次服15～25克，儿童按年龄酌减，每日3次，开水送服。

功效 收敛，定喘。用治哮喘有明显疗效。

清热平喘汤

配方 石膏15克，麻黄、甘草、金礞石各3克，地龙、钩藤各9克，葶苈子、栀子、胆南星各5克，杏仁、桑白皮、蝉衣、僵蚕各6克。

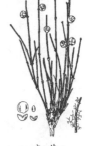

麻黄

制用法 上药共水煎，或制成糖浆剂，该方为5岁小儿一日量。

功效 清热宣肺，止咳平喘。小儿高热，咳嗽气喘，喉间有痰，咳之不利，口渴频饮，舌红少苔，脉滑数。

名医珍藏传世秘方

麻黄甘草冲剂

配方 麻黄 7.5 克，甘草 19 克。

制用法 麻黄、甘草，用 360 毫升水煎至一半服下，疗效佳。

功效 哮喘急剧加重时服用，哮喘药麻黄碱就是从麻黄中提炼出来的。

海鳔硝粉

配方 海鳔硝（墨鱼骨）、红糖各适量。

制用法 每次 15 克，用红糖拌吃。

早、晚各服 1 次。

功效 适用于哮喘痰多气急、气短。

柚子皮百合汤

配方 柚子 1 个（约 1000 克，去肉留皮），百合、白糖各 125 克。

制用法 上 3 味加水 60 毫升，煎 2 ~ 3 小时。分 3 次服完，每日 1 次，每服 3 个柚子为 1 疗程。儿童减半。

功效 补脾虚，清肺热，消痰涎。用治陈久咳嗽、痰多、哮喘、肺气肿等。

外用方

Wai Yong Fang

哮喘贴脐方

配方 麻黄、吴茱萸、白芥子各 15 克。

制用法 上药共研细末，取适量用姜汁调成糊状，敷脐中神阙穴，用胶布固定，每日换药 1 次。

功效 温肺化痰定喘。治支气管哮喘属寒者、咳嗽气喘、痰多清稀等。

白胡椒粉贴方

配方 白胡椒粉约 0.5 克。

制用法 白胡椒粉放在伤湿止痛膏上，敷贴在大椎穴，3 天换 1 次。对哮喘较久的，可加服白芥子、莱菔子、苏子各 15 克，水煎服。每日 1

次，睡前服。

功效 此方对遇寒冷哮喘的病症有效。

胡椒杏仁外敷方

配方 胡椒、杏仁、桃仁、糯米、栀子各 8 粒，鸡蛋 1 枚。

制用法 上药共研末，调入鸡蛋清外敷双足涌泉穴（足心），用纱布覆盖，胶布固定，敷至鸡蛋清干为止。每日 1 剂，连敷 3 剂为 1 个疗程。

功效 对支气管哮喘有较好疗效。

麝香蒜泥贴方

配方 麝香 1 ~ 1.5 克，紫皮蒜 10 ~ 15 个（所用数量随患者年龄及蒜头大小而定。）

制用法 麝香研成细末。蒜皮捣为烂泥，患者俯卧，用肥皂水、盐水清洁局部皮肤。中午12时整，将麝香末均匀撒在第7颈椎棘突到第12胸椎棘突的区域内，继将蒜泥复于麝香上，60～70分钟后将麝香及蒜泥取下，清洗局部，以消毒硼酸软膏涂上，再敷一塑料薄膜，并以胶布固定。大部分患者做1次哮喘即减轻，有的不再发作。为巩固疗效，可连续贴治3年。

功 效 补益散结，止咳平喘。治陈久性哮喘。

日常调养

①饮食上，哮喘患者应多吃含维生素A比较丰富的食物，如动物肝脏、蛋黄、牛奶及胡萝卜等。多选用益肺理气、止喘止咳的食品，如梨、枇杷、百合、莲子等。避免接触刺激性气体、烟雾、灰尘和油烟等。

②不宜长期服用强的松或地塞米松类激素药，因可导致骨折、胃溃疡、抵抗力下降。

③戒烟酒，多喝茶和咖啡。

④对会引起患者过敏反应之食物及气味，尽量避免接触。

⑤勿疲劳过度，不作剧烈之活动。

⑥禁止纵欲。

⑦经常心平气和，勿神经紧张，过度生气、忧郁和兴奋。

支气管炎

●病●情●介●绍●

支气管炎多因受到细菌、病毒的感染或物理化学刺激、过敏反应等而造成气管、支气管黏膜及其周围组织的急性或慢性炎症。常以咳嗽、咳痰为主要症状，多于寒冷或气候突变时发作或加剧。临床一般分为急性与慢性两类。一般病程不超过1个月者为急性，而每年发病超过3个月，连续2年或以上者则为慢性。

Shi Liao Fang

食疗方

萝卜橄榄茶

配方 鲜萝卜100克，鲜橄榄15克。

制用法 萝卜切块水煎30分钟，去萝卜，趁热泡入橄榄，频频饮服。每日1剂，连饮3～5天。

功效 适于咳嗽频剧、咯痰黄稠不爽、口渴喜饮、咽痛等属风热咳嗽之急性气管炎和支气管炎。

板栗烧猪肉

配方 板栗250克，瘦猪肉500克，精盐、姜、豆豉各适量。

制用法 板栗去皮，猪肉切块，加精盐等调料，加水适量红烧，熟烂即成。

功效 润燥，化痰，和胃。适用于肺燥久咳、少痰之慢性气管炎。

猪肺川贝梨

配方 猪肺250克，川贝10克，雪梨2个（切片），冰糖适量。

制用法 猪肺洗净切片，与川贝、雪梨入锅再加冰糖少许，加水后以小火熬煮3小时后服用。

苹果蒸鸡蛋

配方 新鲜鸡蛋1枚（取蛋清），新鲜苹果1个。

制用法 用小刀将苹果顶部连蒂旋1个倒三角形，将果核取出，并用小勺挖出部分果肉，使其内部成杯状；将鸡蛋清倒入苹果内，再将原来的倒三角形部分盖上，放笼屉内蒸40分钟。趁热服，1次吃不完下次加热继续服用，每日1次，连服3日即可见效。

功效 对儿童气管炎、哮喘有一定疗效。

猪肺杏仁汤

配方 猪肺250克，杏仁10克，姜汁1～2汤匙，精盐适量。

制用法 猪肺洗净，切块，放入杏仁及清水煲汤，汤将好时冲入姜汁，加少许精盐调味，饮汤食猪肺。

功效 杏仁味苦、性微温，有止咳平喘之效，适当配伍，还可用于风热、肺热、寒饮引起的哮喘。本方适用于慢性支气管炎。

杏仁鸡子粥

配方 白果仁、甘杏仁各1份，核桃仁、花生仁各2份。

制用法 上药共研细末，每日清晨取20克，加水适量煎煮，后磕入鸡蛋1个。此方连服半年。

功效 补益肺肾，化痰平喘。治慢性支气管炎。

 名医珍藏传世秘方

一三

鱼腥草泽漆

配方 鱼腥草30克，泽漆、薄荷各6克，东风橘15克。

制用法 上药水煎服。每日1剂，日服2次。

功效 适用于急性支气管炎。

黄精冰糖方

配方 黄精30克，冰糖50克。

制用法 黄精洗净，用冷水发泡，置砂锅内加适量水慢煮，直至黄精烂熟，加冰糖服用。每日2次，吃黄精饮汤。

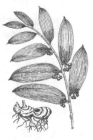

黄精

功效 黄精可清肺、健脾、益肾。本方适用于肺燥干咳无痰、食少口干、肾虚腰痛支气管炎。

二白贝散

配方 白果（去皮）、白芨、川贝各50克，鸡蛋1个。

制用法 上药共研末后分40份，每日清晨用沸水冲鸡蛋合药1份，空腹服，40日为1个疗程。

功效 化痰止咳。治急性支气管炎迁延数月未愈，或慢性支气管炎未合并肺心病者。

灵芝煎剂

配方 灵芝20克。

制用法 连续煎3天，第1天稍煎片刻，分2次服用，第2、3天再用其渣加水煎服。

功效 慢性支气管炎咳嗽、咳痰。

向日葵钱草饮

配方 向日葵（干品）300克，金钱草（干品）100克。

制用法 洗净后加水1200毫升，煎1小时后，滤渣加水再煎1小时，合并药液，浓缩为240毫升。成人每次60毫升，每日1次。

功效 适用于咳嗽、肺痈。

三子养亲丸

配方 莱菔子、紫苏子各100克，白芥子50克。

制用法 将上药共研细末，炼蜜为丸。每次服0.1～0.2克，每日2次。

功效 缓解支气管炎症状。

海蜇牡蛎丸

配方 海蜇30克（煎成膏后烤干磨粉），牡蛎5克（炸后磨粉），蛤壳5克（煅后磨粉），蜂蜜3克。

制用法 上药共调和后压成片或制成丸，作为每日用量，分3次饭后服。10天为1疗程。

功 效 适用于热喘咳嗽、支气管炎。

三根汁方

配 方 丝瓜根汁、冬瓜根汁、南瓜根汁各700毫升，甘草、柴胡各30克，大蒜15克，生石膏90克。

制用法 上3汁混合置容器中，另取甘草、柴胡、大蒜、生石膏，外用消毒纱布包裹，置瓜汁内，再一并蒸煮至沸，取出过滤，待冷却，分装3瓶，每瓶药汁500毫升，密封备用。每日2次，每次服50毫升，早、晚各服1次，疗程视病情而定。

功 效 止咳化痰，解毒排脓。主治急性支气管炎。

日常调养

❶患者居室空气要新鲜，保持一定的温、湿度，避免烟雾、灰尘等刺激。

❷鼓励患者排痰，咳痰不畅时除选用本节单方验方外，可通过蒸气吸入促进痰液咳出。急性患者或慢性患者合并感染时要注意适当休息。

❸患者饮食要求富有营养、易消化，可多吃蔬菜、水果，多饮水，但应忌食鱼、虾等使疾病发作或加重的食物。

肺 炎

●病●情●介●绍●

肺炎是指肺泡发炎，主要因感染病毒、病原体、细菌、真菌等引起。本病分为大叶性、小叶性、间质性、病原体性、非典型性、中毒性等多种形式。由于分泌凝固性的渗出物，充堵在肺泡内及细胞气管内的一种严重疾病。它是由病原体侵入机体，尤其是细菌感染，如肺炎球菌、金黄色葡萄球菌、军团菌、霉菌、克雷白肺炎杆菌等所引起的。发病之初，伴有轻微的感冒现象，几小时后，高烧、呼吸急促、咳嗽、面红、胸痛或咯出脓状铁锈色般浓痰，小儿时有痉挛发生。病重者神态模糊、嗜睡、谵妄、下痢、蛋白尿、烦躁不

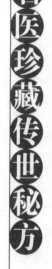

安等。该病来如闪电，去得也快，很容易引发肋膜炎、心囊炎、肺坏痈等，甚至导致生命危险，患者千万不能忽视。

食疗方
SHI LIAO FANG

蒲公英粥

配方 鲜蒲公英100克（干品减半），大米50克。

制用法 水煎蒲公英，去渣取汁，加入大米煮粥服食。

功效 清热解毒。治肺炎。

竹叶粥

配方 竹叶200克，生石膏100克，粳米120克。

制用法 生石膏打碎，竹叶洗净切碎，一同放入锅内，水煎去渣，加入淘洗干净的粳米煮粥食用。每日1~2剂。

功效 清热泻火，除烦止渴。用治热盛伤阴所致之肺炎。

鲫鱼豆腐汤

配方 鲜鲫鱼约120克，豆腐250克，精盐适量。

制用法 鲫鱼去鳞、鳃和内脏，洗净；豆腐切块。同放锅中，烧至汤呈乳白色，加精盐调味服食。每日1剂，连食3~5日。四肢厥冷、昏迷、抽搐者不宜食用。

功效 适于肺炎初起及发热期。

芦根雪梨汁

配方 鲜芦根、雪梨（去皮）、荸荠（去皮）、鲜藕各500克，鲜麦冬100克。

制用法 榨汁冷饮或温服。每日数次。

功效 清热润肺生津。适用于肺炎恢复期。

麒麟海带汁

配方 麒麟菜、海带各30克，贝母9克。

制用法 上3味药放入砂锅内煎煮，取汁去渣，每剂煎2次。将2次煎液混合，分2次服。每日1剂。

功效 清肺消痰。治疗感染性肺炎。

仙草炖鸡

配方 新鲜仙草150克（干品90克），土鸡半只。

制用法 将仙草加入10碗水，以中火煮成5碗，再用该药液炖半只土鸡，约炖40分钟即成。1~2天吃1剂，连吃3~5剂。

功效 适用于久咳、肺病者。

中 药 方

种制白果

配 方 生白果(银杏)、麻油各适量。

制用法 生白果（银杏）去壳，置于罐中，麻油煎沸冲之，封罐；埋于地下 2 尺深处，1 月后即可食用。取白果食用，第 1 天吃 1 粒，第 2 天吃 2 粒，渐增加到 30 粒，温水送服。

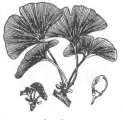

白果

功 效 坚持服用可缓解肺炎症状。

香蕉根汁

配 方 生香蕉根 120 克，精盐适量。

制用法 捣烂取汁备用。上药汁加精盐少许调服，患儿酌减。

功 效 适用于肺炎。

银花连翘膏

配 方 金银花、连翘各 60 克，生地、麦冬、天冬、玄参各 30 克。

制用法 加水适量煎膏即成。

功 效 适用于大叶性肺炎。

桑白皮石膏

配 方 琼枝、桑白皮各 15 克，麦冬 9 克，地骨皮、石膏各 30 克。

制用法 上药连煎 2 次，2 次煎液混合后服。每日 1 剂，分 2 次服。

功 效 清热化痰，止咳。适用于感染性肺炎。

荷虎桃仁

配 方 荷叶 60 克，虎杖 15 克，桃仁 12 克。

制用法 水煎服。

功 效 清热解毒。适用于肺炎患者。

绵大戟末

配 方 绵大戟 6 克。

制用法 药用干品根，放在火边热灰中炮熟。取出研粉，每次用 1 克，与鸡蛋调匀煎服，日服 2 次。孕妇禁用。

功 效 适用于大叶性肺炎。

麻杏石甘汤

配 方 麻黄、杏仁、甘草各 10 克，生石膏（先煎）45 克，金银花、连翘各 15 克，荆芥穗 10 克。

制用法 水煎服，每日 2 次，每日 1 剂。

功 效 清热解毒，止咳平喘。治肺炎。

贝母蜜膏

配 方 川贝母 18 克，蜂蜜 60 克。

制用法 将川贝母研末，与蜂蜜和匀，分2次用温开水冲服。每日1剂。

功　效 清热化痰，润肺止咳。用治肺炎。

外 用 方

吴茱萸外敷方

配　方 吴茱萸、米醋各适量。

制用法 吴茱萸研为细末，每次取5克，米醋调为稀糊状，敷于双足心涌泉穴处，外用伤湿止痛膏固定，24小时换药1次，连续7日。

功　效 温肾降逆。治支气管肺炎。

芋头纸敷方

配　方 芋头、生姜汁、白面各适量。

制用法 芋头去皮，捣烂取汁1茶杯，加1/3的生姜汁，另取白面适量，用芋头生姜汁调和，纸敷胸部两侧，干则换药。

功　效 适用于肺炎。

日常调养

❶患者应多吃高蛋白、高热量食物，若因同时罹患其他疾病需限制饮食时，需与医生或营养师讨论，注意补充水分。

❷选择简单、富有变化且方便烹调的食物，如面、粥。

❸应少量多餐，每餐不要吃太饱，餐后不要立即躺下。在热量提供方面，可在饮食中增加不饱和脂肪酸，如植物油，这样既可增加热量，又可减轻呼吸负担。

❹应摄取足够的水果、青菜，补充各类维生素来增加抵抗力、预防便秘。

❺避免淋雨受寒、疲劳、酗酒等诱发因素，禁止吸烟。

肺结核

　　肺结核在临床上多呈慢性过程，少数可急起发病，常有低热、乏力、咳嗽、咯血等表现。"面色苍白、身体消瘦、一阵阵撕心裂肺的咳嗽……"在19世纪的小说和戏剧中不乏这样的描写，而造成这些人如此状况的就是当时被称为"白色瘟疫"的肺结核。现在，肺结核已经不是当年人们闻风丧胆的绝症了，人们还发现有些偏方验方可辅助治疗肺结核。

食疗方 Shi Liao Fang

银耳鸽蛋羹

配方　银耳2克，冰糖20克，鸽蛋1个。

制用法　先将银耳用清水浸泡20分钟后揉碎，加水400毫升，用大火煮沸后加入冰糖，小火炖烂；然后将鸽蛋打开，用小火蒸3分钟，再放入炖烂的银耳羹中，煮沸即可。日服3次，每次服50克。

功效　养阴润肺，益胃生津。适用于肺结核干咳。

百合粥

配方　百合30克（干百合碾粉20克），糯米50克，冰糖适量。

制用法　百合剥皮，去须，切碎（或干百合粉）与糯米同入砂锅内，煮至米烂汤稠，加适量冰糖即成。作早晚餐或作点心，温热食。10日为1个疗程。

功效　有效改善肺结核症状。

二母甲鱼汤

配方　甲鱼300～500克，川贝母、前胡、知母、杏仁、银柴胡各3～6克，黄酒、精盐各适量。

制用法　甲鱼去内脏，洗净，切小块，与上药放入碗中，加水、黄酒、精盐适量，蒸1小时，分次食用。

功效　滋阴清热，润肺止咳。治肺肾阴虚之肺结核，症见干咳咽燥，痰少而黏，或痰中带血丝，或低热不退，骨蒸潮热。

贝母煨猪肺

配方 猪肺半具，贝母15克，白糖60克。

制用法 猪肺洗净，入沸水中焯3~5分钟，捞出，开一小口，纳入贝母及白糖，隔水蒸熟，切碎服食。每3~5日1剂，可经常食用。

功效 清热化痰，润肺止咳。用治肺阴亏损型肺结核。

海参玉竹鸭

配方 沙参、玉竹各50克，鸭半只。

制用法 上3味收拾干净，放入砂锅，加水适量炖烂，调味，吃肉喝汤。隔日1剂。

功效 滋阴润肺。适用于治疗肺阴亏损型肺结核。

中药方
Zhong Yao Fang

侧柏汤

配方 鲜侧柏叶100克。

制用法 水煎服，每日4次，直至咯血停止为止。

功效 适用于肺结核或支气管扩张咯血。

地骨皮饮

配方 地骨皮15克，麦冬9克，小麦6克。

制用法 水煎服，每日1剂。

功效 养阴清热，止汗。治肺结核，症见阴虚潮热，咽燥口干，咳嗽少痰，盗汗。

蛤蚧黄连丸

配方 蛤蚧3对，黄连500克，百部、白芨各1000克。

制用法 蛤蚧去头足切成长条，用黄酒浸后，焙干研粉末，再将另3味用水洗净晒干，粉碎过100~120目筛，与蛤蚧粉混匀，用凉开水泛水为丸，干燥即得。分装成300袋，每袋9克。每次1袋，每日3次。

功效 适用于虚劳咳嗽、咯血、肺结核等症。

枣仁地黄

配方 酸枣仁、生地黄各31克。

制用法 先将酸枣仁研成细粉备用，然后将生地黄以1碗水在中火上熬成半碗，最后将酸枣仁粉与生地黄汁加上半碗稀饭调匀吃完。本方较特别的地方就是酸枣仁是

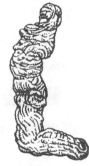

生地黄

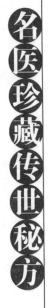

名医珍藏传世秘方

生吃，生地黄则熬汁后再与稀饭混合。每日1~2次，连续服7~10日即可。

功效 本方对于预防与治疗肺结核都有很好的疗效。不过，经常拉肚子或排便较稀者则忌用。

橄榄胖大海茶

配方 绿茶1克，胖大海8克，橄榄5克，蜂蜜25克。

制用法 胖大海、橄榄加水600毫升，煮沸5分钟，去渣，加入绿茶、蜂蜜。每日1剂，分3次，饭后服。

功效 适用于脾肾两虚型肺结核，症见面色苍白、手足不温、食少便溏、气短乏力等。

葛根蜂蜜汁

配方 葛根粉、蜂蜜、生姜汁各1食匙。

制用法 上3味放入碗中，用开水冲服。每日2剂，连服1个月。

功效 健脾益气，养阴润肺。用治气阴两虚型肺结核，症见咳呛咯血、痨热骨蒸、盗汗、遗精、声嘶失音、形体消瘦、形寒畏风、自汗、喘息、面浮肢肿等。

百部蓟胶丸

配方 大小蓟（干品）、百部各620克，阿胶420克。

制用法 前2味研细末，后1味烊化，炼蜜丸。每服10克，饭后服，3个月为1疗程，连用3个疗程。

功效 浸润型及空洞型肺结核。

玉米须冰糖饮

配方 玉米须60克，冰糖60克。

制用法 上药加水共煎。饮数次见效。

功效 利水，止血。

肺痨散

配方 土炒白芨50克，冬虫夏草25克，百合35克，天冬、麦冬各10克，生石膏、橘红各20克。

制用法 上药共研细末。每日服10克，白开水冲服，早、晚饭前服，服药后1小时再吃饭。

功效 养阴，止咳平喘。适用于肺痨肺痛，症见咳嗽喘息、痰中带血等。

Wai Yong Fang

外　用　方

吸蒜气疗方

配方 紫皮大蒜2~3个。

制用法 蒜去皮，捣烂。置瓶中插两管接入鼻内，呼气用口，吸气用鼻。每日2次，每次30~60分钟，连用3个月。

功 效 止咳祛痰，宣窍通闭。

木鳖子外敷方

配 方 新鲜木鳖子仁100克。

制用法 上药研粉，取适量用纱布包裹，敷贴双侧涌泉穴，胶布固定，每日换1次，30日为1个疗程。

功 效 解毒消肿。治肺结核。

日常调养

❶根据不同证型辨证施膳。如见干咳无痰、颧红、盗汗等症状之肺阴虚者宜食银耳、生梨、荸荠等；见神疲乏力、体重减轻、食欲减退等症状之肺脾气虚者宜选百合、山药、白果等。

❷需进食高标准的平衡膳食，如牛乳、猪瘦肉、家禽肉、蛋类、鱼类、豆类、水果类、蔬菜类等。禁忌烟、酒、辛辣刺激物。在咳嗽咯血时，葱、韭、大蒜也要禁忌，煮熟的大蒜可以吃，但应少量。

肺气肿

━●病·情·介·绍●━

　　肺气肿是因慢性支气管炎等慢性呼吸器官疾病引起的合并症，或因年老有程度不等的肺组织弹性减退和肺功能不全，因组织含气量过多而出现肺泡过度膨胀状态。可分为慢性阻塞性肺气肿、老年性肺气肿、代偿性肺气肿和间质性肺气肿四类，以慢性阻塞性肺气肿最常见。除具有原发病的症状如咳嗽、咳痰外，其典型症状为逐渐加重的呼吸困难。中医认为本病是由外感、内伤等各种病因引起久咳伤"肺"，肺失肃降，日久"肺"虚影响及肾。属"咳喘"、"肺胀"范围。可分为偏肺气虚、偏肾阳虚、偏肾阴虚等，注意辨证施治。

SHI LIAO FANG
食疗方

薤白山药

配方 薤白、白扁豆各 15 克，山药 30 克。

制用法 水煎服。

功效 通阳散寒，通利三焦。适用于肺气肿。

南瓜姜汁

配方 南瓜 3 个，麦芽 1000 克，鲜姜汁 50 克。

制用法 南瓜去子，切块，加水煮烂取汁，添入麦芽及生姜汁，文火熬成膏，日服 70 克，早、晚分服。

功效 治肺气肿。

桑白皮猪肺汤

配方 猪肺 500 克，桑白皮、甜杏仁各 30 克，黄酒 1 匙，精盐适量。

制用法 猪肺切块，同桑白皮、甜杏仁入锅中，加水适量煮沸，加黄酒、精盐后再转小火炖 2 小时，弃渣，吃肺喝汤，每日 2 次，2 日食完。

功效 桑白皮可泻肺平喘、行水消肿，主治肺热喘咳、吐血、水肿、小便不利。本方适用于慢性支气管炎伴有肺气肿。

百尾草炖鸡

配方 百尾笋 30 克，白鲜皮、鹿衔草各 15 克，鸡肉适量。

制用法 鸡肉洗净，切块；百尾笋洗净，再将百尾笋、白鲜皮、鹿衔草一起放入煎锅中，加入适量清水，用大火煮沸后，转小火煎至汤汁浓郁，加入鸡肉块，放汤汁中继续熬煮，熬至鸡肉完全熟透后，熄火，取汤汁。每日服用。

功效 百尾笋可润肺止咳、健脾消积。适用于虚损咳喘、痰中带血、肠风下血、食积胀满。

百合枣仁鸡蛋汤

配方 百合 60 克，酸枣仁 30 克，鸡蛋 2 枚（取蛋黄），白糖适量。

制用法 用百合、酸枣仁煎煮，取药汁，将鸡蛋黄搅匀加入，加白糖煮熟。每日 1 剂，分 2 次服。

功效 养阴安神。适用于慢性阻塞性肺气肿。

名医珍藏传世秘方

清热利肺方

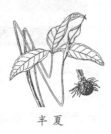

配方 陈皮、半夏、杏仁、蜜炙枇杷叶各 15 克，炒苏子、莱菔子、金银花各 20 克，桔梗 10 克，甘草 5 克。

半夏

制用法 上药用水煎煮，取药汁。每日 1 剂，分 2 次服用。

功效 清热解毒，化痰止咳。适用于慢性阻塞性肺病。

五味子汤

配方 五味子 15 克。

制用法 水煎服。[属寒者加干姜 10 克，细辛 10 克；属热者加生石膏 20 克，知母 12 克，枇杷叶 10 克，生甘草 10 克；属虚者加潞党参 20 克，胡桃仁 20 克；属实者加桑白皮 15 克，地骨皮 15 克，炒粳米 10 克；属燥者加川贝母 12 克，炙百合 20 克，白僵蚕 12 克，净蝉衣 10 克。]

功效 滋肾敛肺。

桑白皮杏仁饮

配方 桑白皮 15 克，杏仁 10 克，黄芪 12 克。

制用法 熬取药汁，加入牛奶 250 毫升，1 次服用，连服 1 周。

功效 治肺气肿。

石英丹皮饮

配方 紫石英 15 克，肉桂、沉香各 3 克，麦冬、熟地、山萸肉、茯苓、泽泻、丹皮、山药各 10 克，五味子 5 克，冬虫夏草 6 克。

制用法 加水煎服。

功效 治老年性肺气肿。

鱼腥草骨皮汁

配方 鱼腥草 30 克，地骨皮 20 克，桑白皮、丹参、紫苏各 15 克，黄芩、当归各 12 克，紫菀、半夏、川贝、桃仁、杏仁各 10 克，甘草 5 克。

制用法 上药共用水煎煮，取药汁。

制用法 每日 1 剂，分 2 次服，7 日为 1 个疗程。

功效 清热化痰，止咳平喘。适用于慢性支气管炎并发肺气肿急性发作期。

竹黄贝母冲剂

配方 天竹黄 15 克，浙贝母 12 克，枳壳 10 克，黑豆 30 克。

制用法 共研细末，每次服 6 克。早、晚各 1 次。

功效 治肺气肿。

外用方

雄黄沉香熏剂

配 方 雄黄、沉香、黑云木香各 5 克，香油适量。

制用法 上药共研末。香油调剂，烟熏 10~15 分钟，必要时反复熏多次，可缓解。

功 效 治肺气肿。

冰片白碱敷方

配 方 冰片 6 克，白碱 15 克，松塔粉 60 克。

制用法 上药开水冲后用新毛巾趁热敷患者胸背部 20 分钟后，可缓解。

功 效 治肺气肿。

日常调养

① 注意消毒，勿随地吐痰。

② 保持环境卫生，减少空气污染，远离工业废气。

③ 饮食定时定量，戒烟、酒、赌等，避免过度劳累、剧烈运动。

急性胃肠炎

病·情·介·绍

急性胃肠炎是指胃肠黏膜的急性炎症，多因进食被细菌及毒素污染的食物而引起。多在夏秋季节发病。临床表现为急性发作的上腹部疼痛、呕吐、腹泻，可出现发热、烦躁、口干，严重者可出现失水或电解质紊乱的症状，甚至出现休克。

食疗方

藿香粥

配 方 干藿香 10 克，粳米 50 克。

制用法 藿香研细末；粳米淘净，加水烧至米粒开花时调入藿香末，文火煮至粥成。每日 1 剂，调味分次服食，连服 3 日。

功效 适于轻症急性胃肠炎及急性胃肠炎吐泻次数已减少或停止后。发热、口渴、舌黄及吐泻剧烈之急性胃肠炎者不宜应用此方。

牛奶鹌鹑蛋

配方 牛奶 200 毫升，鹌鹑蛋 1 个。

制用法 牛奶煮沸，打入鹌鹑蛋再沸即成。每日早晨空腹服 1 次，连续饮用。

功效 补胃，益胃。适用于慢性胃炎。

莲藕姜汁饮

配方 鲜莲藕 500 克，生姜汁适量。

制用法 莲藕洗净去皮，切碎捣烂后用纱布绞汁，每次 10 毫升，以生姜汁数滴对服。每日 3 次，连服3～5日。

功效 健脾消食，和胃止泻。治急性胃肠炎。

牛肉砂仁汤

配方 牛肉 1000 克，砂仁、陈皮各 5 克，生姜 15 克，桂皮 3 克，精盐适量。

制用法 先炖牛肉至半熟，然后将以上各味共炖烂，服前加精盐调味，取汁饮用。

功效 健脾醒胃。常用于脾胃虚弱而致的消化不良，久服能增进健康。

中药方

大蒜醋汁方

配方 大蒜 3 瓣，米醋 1 小杯。

制用法 大蒜捣烂如泥，兑入米醋调匀，徐徐咽下。每日 1～2 剂。

功效 解毒消炎，消食健胃。用治急性胃肠炎。

艾叶红茶饮

配方 艾叶 9 克，生姜 2 片，红茶叶 6 克，生姜水适量。

制用法 上药一并煎水服用，每日

2～3次。或将茶叶等量研成细末，用生姜煮水送服，每次 6 克，每日 3 次。

功效 散寒利湿。适用于寒湿型急性胃肠炎。

二皮饮

配方 大青叶 60 克，鲜石榴皮 25 克，陈皮 15 克。

制用法 水煎 2 次，早、晚分服。每日 1 剂，连服 2～3 剂。

功效 清热和胃，涩肠止泻。治急

性胃肠炎。

二术干姜末

配方 炒白术 6 份，毛苍术 3 份，干姜 1 份。

制用法 按比例混合共研细末，装瓶备用。日服 3 次，每次 6 ~ 9 克，儿童酌减。服后患者可能有胃部发热感觉。

功效 适用于腹胀腹泻、胃肠炎。

蚕蛹粉

配方 蚕蛹适量。

制用法 蚕蛹焙干研粉。每服 5 ~ 10

克，每日 2 次。

功效 蚕蛹是高蛋白营养品，主要成分有不饱和脂肪酸、甘油酯、维生素等。适用于慢性胃炎、胃下垂有较好的疗效。

苡仁滑石煎剂

配方 葛根 12 克，黄芩、黄连、白蔻仁、生姜各 9 克，竹茹、云苓各 15 克，薏苡仁 30 克，滑石 18 克，广木香 6 克，甘草 3 克。

制用法 水煎服。

功效 用于急性胃肠炎暑湿证。

外 用 方
Wai　Yong　Fang

止泻散

配方 白胡椒 6 粒，炮干姜、炒雄黄粉、肉桂、吴茱萸各 1 克。

制用法 上药共研细末，备用。将脱脂药棉蘸上药粉敷贴于脐孔上，外以纱布盖上，胶布固定。每日换药 1 次。

功效 温中，散寒，止泻。

野菊花灌汤

配方 野菊花 30 克。

制用法 野菊花煎汤去渣，煎液 300 毫升，待温至 38℃ ~ 40℃，排空大便，插入橡皮导管约 20 厘米左右，

保留灌肠，每晚睡前 1 次，最好能保留 4 小时以上，连灌 2 周为 1 个疗程。如大便带脓血者加茶叶（绿茶）5 ~ 15 克同煎。

功效 适用于慢性肠炎、肠功能紊乱之湿热留恋者，症见慢性腹泻经久不愈、腹痛、大便带黏液者。

胡椒粉白药敷方

配方 胡椒粉或云南白药各适量。

制用法 将白胡椒粉或云南白药敷于肚脐上，上面用消毒棉纱盖住，最外面用伤湿止痛膏封住，几小时后脐内有水分排出。

名医珍藏传世秘方

功 效 适用于腹痛腹泻。

黄芪茱萸药垫方

配 方 干姜、五倍子、升麻、黄芪、补骨脂、荷叶、吴茱萸各 50 克，葱白 10 克。

制用法 上药共研成细末，随后加入葱白，共捣碎，用纱布包裹制成药垫。可经常坐于上面。

功 效 有效缓解胃肠炎。

干姜肉桂热熨方

配 方 补骨脂、吴茱萸各 15 克，干姜 45 克，肉桂 20 克，大葱适量。

制用法 上药共同研成细末，加入适量的大葱，捣烂如泥，装入布袋，放在脐部及关元穴、气海穴部位，外用热水袋反复热熨 30 分钟。

功 效 能够缓解胃肠炎。

艾叶熨脐方

配 方 艾叶 200 克，米酒适量。

制用法 艾叶捣烂，加米酒炒热，布包熨肚脐。

功 效 温阳散寒。治急性胃肠炎腹泻。

日常调养

❶发作期要注意休息，补充液体，酌情多饮水（或淡盐水）。同时注意腹部保暖。

❷饮食宜清淡，忌油腻、辛辣刺激性食物。

❸平时做到饮食有节，避免暴饮暴食。

慢性胃炎

●病●情●介●绍●

慢性胃炎是指各种原因所致的胃黏膜慢性炎症。胃黏膜的任何部位都可发生慢性炎症，根据发病部位的不同，分别称为胃窦炎、胃体炎、全胃炎。本病的发病率随年龄的增长而升高，50 岁以上者，发病率高达 50% 以上。

慢性胃炎的病因目前尚不完全清楚，主要与下列因素有关：急性胃炎迁延不愈，可发展为慢性胃炎；长期进食有物理、化学性刺激作用的食物，如过冷、过热、过于粗糙的食物、浓茶、浓咖啡、烈酒等，或者长期服用对胃黏膜有刺激性的药物，都可造成胃黏膜的慢性炎症；幽门螺杆菌的感染，可损伤、破坏胃黏膜；免疫因素也与慢性萎缩性胃炎的发病有关。

食疗方
Shi Liao Fang

胡椒猪心

配方　猪心6~7个，白胡椒10克。

制用法　猪心用刀切成3~4厘米的薄片，白胡椒研末，均匀地撒在其上，然后蒸熟，清晨空腹服。每日1个猪心，1个猪心约撒20~30粒小白胡椒粉末。一般服7日即愈。

功效　适用于慢性胃炎。

姜韭牛奶羹

配方　韭菜250克，生姜25克，牛奶250毫升（或奶粉2汤匙，加水适量）。

制用法　韭菜、生姜切碎，捣烂，再用洁净纱布绞取汁液，倒入锅内，再加牛奶煮沸。每日早、晚趁热顿服。

功效　韭菜含有挥发性精油及硫化物等特殊成分，散发出一种独特的辛香气味，有助于疏理肝气、增进食欲、增强消化功能。适用于胃寒型胃溃疡、慢性胃炎、胃脘痛、呕吐等。

生姜粳米粥

配方　粳米100克，生姜9克。

制用法　粳米用水浸泡后，用麻纸5~6层包好，烧成炭，研成细末。用生姜煎水，冲服粳米炭粉末6克，早、晚各1次。

功效　补中和胃。适用于慢性胃炎。

猪肚汤

配方　猪肚1只，山楂片100克，冰糖50克。

制用法　猪肚里外洗净，切成条块状，和山楂片一同加水文火炖煮。猪肚熟后，放入冰糖溶化，食肚饮汤。分作6~8次食完，每日3次，空腹食用，半个月为1疗程。

功效　适于治疗萎缩性胃炎、胃酸缺乏者，有健脾益胃生津的功效。

干姜粥

配方　干姜3克，高良姜5克，粳米100克。

制用法　先煎干姜、高良姜，取汁去渣，再入粳米同煮为粥。

功效　温中散寒。治脾胃虚寒之胃

脘隐痛，绵绵不止，喜温喜按，得食则减，食少便溏。

蒸火腿

配方 火腿肉 250 克，姜、葱、花椒、精盐各适量。

制用法 火腿肉洗净，切成薄片放碗中，加入姜、葱少许，水适量，置蒸笼上用大火清蒸至熟烂；将花椒研碎，铁锅烧热后，放入花椒翻炒，再加入精盐，继续翻炒至花椒香味四溢即可。服用时，用火腿蘸椒盐，佐餐即可。

功效 温胃，理气。适用于中焦虚寒经常上逆打呃者，可辅助治疗寒性胃痛。

中药方

芦根麦冬煎剂

配方 竹茹、白芍各 12 克，芦根 30 克，蒲公英、麦冬各 15 克，枳壳、石斛各 10 克，薄荷、甘草各 6 克。

制用法 上药共水煎 300 毫升，早、晚分 2 次饭前温服，每周服 5 剂。

功效 治浅表性胃炎、胃溃疡偏热者。

蒲公英煎剂

配方 干蒲公英根 2 克（鲜品 6 克）。

制用法 上药入锅加水 2 碗，熬至 1 碗。每日 1 剂，分 2 次服用，餐后服用，不可间断，坚持 1 月即可见效。

功效 适用于慢性胃炎。

丁香止痛散

配方 高良姜 50 克，炒茴香、炙甘草各 15 克，丁香 5 克。

制用法 上药共研细末，每服 6 克，温开水送服，每日 1 剂。

功效 温中散寒，行气止痛。治慢性胃炎，症见胃脘冷痛、喜暖畏寒、口吐清水等。

地龙末

配方 地龙适量。

制用法 地龙烤干研末，每次服 2 克，每日 3 ~ 4 次，饭后 1 小时服。

功效 可活血化瘀、理气止痛。适用于慢性胃炎瘀血阻滞证，见胃脘疼痛，痛有定处而拒按，痛如针刺或刀割，病程日久。

花生仁白果方

配方 白果 15 克，花生仁 20 克。

制用法 每次饭前生食白果、花生仁，

名医珍藏传世秘方

每日 3 次。15 天为 1 疗程。

功效 适用于慢性浅表性胃炎、慢性萎缩性胃炎，或症状为胃脘闷痛或灼痛、饱胀、嘈杂、嗳气吞酸、口干舌燥、大便干结等。

外用方
Wai Yong Fang

白参片贴穴法

配方 白参片 2 片。

制用法 用拳头或保健小锤敲击左侧极泉穴，连续敲 20 下，胃胀很快就会得到缓解。然后把捣碎的白参片贴在此穴上，再用医用纱布及胶布固定好，贴 12 小时，休息 12 小时。

功效 极泉穴位于手少阴心经之上（腋窝顶点，腋动脉搏动处），是一个消化大穴，可以促进体液循环，增强肠胃消化能力。

丁香油方

配方 丁香油适量。

制用法 丁香油涂脐上痛处。

功效 温阳散寒止痛。治慢性胃炎、胃脘冷痛。

日常调养

❶慢性胃炎的发病与不良的生活习惯有关，应加强自身保健，安排有规律的作息时间，养成良好的个人卫生习惯，积极从事体育锻炼，以增强防病能力。

❷饮食应营养丰富，容易消化，温度适宜，避免过冷和过热的饮食。每天进食要有规律，老年人宜少食多餐，切忌过饱或过饥。进食时宜心情愉快，细嚼慢咽。少食多纤维和产气的蔬菜，避免用肥甘辛辣之品。服药最好在每餐之后。

❸有贫血的患者可多食猪肝、红枣等食物。胃酸分泌不足者，可多吃些酸性水果和酸牛奶，或以醋作调味品，还可用肉汤、鸡汤、鱼汤来增进食欲，以促进胃液分泌。

胃下垂

•病•情•介•绍•

　　胃下垂是指站立位时，胃位置下降，胃小弯最低点在髂嵴水平连线以下。多见于瘦长无力体型者、久病体弱者、经产妇、多次腹部手术有切口疝者和长期卧床少动者。胃下垂相当于中医学的"胃缓"。

Shi Liao Fang

食疗方

黄芪枳壳鲤鱼汤

配方 鲤鱼1尾（重约500克），黄芪20克，炒枳壳10克，姜片、精盐、麻油各适量。

制用法 鲤鱼留鳞、剖净。将黄芪、炒枳壳装纱布袋内，与鱼同放于砂锅中，注入清水500毫升，烧开后，撇去浮沫，加入姜片和精盐，小火煮至熟透，拣出药纱袋，下味精，淋麻油。分1～2次趁热食鱼喝汤。

功效 适用于因气虚引起的脱肛、胃下垂、气短、乏力等症。

丝瓜络猪肚汤

配方 干丝瓜络120克，猪肚1具。

制用法 猪肚洗净，加入干丝瓜络60克，煎煮90分钟令猪肚烂熟为度，去丝瓜络。取余下的干丝瓜络60克研粉，与猪肚共分3日作9次服，每次饭前30分钟加热温服。6日为1个疗程，每疗程间隔2日。

功效 养胃健脾和络。治胃下垂。

荷叶牛肚汤

配方 牛肚1000克，新鲜荷叶2张，茴香、黄酒、桂皮、生姜、胡椒粉、酱油、醋各适量，精盐1匙。

制用法 把荷叶置于砂锅底，锅内加入牛肚，入水浸没，大火烧沸后，改用中火烧半小时，取出，切成条块或小块；再倒入砂锅内，加黄酒3匙，茴香、桂皮少许；小火慢煨2小时，然后加精盐1匙，生姜、胡椒粉少量，再煨2～3小时，至牛肚酥烂为佳。每日2次，每次1小碗，牛肚可蘸酱油、醋佐膳食。

功效 对胃下垂有一定疗效。

黄芪炖带鱼

配方 带鱼 1000 克，炒枳壳 15 克，黄芪 50 克，精盐、姜片、葱节、味精、植物油、料酒各适量。

制用法 黄芪、炒枳壳洗净，研细，用白纱布包好，扎紧；将带鱼去头，除内脏，切成 5 指长的段，洗净，放入油锅中略煎片刻，再放入药包及佐料，注入清水适量；用中火炖 30 分钟后，拣去药包、葱节、姜片，加入味精，调好味即可。佐餐食之。

功效 黄芪有补五脏、和开胃、

温养脾胃、固护卫阳、充实表分、补气生血、长举脾阳之功效。适于胃下垂、久泻、脱肛等中气下陷的患者食用。

龙眼蒸鸡蛋

配方 龙眼（桂圆）肉 10 余片，鸡蛋 1 只。

制用法 鸡蛋打入碗内，不要搅散，蒸至蛋白凝固、蛋黄未熟时（一般 2~3 分钟），放入桂圆肉，再蒸 10 分钟，食之。每日 1 次，以愈为度。

功效 补益心脾。治疗胃下垂。

中药方

Zhong Yao Fang

苍术末

配方 苍术适量。

制用法 研末。每服 10 克，每日 2 次，连服 30 日。

功效 适用于胃下垂、子宫下垂。

黄芪升麻半夏汤

配方 黄芪 15 克，升麻 8 克，半夏 9 克。

制用法 所有药材用水煎 2 次，早、晚分服，每日 1 剂。

功效 适用于胃下垂气虚乏力、胃虚呕吐。

鸡内金米糠末

配方 鸡内金 100 克，米糠 1000 克。

制用法 锅内放入米糠炒至黄褐色，然后放入鸡内金再炒，炒至鸡内金像虾片似地胀起来时，将锅从火上拿下，稍冷却后，筛去米糠，将鸡内金捣成粉末状。成人每次服 1~2 克，小儿每次 0.5 克。

功效 使用的鸡内金一定要附有黄色的薄膜。鸡内金能逐出胃内气体，并促使胃液分泌，所以除胃下垂、胃扩张外，还能治疗胃功能衰弱症。

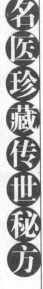
茴香根壳酒

配方 小茴香（炒）、石菖蒲根、枳壳各100克，烧酒1000克。

制用法 以烧酒浸泡前3味，约10天后可饮。每日2次，饭后适量饮服。

功效 健胃理气。治慢性胃炎及胃弛缓、下垂或痞闷饱胀。

首乌散

配方 何首乌30克，五倍子2克，肉桂1克。

制用法 上药共研末。分3次冲服，每日1剂。

功效 适用于胃下垂。

增液麻仁丸

配方 北沙参、麦冬、紫菀、杏仁、瓜蒌仁、火麻仁各12克，何首乌、肉苁蓉各20克，枳壳、厚朴、生大黄（后下）各10克。

制用法 上药以水煎煮，取药汁。每日1剂，分2次服用。

功效 生津润肠，升清降浊。适用于肠津失润、腑气燥结、浊气不降致清阳不升之胃缓症。

加味枳术汤

配方 枳实、白术各15克，生姜10克。

制用法 水煎服，每日3次，进食前半小时服下。

功效 益气健脾，理气消胀。治胃下垂弛缓无力，排空时间延长，水饮停留，上腹胀满，动摇有声（震水音）。

外用方

Wai Yong Fang

二麻敷穴方

配方 蓖麻子仁10克，升麻粉3克。

制用法 上药共捣烂如泥，制成直径2厘米、厚1厘米的圆饼，置于百会穴30分钟，胶布固定。再以热水袋熨烫半小时，每日3次。饭前治疗为宜，10日为1个疗程。

功效 升阳举陷。治胃下垂。

陈艾水仙子三棱末

配方 陈艾45克，水仙子、红花、三棱、莪术各15克，公丁香、草果、木香、肉桂各10克，高良姜12克，砂仁6克。

制用法 上药共研细末；取1米布折成双层，内铺棉花，将药末均匀撒上，用线缝好，防止药末堆积和漏出。日夜兜在胃脘部，连用6个月可

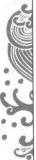

见疗效。一般每月换药 1 次。

功 效 疏肝理气和胃。可缓解胃下垂、胃痛。

蓖倍膏

配 方 蓖麻子仁 98 克，五倍子 2 克。

制用法 蓖麻子外壳剥去，除瘪的、灰的，选用饱满而洁白的仁。将五倍子去除灰屑，研成细末过筛，然后将蓖麻仁和五倍子末按上述比例混合均匀，打成烂糊，制成每颗重约 10 克，直径 1.5 厘米的药饼收贮备用。成人每次用量 1 粒，点准百会穴（剃去一块头发，与药饼等大），将药饼紧贴百会穴上，用纱布绷带固定，不使移动。每日早、中、晚各 1 次以搪瓷杯盛半杯开水，将杯底置于药饼上进行热熨，每次 10 分钟左右，以感觉温而不烫伤皮肤为度。一次贴上药饼，可 5 昼夜不换。如第 1 次治疗完毕，自觉症状未见好，休息 1 天后，进行第 2 次治疗，一般以 10 天为度。

功 效 收敛固脱。

日常调养

❶忌食生冷、粗糙、油腻、辛辣等食品，忌饮浓茶、咖啡，戒烟酒。
❷避免暴饮暴食。饭后宜半卧位半小时。
❸加强腹肌锻炼，保持心情舒畅。

消化不良

●病●情●介●绍●

　　消化不良是一种临床证候群，是由胃动力障碍所引起的疾病，也包括胃蠕动不好的胃轻瘫和食道反流病，分为功能性消化不良和器质性消化不良。功能性消化不良属中医的"脘痞"、"胃痛"、"嘈杂"等范畴，其病在胃，涉及肝脾等脏器，宜辨证施治，予以健脾和胃、疏肝理气、消食导滞等法治疗；器质性消化不良是由某器官病变引起的消化不良症状。

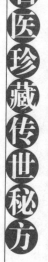

名医珍藏传世秘方

引起消化不良的原因很多，包括胃、十二指肠部位的慢性炎症，使食管、胃、十二指肠的正常蠕动功能失调；患者的精神不愉快、长期闷闷不乐或突然受到猛烈的刺激等均可引起。

Shi Liao Fang 食 疗 方

鹌鹑山药汤

配 方 鹌鹑 1 只，党参 25 克，怀山药 50 克，精盐适量。

制用法 将鹌鹑处理洗净，党参洗净，切成小段，怀山药去皮，切成块；将鹌鹑、党参、怀山药加水共煮约 50 分钟至熟。吃肉饮汤。

功 效 适用于脾胃虚弱之不思饮食、消化不良等。

胡萝卜糯米粥

配 方 胡萝卜 250 克，糯米 100 克，红糖 30 克。

制用法 胡萝卜、糯米按常法煮粥，熟后调入红糖即成。每日 1 剂，2 次分服。

功 效 健脾和胃，化滞下气。用治消化不良、腹胀食滞等。

羊肉面

配 方 面条 200 克，羊肉 200 克。

制用法 以羊肉做卤，面条煮熟后加肉卤。空腹食之，以生姜汁溲面更佳。

功 效 补脾益胃。用治脾胃气弱所致的饮食减少、四肢无力、日见消瘦等。

白萝卜汤

配 方 白萝卜、精盐各适量。

制用法 白萝卜洗净，切成小片，直接加水熬煮，大约煮 15 分钟后即可饮用，萝卜亦可吃。为调味，可加点精盐，但不宜加油或味精。如为加快疗效，可以将白萝卜磨成泥挤汁服用，或者以果菜汁机打汁服用。因白萝卜鲜汁有辣味，儿童服时可用微波炉加热去辣味。服用萝卜汤次数不拘，当茶饮用，不过 1 天最少要饮用 3 次，轻者 1 天即愈，如病情较重连服 3 日见效。

功 效 消食下气，促进消化。

山药炖野鸭

配 方 野鸭 1 只，淮山药 50 克，党参、生姜各 25 克，精盐适量。

制用法 野鸭去毛及内脏，洗净，同其他四味加水共炖。食鸭肉饮汤，每日 2 次。

功 效 开胃消食。适用于肠胃虚弱而致的消化不良、食欲不佳等。

名医珍藏传世秘方

粳米牛肉粥

配方 粳米 100 克，牛肉末 50 克，生姜 10 克，香菜适量。

制用法 将以上 4 种材料按常规的熬粥方法熬粥食用。

功效 预防和改善风寒头痛、消化不良、痔疮出血等症。

中药方

山楂决明汤

配方 山楂 100 克，广木香、沙参各 50 克，决明子 20 克。

制用法 上药以水煎煮，取药汁。每日 1 剂，当茶饮。

功效 对亚健康、厌食症有辅助治疗作用。

鸡肫皮

配方 鸡肫皮（鸡内金）适量。

制用法 鸡肫皮晒干，捣碎，研末过筛。饭前 1 小时服 3 克，每日 2 次。

功效 消积化滞。治消化不良、积聚痞胀等。

山楂核桃饮

配方 核桃仁 150 克，山楂 50 克，白糖 200 克。

制用法 核桃仁加入水适量，浸泡 30 分钟，洗净后，重新加入少许水，用石磨将其磨成末（越细越好），茸浆装入容器中，再加水稀释调匀（大约

2000 毫升），待用；山楂用水冲洗干净，山楂果要拍破，放入锅内，加入水适量，置中火上煎熬成汁，过滤去渣（大约 1000 毫升）；将锅置火上，倒入山楂汁，加入白糖搅匀，待溶化后，再缓缓地倒入核桃浆，边倒边搅匀，烧至微滚，出锅装碗即成。每日 1 剂，分 3 次服用。

功效 补肾润肺，润肠化食。适用于津液亏损、口干燥渴等症。

橘花茶

配方 橘花 3 克，茶叶 5 克。

制用法 将上 2 味放入杯中，用开水冲泡，代茶饮用。每日 1 剂。

功效 健脾理气，燥湿化痰。用治消化不良、胃脘胀痛、咳嗽痰多、嗳气呕吐或伤食生冷等。

无花果饮

配方 干无花果 2 个（鲜品加倍），白糖适量。

制用法 干无花果切碎捣烂，炒至半

焦，加白糖冲沏，代茶饮。

功 效 开胃助消化。适用于胃虚弱所致的消化不良。

橘枣饮

配 方 橘皮 10 克（干品 3 克），大枣 10 枚。

制用法 大枣用锅炒焦，然后同橘皮放于杯中，以沸水冲泡约 10 分钟后饮用。

功 效 调中醒胃。饭前饮可治食欲不振，饭后饮可治消化不良。

外 用 方

Wai Yong Fang

吴茱丁香敷脐方

配 方 吴茱子 30 克，丁香 6 克，胡椒 30 粒。

制用法 共研成粉，每次用药粉 1.5克，调适量凡士林，敷脐部，每日换药 1 次。

功 效 适用于消化不良。

毛巾热敷法

把湿毛巾放进微波炉加热，然后趁热将湿毛巾用塑料袋装起来，放在腹部上方，躺下休息。这里需要注意的是，湿毛巾的热度以不被烫伤为宜。

日常调养

❶少吃油炸食物及腌制食物，规律饮食，做到定时定量，细嚼慢咽。

❷保暖护养，秋凉之后，昼夜温差大，注意胃部保暖；运动健养，结合自己的体征，适度进行运动锻炼，提高机体抗病能力。

胃、十二指肠溃疡

·病·情·介·绍·

十二指肠溃疡是指仅见于胃肠道与胃液接触部位的慢性溃疡，其形成和发展与酸性胃液和胃蛋白酶的消化作用有密切关系。患者的上腹疼痛有下列特点：慢性疼痛病史，呈周期性发作，每次发作可持续数天或数周。发作一般与季节转变、过度疲劳、饮食失调有关，一般都呈节律性疼痛。进食或内服碱性药物多可使疼痛缓解。疼痛性质以饥饿样不适和烧灼痛为多见，亦可为胀痛、刺痛。可伴有恶心、呕吐、嗳气、便秘及消化不良症状。并发症常可出现穿孔、大出血、幽门梗阻、癌变。溃疡常为单个性，但也可有多个溃疡。胃、十二指肠球部溃疡同时存在时称复合性溃疡，多见于青壮年。

食疗方
Shi Liao Fang

姜汁猪肚

配 方 猪肚 1 个，生姜 250 克。

制用法 猪肚洗净后，塞入生姜（切碎），结扎好后放入瓦锅，加水若干，以小火煮至猪肚熟而较烂为度，使姜汁渗透到猪肚。服时只吃猪肚和汤，不吃姜。如汤味辣，可冲开水。每个猪肚可吃 3～4 天，连续吃 8～10 个。

功 效 适用于寒、湿、虚症的胃、十二指肠溃疡。

红花鱼肚

配 方 红花 10 克，水发鱼肚 50 克，青笋 100 克，料酒 10 毫升，姜、葱各 10 克，精盐 3 克，植物油 50 毫升。

制用法 鱼肚洗净，切成 4 厘米见方的块；红花洗净；姜切片；葱切段；炒锅置大火烧热，加入植物油烧六成热时，先下入姜葱爆锅，再下入鱼肚、料酒、青笋片、红花、精盐，炒熟即成。

制用法 每日 1 次，每次吃鱼肚 50 克左右，佐餐食用。

功 效 祛瘀血，健脾胃。血瘀脾胃虚弱患者食用尤佳。

黄芪羊肉汤

配 方 黄芪 30 克，羊肉 150 克。

制用法 取羊肉洗净，切小块，与黄芪共置于蒸罐内蒸熟或炖熟。吃肉喝汤，每日 1 罐，7 日为 1 个疗程。

功 效 温中益气，散寒止痛。治胃、十二指肠溃疡属脾胃虚寒者，症见胃脘痛，喜温喜按，口吐清涎，倦怠乏力，舌淡，苔薄白，脉沉弦。

黄鱼糯米汤

配 方 黄鱼肉 150 克，糯米 120 克，精盐适量。

制用法 鱼肉、糯米洗净，入锅加水煮粥，熟后加入精盐即成。每日 1 剂，2 次分服。

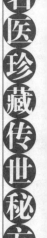

功效 益气补虚，健脾开胃。用治脾胃虚寒所致的胃、十二指肠溃疡。

薏苡芡实粥

配方 粳米 100 克，薏苡仁 50 克，芡实 30 克。

制用法 先将粳米（淘净），注入清水 1000 毫升，烧开后，再将薏苡仁、芡实分别洗净放入，慢熬成粥。分 2 ~ 3 次空腹服。

功效 适用于胃、十二指肠溃疡。

中 药 方

Zhong Yao Fang

清胃散

配方 珍珠粉 50 克，广木香 50 克，人工牛黄粉 10 克。如上腹疼痛较重时方中加延胡索 50 克。

制用法 研极细末和匀，用胶囊装每粒 0.5 克，每服 2 粒，每日 3 次，食前 1 小时温开水送下。连服 4 周为 1 个疗程。如 1 个疗程溃疡尚未愈合可继续用。

功效 适用于胃、十二指肠溃疡，慢性胃炎所致胃热气滞之上腹疼痛或胀满嗳气、嘈杂泛酸者。珍珠粉制酸收敛，人工牛黄镇静清热解毒（消炎），二者合用珠黄散有消炎促进溃疡愈合之功，木香理气解痉，加延胡索活血散瘀，加强理气止痛之效。

地榆白芍煎剂

配方 生地榆、白芍各 20 克，黄柏、竹茹、黄连、茜草、甘草各 15 克。

制用法 水煎温服，每日 2 次。

功效 适用于消化性溃疡出血。

玫瑰花茶

配方 干玫瑰花瓣 6 ~ 10 克（鲜品加倍）。

制用法 干玫瑰花瓣用沸水冲泡开，代茶饮用。

功效 玫瑰花有疏肝解郁、健脾和胃的功效。适用于肝气郁结胁痛，胃、十二指肠球部溃疡疼痛等。

小建中汤

配方 桂枝 15 克，炙甘草 9 克，白芍 30 克，生姜 3 片，大枣 6 枚，饴糖 10 毫升。

制用法 上物以水煎服，加饴糖调味。每日 1 剂。

功效 补中益气，缓急止痛。治消化性溃疡、胃炎属脾胃虚寒者，症见胃脘隐痛，遇寒或饥时痛剧，得温熨或进食则痛减，喜暖喜按。

附片白术方

配方 制附片、炒白术、高良姜、香附末、炒枳壳、干姜炭各 10 克，醋煅大黄炭 6 克。

制用法 上药以水煎煮，取药汁 2 次，将 2 次煎得的药汁摇曳混匀。每日 1 剂，早、午、晚饭后分服。

功效 温中散寒，行气止痛。适用于慢性胃炎，胃、十二指肠溃疡病。

车前水冲鸡蛋

配方 车前子 6 克，生鸡蛋 1 个。

制用法 车前子水煎，取汁冲鸡蛋服。日服 2 次。

功效 滋润缓痛。主治胃肠溃疡而燥痛。

白术元胡面

配方 炒白术、乌贼骨各 300 克，参三七 50 克，延胡索、浙贝母、白芨各 100 克，木香 50 克，鸡蛋壳粉 80 克，金铃子、丹参各 150 克。

制用法 上药共研细面，装瓶备用。每日 3 次，每次 3 克。在服药期间忌服生冷、辛辣之品。30 天为 1 疗程，一般 1～2 疗程即愈。

功效 适用于胃、十二指肠球部溃疡。

白矾小苏打

配方 白矾、小苏打各 120 克，蜂蜜 500 克。

制用法 先将蜂蜜熬开，将事先研成细末的白矾趁热加到蜂蜜内使其溶化，待稍凉后少量多次地将小苏打加入，随加随搅拌，使其相互混合均匀。每晚饭后 2 小时口服 15 克，连续服用。

功效 适用于胃、十二指肠溃疡。

外用方

Wai Yong Fang

延胡陈皮敷脐方

配方 川楝子、延胡索、陈皮各 10 克，丁香 3 克。

制用法 上药共研细末，取适量药末与生姜汁和匀，调成药饼，敷于脐部，外用胶布固定，每日换 1 次，7 日为 1 个疗程。

功效 行气止痛。治消化性溃疡属肝气犯胃者，症见胃脘胀痛，连及两胁，喜叹息。

名医珍藏传世秘方

日常调养

❶溃疡病属心身疾病，应尽量避免外界一切不良刺激，建立乐观情绪，保持精神愉快。

❷建立合理的工作和生活规律。在溃疡病活动期要适当休息，保证充分的睡眠。注意劳逸结合，尽量减少各种不良刺激和剧烈运动。

❸饮食要有规律，以少量多餐、定时定量为原则，同时以易消化食物为主，如糯米粥、面条、馄饨等。并发胃大量出血或胃穿孔时应暂时禁食。

❹溃疡病患者用药必须十分慎重，不可擅自滥用。对胃黏膜有刺激性的药物，如阿司匹林、消炎痛等不宜使用。在溃疡活动期，病情不稳定时禁用强的松、地塞米松等激素类药物，以免诱发出血或穿孔。

呃　逆

●病●情●介●绍●

呃逆是膈肌痉挛而气逆上冲致咽喉间频频呃呃作声不能自制的一种症状。古称"哕"，亦称"哕逆"、"干呕"，俗名"打嗝"或"嗝忒"。本症若偶然发作，不用药自行消失，是属轻浅；若持续不断，必须用药方平，皆为重症；若见于大病严重阶段，多为险象，预后不良。呃逆与嗳气有别，嗳气声音沉长，气从胃中上逆；呃逆声音急而短促，发自喉间。

Shi Liao Fang 食疗方

橘皮香姜汤

配方 橘皮15克（鲜品30克），生姜5片，丁香2克。

制用法 水煎服，每日2剂。

功效 温中降逆。用治胃寒呃逆，症见呃声沉缓有力，得热则减。

芦根冰糖饮

配方 芦根50克，冰糖适量。

制用法 芦根洗净切段，水煎 2 次，每次用水 300 毫升，煎半小时，2 次混合，去渣留汁于锅中，加入冰糖，继续加热煎溶。分 2 次服。

功效 适用于胃热呃逆。

韭菜汁

配方 韭菜 100 克，红糖适量。

制用法 韭菜洗净，捣烂取汁，加适量酒和匀，顿服。

功效 温中下气，通利胸膈。治顽固性呃逆。

青皮鸭蛋汤

配方 青皮鸭蛋 1 个。

制用法 青皮鸭蛋磕入碗中，搅拌均匀，加入红糖。温开水冲服。

功效 可理气止呃。适用于病后呃逆。

黑芝麻方

配方 黑芝麻、白砂糖各适量。

制用法 黑芝麻炒熟、杵碎，拌入白砂糖，服食数匙。

功效 滋养肝肾，润肠通便。

姜枣炖麻雀

配方 麻雀 3 只，生姜 10 克，陈皮 3 克，红枣 5 枚。

制用法 麻雀收拾干净，放入锅中，加入生姜、陈皮、红枣，炖熟即可。食麻雀，喝汤。

功效 温补脾肾，和胃平逆。可缓解呃声低弱、气不接续之呃逆。

中药方
Zhong Yao Fang

清呃汤

配方 生石膏、竹茹各 20 克，黄连、柿蒂各 10 克，橘皮、炒栀子各 15 克。

制用法 上药加水煎沸 15 分钟，滤出药液，再加水煎 20 分钟，去渣，两煎所得药液对匀。分次服用，每日 1 剂。

功效 清热止呃。

旋覆花代赭石

配方 旋覆花 15 克，代赭石 20 克，半夏 15 克，生姜 3 片。

制用法 水煎口服，每日 2 次。

功效 适用于呃逆而胸胁胀闷、抑郁恼怒者。

枇杷刀豆煎剂

配方 枇杷叶 9 克，刀豆 3 枚（切碎）。

制用法 水煎服。

功 效 适用于胃火呃逆者。

醋麦面丸

配 方 小麦面 150 克，茶叶 5 克，米醋适量。

制用法 小麦面用醋拌作弹丸大小，隔水蒸熟，用时以茶水送服。每日 1 次，每次 1 丸。

功 效 温补脾肾，和胃降逆。适用于呃逆、食少困倦、腰膝无力等。

威灵仙汤

配 方 威灵仙 30 克。

制用法 以 200 毫升开水冲泡威灵仙，代茶频饮。

功 效 理气和胃，降逆止呃。

橘皮竹茹汤

配 方 橘皮 10 克，竹茹 8 克，生姜 5 克，红枣 3 枚。

制用法 所有材料水煎 2 次，分次服用，每日 1 剂。

功 效 橘皮可疏理气机、调畅中焦、降逆止呃。适用于呕吐、呃逆。

砂仁咽方

配 方 砂仁 2 克。

制用法 放入口内慢慢细嚼，将嚼碎的药随唾液咽下，每日 3 次。

功 效 有理气和胃止呃的功效，病程短者一般 2 次即可见效。

三根汤

配 方 白茅根、葛根、芦根各 30 克。

制用法 上药共水煎，频服，每日 1 剂。

功 效 清热生津和胃。治热性呃逆、口渴、心烦。

外 用 方

鼻吸皂角粉方

配 方 皂角 20 克。

制用法 皂角去中仁，研细末。吸入鼻中少许，直到打喷嚏为止，每日 3~4次。

功 效 皂角粉可温中散寒、行气止痛。适用于胃寒脘腹冷痛、呕吐、呃逆。

樟脑鼻嗅方

配 方 樟脑适量。

制用法 樟脑置于药瓶中，瓶口置于患者鼻下嗅闻。

功 效 和胃降逆。治呃逆。

日常调养

❶辨证用膳：胁胀、易怒、口苦咽干属肝气犯胃者宜选食疏肝理气和胃之品，如橘皮、萝卜、葱白等；嗳腐食臭、脘痞厌食属食滞中焦者宜选消食和胃之品，如山楂、鸡肫皮、麦芽等；少气乏力、便溏属脾胃虚弱者宜选食健脾益胃之品，如牛奶、山药、扁豆等；畏寒肢冷、纳少、便溏属中焦虚寒者宜选食温中散寒之品，如生姜、饴糖、胡椒、刀豆等。饮食需清淡，应少量多餐。宜进食柔软易消化之食物。应适当多食新鲜蔬菜。频繁发作时需食流质或半流质饮食，缓解后渐进软食。

❷忌食肥腻、坚硬难消化、辛辣、生冷等物。不可暴饮暴食及过饥过饱。忌用咖啡、浓茶等饮料。禁烟酒。

呕　吐

══ 病·情·介·绍 ══

呕吐是由于胃失和降，气逆于上所引起的病症。前人以无物有声谓之呕，有物无声谓之吐，一般并称为呕吐。《圣济总录·呕吐》曰："呕吐者，胃气上而不下也。"明确指出其病机所在，致病原因多见于邪气所干，风、寒、暑、湿之邪及秽浊之气内侵，或饮食不节、或情志失调导致胃失和降，气逆于上。一般临床暴病呕吐为实邪，实证宜祛邪为主，化浊和胃降逆，邪去则呕吐自止；虚者以扶正为先，温中健脾或滋养胃阴为法，正复则呕吐自愈。

Shi Liao Fang 食疗方

萝卜蜂蜜

配方 萝卜1个，蜂蜜50毫升。

制用法 萝卜洗净，切丝，捣烂成泥，拌蜂蜜。分2次吃完。

功效 健脾和中，养胃。本方可软化血管、稳定血压。适用于动脉硬化、胆石症引起的呕吐。

粟米生姜粥

配方 粟米 50 克，生姜汁 10 毫升。

制用法 按常法煮粥食。

功效 和胃止呕。治胃虚呕吐，饮食减少，倦怠乏力。

柿饼

配方 柿饼（带蒂）5 个。

制用法 柿饼在饭上蒸熟后食。

功效 清热，降逆。适用于胃寒呕吐、反胃。

熘猪大肠

配方 猪大肠 1 具，香油、黄酱、姜丝、精盐各适量。

制用法 猪大肠用盐水抓洗，翻过来把肠内污物冲洗净，然后再翻过来用清水漂洗干净，用线将肠两端扎紧，放锅内加水煮熟。熟后切成小段，加香油、黄酱、姜丝熘炒，佐大米软饭吃，但不宜吃过饱。可连续吃 5 具。用此方忌食生冷、辣酸、干硬食物，忌生气，忌饮酒。

功效 宽膈利胃。治噎膈、呃逆、呕吐、饮食不进。

甘蔗姜汁

配方 甘蔗汁半杯，鲜姜汁 1 汤匙。

制用法 甘蔗剥去皮，捣烂绞取汁液。姜汁制法与此同。将两汁和匀稍温服饮，每日 2 次。

功效 清热解毒，和胃止呕。适用于胃癌初期、妊娠反应、慢性胃病等引起的反胃吐食或干呕不止。

豆腐白汤

配方 豆腐 2 块，精盐、味精各适量。

制用法 水开后下料，煮 20 分钟即成。

功效 凉胃，止呕。用治饭后腹部不适、口苦发黏、舌苔厚、食无味或反酸嗳气，以及水土不服而引起的恶心呕吐等。

中药方

Zhong Yao Fang

香砂六君子汤

配方 党参、茯苓各 12 克，白术、炙甘草、半夏、陈皮各 10 克，木香 6 克，砂仁 3 克。

制用法 上药以水煎煮，取药汁。每日 1 剂，分 2 次服用。

功效 健脾益气，和胃降逆。适用于脾胃虚损、湿浊壅滞中焦所致呕吐。

白胡椒半夏丸

配方　白胡椒、制半夏、鲜姜各等份，姜汤适量。

制用法　前2味共研细末。鲜姜煎汤。以姜汤和面同白胡椒末、半夏末调匀并捏成大丸粒。每服30~40丸，用姜汤送下，每日2次。

功效　暖肠胃。用治呕吐（包括胃炎，幽门肥厚、狭窄，胃癌初期等的呕吐）。

丁香陈皮饮

配方　母丁香3个，陈皮1块。

制用法　水煎，代茶饮。

功效　温中散寒，行气止呕。治胃寒呕吐。

黄连香薷汤

配方　黄连3克，香薷8克，厚朴6克，白扁豆15克。

制用法　所有材料用水煎2次，混合后分上、下午服，每日1剂。

功效　香薷治脾胃不和、胸膈痞滞。

适用于呕吐脾胃湿热证，症见呕吐吞酸、胃痛嘈杂、心烦、口渴、小便黄。

黄连紫苏饮

配方　黄连3克，紫苏5克。

制用法　上药同煎取汁1小杯（约50~100毫升），或将2药用滚开水浸泡15~30分钟亦可，频频服之。

功效　健脾胃，止呕吐。

巴蕉花

配方　芭蕉花60克。

制用法　芭蕉花研为细末，每次取6克，以温开水冲服。每日3次。

功效　平肝降气，化痰软坚。用治呕吐、呃逆、反胃等。

健脾汤

配方　车前子、炒山楂各10克，宣木瓜8克。

制用法　水煎服。每日1剂，3~8岁分4~5次温服。2岁以下药量减半。

功效　清热燥湿，健脾益胃，止呕止泻。用治小儿吐泻。

Wai Yong Fang

外用方

吴茱萸敷脐方

配方　炒吴茱萸30克，葱、姜各适量。

制用法　上药共捣烂敷脐眼上，外用纱布覆盖。

功效　治各种呕吐。

涌泉穴敷贴方

配 方 大蒜头5个，吴茱萸末10克。

制用法 大蒜头去衣捣烂，与吴茱萸末拌匀，揉成药饼，分别敷双足涌泉穴。

功 效 降逆止呕。治呕吐。

日常调养

❶平时应搞好环境卫生，加强体育锻炼。

❷不吃不洁净的食物，不饮不洁净的水。

❸积极治疗原发性疾病，避免刺激性食物。

腹 痛

●病●情●介●绍●

　　腹痛是指胃脘以下、耻骨毛际以上发生疼痛的部位而言；其中又分大腹与小腹两个部分。凡在此范围内出现疼痛的症状，均称腹痛。腹痛牵涉的范围很广。肝、胆、脾、肾、大小肠、膀胱、胞宫等脏腑器官均居腹内，手足三阴、足少阳、冲、任、带等经脉亦循行腹部。上述脏腑、经络因外感、内伤所致的气机郁滞、气血运行受阻，或气血虚少、失其濡养，皆可发生腹痛。临床常见的有泄泻、痢疾、肠痈、虫积、淋症、疝气、积聚等多种疾病。西医之急慢性肠炎、急慢性阑尾炎、急慢性胰腺炎、过敏性紫癜、膀胱炎、疝气等疾病均可出现腹痛。

　　中医认为"不通则痛"。无论何种原因引起的"不通"，皆可致痛。外受寒热暑湿诸邪，侵入腹中，使脾胃运化功能失常，邪气留滞于中，使气机不畅，不通则痛。其中诸邪又可互相转化，如寒郁化热，湿热交阻等，形成各种不同类型的临床表现。

食疗方

Shi Liao Fang

大麦米粥

配方 大麦米 50 克，红糖适量（或蜂蜜亦可）。

制用法 加水如常法煮粥，加白糖或蜂蜜调味。

功效 治腹痛。

莱菔子粥

配方 莱菔子 10 克，粳米 50 克。

制用法 莱菔子炒后研末，与粳米同煮为粥。

功效 消食导滞，理气止痛。治脘腹胀满、疼痛、嗳腐吞酸、痛而欲泻、泻后痛减。

带鱼豆豉汤

配方 带鱼 500 克，豆豉 6 克，陈皮 3 克，胡椒 1.5 克，生姜 3 片，料酒、精盐各适量。

制用法 先将带鱼去鳞及内脏，洗净切块，然后将豆豉放入锅中，加入姜片、陈皮、胡椒、清水适量，烧沸，再入带鱼、料酒、精盐，煮至鱼肉熟烂即成。每日 1 剂，2~3 次分服。

功效 温中益脾，补气养血。用治脾胃虚寒所致的腹部隐痛、饮食减少、消化不良等。

白扁豆汤

配方 白扁豆 15 克。

制用法 白扁豆捣碎，水煎，连渣一起服下。每日 2 剂。

功效 健脾化湿，清暑解毒。用治暑湿所致的腹痛，症见腹痛时作时止，拒按，伴有恶心呕吐、大便秘结等。

中药方

Zhong Yao Fang

白芍甘草方

配方 白芍（酒炒）15 克，炙甘草 6 克。

制用法 水煎服。每日 1 剂。

功效 清热解毒，缓急止痛。用治满腹疼痛，痛时无定处，大汗淋漓，手按痛，不按也痛。

枳实导滞丸

配方 白芷、川芎、炙甘草、云苓、当归、兰夏（洗）、肉桂（去粗皮）各 90 克，陈皮、枳壳、麻黄（去根节）、苍术各 720 克，干姜 120 克，

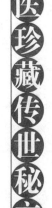

桔梗（去芦头）、厚朴（去粗皮）冬200克。

制用法 上药除肉桂、枳壳2味外，其他几味药同捣为粗末，小火炒令色转，摊冷，次入肉桂，最后入枳壳，搅匀即可。每次服9克，每日2次。

功效 用于内热外伤之积滞、腹痛、不食者。

明矾白椒丸

配方 白胡椒60克，明矾7.5克。

制用法 将白胡椒、明矾炒白面，生姜汁调匀为丸，梧桐子大，每服10～30丸，4～5小时服1次，轻者减量，重者加量，灵活酌用。忌一切寒凉生冷硬食。

功效 治腹痛。

四陈汤

配方 陈皮、陈香橼、陈枳壳、陈茶叶各等量。

制用法 上药共研细末，每服9克，开水送服，每日3次。

功效 行气止痛。治气滞腹胀痛。

茯苓茴香丸

配方 茯苓、小茴香各120克。

制用法 上药研末。水为丸，开水下9克。

功效 适用于奔豚疼痛。

外 用 方

鲜生姜

配方 鲜生姜500克。

制用法 上药捣烂去汁，取渣炒热，熨痛处，冷则加汁再炒，再熨，如此反复直至痛止。

功效 姜性热、味辛，能发散，寒凝腹痛用之则效。此方并适用于结胸痞气。

干姜附子

配方 干姜、附子、小茴香、盐各

等量。

制用法 上药共研细末，大葱、姜汁调涂脐上，再用热水袋按之，2小时缓慢而愈。

功效 适用于脾肾阳虚而致腹痛、腹胀、腹泻，上药填脐热熨有效。孕妇禁用。

艾叶花椒末

配方 艾叶、花椒各10克，酒药子1粒，莪术6克，芒硝15克，韭菜、鲜姜各10克，鲜苦楝根皮125克，橘叶 30 克，酒适量。

制用法 上药共研为细末，再将韭菜、鲜姜、鲜苦楝根皮、橘叶切碎，两者混合均匀，加酒炒热。外敷，胆道蛔虫敷剑突下，肠蛔虫敷肚脐周围。敷药温度应保持在 37℃ 以上，每日 1 剂。

功效 适用于蛔虫性腹痛。

葱白胡椒敷穴方

配方 枯矾 6 克，胡椒 10 粒，葱白 15 厘米，大枣 1 枚。

制用法 前 2 味药研末，大枣去核，葱白连须用，共捣如膏状，取药膏约 2 厘米，贴于肚脐穴、天枢穴、关元穴处，盖以纱布，用胶布固定。每日 1 次。

功效 适用于寒性腹痛。

姜桂敷脐方

配方 炮姜、肉桂各等量。

制用法 上药研为细末，取适量药末用温水调成膏状，放入脐中神阙穴，用胶布固定。

功效 温中散寒，止痛止泻。治寒性腹痛。

日常调养

❶合理安排饮食，实证腹痛甚者，可暂时禁食或给流质饮食，疼痛缓解后可改为半流质或软食。食物以清淡、易消化、营养足够为原则。

❷腹痛日久，脏腑虚损，则应进补。热证可给温食，寒证则应热食。忌油煎厚味及辛辣刺激食品，并应保持大便畅通。

腹　泻

●病●情●介●绍●

腹泻又称泄泻，是指排便次数增多，粪便稀薄，甚至如水样。本病症一年四季均可发病，多见于夏秋季节。胃肠、肝肠、肝胆等脏器的疾恙，如急慢性肠炎、胃肠神经症、食物中毒等均可引起腹泻。病程超过 4 周者即为慢性腹泻。

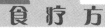
豆蔻煲乌鸡

配方 乌骨母鸡1只（1000克以上），草豆蔻、草果各30克。

制用法 母鸡洗净去内脏，草豆蔻、草果烧存性，纳入鸡腹内，扎紧煮熟。空腹食用。

功效 补虚燥湿，健脾止泻。治虚寒湿腹泻，脘腹胀满冷痛。

鲜山药羊肉

配方 鲜山药500克，羊肉、糯米各250克。

制用法 羊肉去筋膜，洗净，切碎，与山药同煮烂，研泥，下糯米，共煮为粥。早、晚温热服食。

功效 适用于脾肾阳虚所致的慢性腹泻。

银耳莲子汤

配方 水发银耳5克，鲜莲子30克，料酒、精盐、味精、白糖、鸡汤各适量。

制用法 把发好的银耳放入一大碗内，加鸡汤蒸透取出；鲜莲子剥去青皮和内层嫩白皮，切去两头，摘去心，用沸水汆烫后，用开水泡起；烧开鸡汤，加入料酒、精盐、白糖、味精，将银耳、莲子装在碗内，注入鸡汤即成。

功效 莲子有补益脾胃、止泻、养心、宁神益肾的作用。配上滋阴补肾、清肺益气的银耳，可辅助治疗男性遗精、滑精，女性月经过多以及身体虚弱的泄泻或夜寐多梦、淋浊带下。

猪肾汤

配方 猪腰子2个，骨碎补20克，精盐等调味品适量。

制用法 先将猪腰子剖开，剔除白筋膜，切片洗净，加水1000毫升与骨碎补共煮至熟。将骨碎补捞出，下精盐，饮汤食猪腰子。隔日服用1次，约10次见效。

功效 补虚益肾，强身止泻。用治老年人肾虚不固、肠道功能紊乱而引起的身体虚弱、腰背酸痛、时常腹泻且经久不愈。

野鸡肉馅馄饨

配方 野鸡肉、葱、姜、花椒粉、精盐、面粉各适量，怀山药50克。

制用法 野鸡肉剁成肉泥，放入葱姜末、花椒粉及精盐，搅拌匀，成馄饨馅。面粉加水和面擀成馄饨皮，包馅备用。锅内水中加怀山药煮沸5～10分钟，下馄饨煮熟。食用。

功 效 补益脾胃。治疗脾胃气虚而致的泄泻。

焦黄米糕

配 方 黄米适量。

制用法 黄米碾成面，按常法蒸成黄米糕，晾凉，切成一指厚的薄片，放在将尽的灰火中煨焦黄，取出研面。每日 2 次，每次 15 克，开水送下，连服 2～3 日有效。

功 效 对肠胃功能薄弱、饮食稍有不当即致腹痛作泻的患者有较好的疗效。

中 药 方
Zhong Yao Fang

炒麦芽楂片

配 方 炒麦芽 10 克，炒山楂片 3 克，红糖适量。

制用法 上药前 2 味水煎取汁，加红糖冲服。

功 效 适用于伤食性腹泻。

四神丸

配 方 五味子、补骨脂、肉豆蔻各 30 克，吴茱萸 15 克。

制用法 上药共研细粉，每服 6 克，早、晚以温开水冲服。

功 效 温补脾肾，涩肠止泻。治中老年人脾肾阳虚之五更泻。

石榴皮水敛肠

配 方 石榴皮 1 个，红糖 25 克。

制用法 石榴皮水煎取汁，调入红糖饮服。每日 1 剂，2 次分服。

功 效 敛肠止泻。用治久泻不愈。

治泻汤圆

配 方 芡实、莲须各 10 克，潼蒺藜 5 克，莲子肉 20 克，煅龙骨、煅牡蛎各 8 克，糯米粉 250 克，虾米 15 克，猪瘦肉 200 克，味精 3 克，精盐、姜汁各 5 克。

制用法 芡实、潼蒺藜、莲子肉、莲须、煅龙骨、煅牡蛎去净灰渣，加工研制成末；猪瘦肉洗净，剁成细粒，加虾米、味精、精盐、姜汁、药末拌成馅心，用糯米包成 40 个汤圆，加入开水煮沸，每碗 4 个汤圆。在正餐时食用，每日 1 次。

功 效 适用于脾肾阳虚之泄泻。

葛根粉

配 方 葛根粉 30 克，砂糖适量。

制用法 以 1 杯水的分量煮葛根粉，饮用前加入少许砂糖。

功 效 适用于感冒引起的下泻。

名医珍藏传世秘方

疏风散表正泻汤

配方 大黄、木香、豆蔻、陈皮、檀香、厚朴、藿香、紫菜叶、香薷、薄荷、木瓜、枳壳、羌活、前胡、泽泻、白术、明党参、肉桂、丁香、山楂、肉豆蔻、小茴香、茯苓、砂仁、槟榔、甘草、白扁豆、桔梗、猪苓、香附、白芷、法半夏、苍术各80克，茶叶120克。

制用法 上药开水浸泡，或煎煮取汁，去渣。每日1次，每次服12克，儿童酌减。

功效 疏风散表。适用于外感风寒、呕吐泄泻。

理连丸

配方 党参、白术（炒）、秦艽各10克，干姜、黄连、木香各5克，乌梅、甘草（炙）各3克。

制用法 本方可按上述用量（一日量，儿童酌减）比例制成水丸，亦可作成散剂、煎剂应用。

功效 主要用于慢性腹泻、慢性痢疾。

苋草液

配方 苋草（又名海蚌含珠、人苋）2份，扫帚枝1份。

制用法 加水过药面煮沸1小时左右，取药，依上法再煎1次（干药宜久煎），2次药液合半，用2层纱布过滤，浓缩，加入防腐剂。成人每次服50毫升，每天服2次。小儿酌减。

功效 适用于慢性腹泻。

外用方

Wai Yong Fang

干姜苍术敷脐方

配方 干姜、苍术、丁香、川椒（比例为4∶3∶2∶1）各适量。

制用法 上药共为细末，瓶贮备用。用时取药末适量，加藿香正气水调敷肚脐，纱布覆盖，胶布固定。每日换药1次。

功效 适用于脾胃虚寒性腹泻。

参术敷脐方

配方 党参10克，白术7克，干姜5克，炙甘草3克。

制用法 上药焙干研细末，取适量敷脐，用伤湿止痛膏或胶布固定，每日换药1次。

功效 温中止泻。治慢性腹泻。

名医珍藏传世秘方

日常调养

❶本病饮食控制相当重要，包括限制浓茶、酒类、辛辣刺激物等。高渗性腹泻应停食或者停止服用高渗的食物和药物；分泌性腹泻要积极补充盐类和葡萄糖液等。

❷腹泻患者必须做常规化验，特别是粪便检验，如果不能准确诊断，可进一步做X线钡灌肠和钡餐检查或直、结肠镜检查。

便 秘

●病●情●介●绍●

凡大便过于干燥坚硬，以致排便艰涩不畅，排便间隔时间延长，称为便秘。患者常有头痛、乏力、食欲不佳、腹痛及腹胀、消化不良和嗜睡等症状，一般在排便后，上述症状多可消失。中医认为，便秘多因燥热伤津、肠道滞涩、气机郁滞、传导受阻、阴寒固结、阳气不运、气虚血少、传导无力所致。须根据发病原因和临床表现，分辨虚实论治。实秘有热秘、气秘之分；虚秘有气虚、血虚、冷秘之别。治疗大法则因证而施。热秘宜泄热通腑或清热润肠；气秘宜顺气行滞；气虚宜益气润肠；血虚宜养血润燥，兼阴虚者又当滋养阴血以润肠；冷秘宜温阳开闭等。

食疗方
Shi Liao Fang

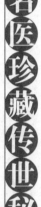

麻油拌菠菜

配方 新鲜菠菜250克，精盐、麻油各适量。

制用法 菠菜洗净，待锅中水煮沸，放入精盐，再把菠菜放入沸水中余烫约3分钟取出，加入麻油拌匀即成。佐餐食用。

功效 常食可以润肠通便。

苏子麻仁粥

配方 紫苏子、麻子仁各10克，粳米30克。

制用法 紫苏子、麻子仁洗净，捣烂如泥，加水研取汁，与粳米同煮为稀粥。空腹食用，每日1剂。

功效 润肠通便。治妇人产后、老人、虚人之肠燥便秘及排便困难。

松仁粥

配方 松仁15克，粳米30克。

制用法 按常法先煮粳米作粥，后将松仁和水研作糊状，入粥内，煮两三沸。空腹食用。

功效 补中益气。适用于老年气血不足或热证伤津引起的大便秘结。

番薯糊

配方 鲜番薯300克，白糖适量。

制用法 鲜番薯洗净，削去外皮，切成块，放入锅内，加水适量，煎煮熟烂，再加少量白糖调味，临睡前食。

功效 健脾益气，治大便秘结。

木耳蜂蜜汤

配方 黑木耳20克，蜂蜜30毫升。

制用法 将黑木耳用温水泡发，去杂洗净，入锅加水煮汤，熟后倒入蜂蜜调服。每日1剂，2次分服。

功效 养阴润燥，益气活血。用治习惯性便秘。

生花生仁

配方 生花生仁30克（1次量）。

制用法 空腹咀嚼生吃，早、晚各1次。忌食辛辣及饮酒。

功效 润肠通便。用治大便干燥费力、大便间隔时间延长的习惯性便秘。

中药方
Zhong Yao Fang

苁蓉牛膝膏

配方 肉苁蓉500克，牛膝、当归各50克，蜂蜜适量。

制用法 牛膝、肉苁蓉、当归加水适量，浸泡发透。每煎20分钟取液1次，加水再煎，共取3次。合并药液，再以文火煎熬浓缩成稠膏，加蜂蜜1倍，至沸停火，待冷装瓶。每次服1汤匙，沸水冲服，每日2次。

功效 润肠通便。

益气润肠汤

配方 炙黄芪、潞党参、当归各15克，升麻、炒枳壳、郁李仁、橘红各6克，炒白术、熟地各30克，柏子仁、肉苁蓉、桔梗、火麻仁、桃仁、杏仁、松子仁、天花粉各10克，沉香3克。

制用法 上药共水煎，每日1剂，水煎 3 次分 3 次服。1 个月为 1 个疗程。亦可制丸服。

功效 益气助运，生津润肠。

芦荟通便散

配方 芦荟适量。

制用法 芦荟研细末。成人每次 2～3 克，小孩每次 1 克。每日 2 次，用白糖水送服。

功效 清热通便。治习惯性便秘，热结便秘。

瓜蒌玄明粉冲剂

配方 全瓜蒌 1 个，玄明粉 6 克。

制用法 全瓜蒌加水 500 毫升，煎取 250 毫升，冲服玄明粉。

功效 适用于便秘。

通便四物汤

配方 生白术 40 克，肉苁蓉 20 克，生地黄 20 克，炒枳壳 10 克。

制用法 上药共水煎 2 次，每日 1 剂。5 剂为 1 疗程，大便正常后再继续服 1 个疗程以巩固疗效。

功效 滋阴润燥，增液生津。适用于阴虚型便秘。

当归白菊饮

配方 当归 60 克，白芍 9 克，火麻仁 30 克，郁李仁、肉苁蓉各 15 克，黑芝麻 24 克，甘草 6 克。

制用法 上药以水煎煮，取药汁。冲蜂蜜 60 克，温服。

功效 对年老或久病津液短少所致的便秘有较好疗效。

枇杷汁汤

配方 枇杷叶 100 克，麦冬 20 克。

制用法 水煎。早、晚各 1 次分服。

功效 清肺胃，降邪浊。用治大便久秘症。

调脾通结汤

配方 白术、苍术各 30 克，枳壳 10 克，肉苁蓉 20 克。

制用法 水煎服，每日 2 次，每日 1 剂。

功效 润肠通便。治各种便秘（虚秘），如习惯性便秘，全身虚弱致排便动力减弱引起的便秘。

外用方
Wai Yong Fang

大黄膏

配方 大黄、酒各适量。

制用法 上药研为细末，备用。用时取药粉 10 克，以酒调成软膏状，敷于脐部，外以纱布盖上，胶布固定。

再用热水袋在膏上热敷 10 分钟。每日换药 1 次。

功效 泻下通便。

甘遂巴豆贴方

配方 甘遂 3 克，巴豆 1 克，肉桂 1 克，吴茱萸 3 克。

制用法 上药共研均为细末，备用（均为 1 次量）。均用生姜汁调敷。甘遂敷支沟、天枢穴上，巴豆、肉桂、

吴茱萸炒热敷足三里穴、神阙穴上。上方均可用艾卷隔药悬灸。

功效 泻通，温通。

枣戟粉敷脐方

配方 大戟粉 1.5 克，大枣 10 枚。

制用法 大枣煮熟，去皮、核与大戟粉共捣成膏状，贴敷于脐部，每日 1 次。

功效 通便，治便秘。

日常调养

❶养成正确的饮食习惯及摄取有益于排便的饮食，如定时进餐，切勿暴饮暴食，避免夜间进食。不偏食，摄取均衡之营养，宜食含粗纤维多的蔬菜、水果和食物。热秘者可以生吃冷吃，冷秘者则应热吃。虚证患者可多吃一些补益食品或油脂类。

❷手法按摩可促进排便。排便时可双手食、中、无名指重叠，在腹部依结肠走行方向，由升结肠向横结肠、降结肠至乙状结肠做环形按摩，起到刺激肠蠕动，帮助排便的作用。

❸日常生活中应注意少静多动，如不搭电梯上下楼，久站工作中做半蹲运动，久坐工作中间要靠椅后仰或做半蹲运动等以弥补运动不足，锻炼腹肌张力，促进胃肠蠕动。

❹工作中做到劳逸结合，精神舒畅。保持会阴部及肛门周围清洁，便后用温水洗干净。积极治疗肛裂、痔疮、肛周感染、盆腔炎症等疾病，以消除其反射性便秘因素。

名医珍藏传世秘方

高血压

名医珍藏传世秘方

●病●情●介●绍●

高血压是以动脉血压升高为主要表现，并伴有脑、心、肾功能障碍和病理改变的全身性疾病。高血压已成为威胁人类健康的重要疾病，它是诱发冠心病的主要危险因素。若成人收缩压≥21.3千帕（160毫米汞柱），舒张压≥12.7千帕（95毫米汞柱），除继发性高血压，并伴有头痛、头晕、耳鸣、健忘、失眠、心悸等症状即可确诊。现代医学认为，本病与中枢神经系统及内分泌、体液调节功能紊乱有关。另外，年龄、职业、环境及肥胖、高脂质、高钠饮食、嗜酒、吸烟等因素，都可促使高血压的发生。

食疗方 Shi Liao Fang

芹菜汁

配方 鲜芹菜500克，蜂蜜适量。

制用法 用冷开水洗净，捣烂取汁，再加蜂蜜50毫升调匀。每日1剂，分3次饮服。也可用芹菜洗净，捣烂，绞汁服。或用芹菜连根120克切碎，加水250毫升，煮成粥，经常服用。15天为1疗程。

功效 清热利湿，有很好的降压作用。

香蕉西瓜皮

配方 香蕉3只，鲜西瓜皮120克，玉米须60克，冰糖适量。

制用法 香蕉去皮与西瓜皮、玉米须一起煮，加冰糖调服。每日2次。

功效 适用于肝阳上亢型高血压。

天麻决明炖猪脑

配方 天麻10克，石决明30克，猪脑50克。

制用法 猪脑用热水烫之，挑净其中的筋血，与天麻、石决明同置锅内，加水适量，煎煮1小时后去药渣，饮汤吃脑。

功效 平肝潜阳。治高血压病、头痛眩晕。

木耳粥

配方 黑木耳、白木耳各10克，粳米100克，冰糖末20克。

制用法 黑白木耳用清水泡发，去杂洗净，撕成小块，与洗净的粳米一同入锅，加水煮粥，调入冰糖末即成。每日1剂，2次分服。

功效 滋阴润燥，养血益气，凉血。用治高血压。

枸杞炖猪脑

配方 猪脑1副，怀山药30克，枸杞子10克，精盐适量。

制用法 怀山药、枸杞子用纱布包扎好，与猪脑加水共炖，将熟时下精盐或调料即成。

功效 补肾益精。

山楂大米粥

配方 山楂30克，大米100克，白砂糖10克。

制用法 山楂洗净，放入锅中，大火煮至浓稠，滤出浓汁，去渣，然后加入大米、白砂糖煮粥。在两餐之间当点心服，不宜空腹食用。

功效 山楂具有消积化滞、收敛止痢、活血化瘀等功效，非常适用于高血压兼有积滞或高脂血症者。

Zhong Yao Fang

中 药 方

金银菊花汤

配方 金银花、菊花各30克。

制用法 上药用沸水冲泡10～15分钟后当茶饮，冲泡2次弃掉另换。每日分4次服，可连服3～4周或更长时间。[若头晕明显者，加桑叶12克；若动脉硬化、血脂高者加山楂30克。]

功效 治高血压有奇效。

乌龙茶杭菊花饮

配方 乌龙茶（或龙井茶）3克，杭菊花10克。

制用法 乌龙茶、杭菊花开水泡茶饮用。注意冲泡时，不宜太浓，以免失眠、心慌。

功效 菊花有散风清热、平肝明目的功效。高血压病患者按中医辨证可有多种证型，属于阴虚阳亢型者用菊花最好。本方用于肝阳上亢、阴虚阳亢型高血压见有头晕头痛、颜面潮红等症。

玉米穗决明子液

配方 玉米穗60克，决明子9克，甘菊花6克。

制用法 上药一起加水煮，将残渣除去，汁液分 2 次喝完。

功 效 玉米穗有利尿作用，对肾脏发炎、水肿等有显著的治疗效果，尤其对肾性的高血压，其功效尤佳。

罗布麻叶饮

配 方 罗布麻叶 30 克。

制用法 煎汤代茶饮，每日 3 次，每日 1～2 剂。

功 效 适用于高血压病初、中期。

山楂荷叶汤

配 方 山楂片 30 克，荷叶 20 克，白糖 20 克。

制用法 前 2 味水煎取汁，调入白糖，代茶饮用。每日 1 剂。

功 效 清热解暑，活血化瘀，降压。用治高血压、冠心病、高脂血症等。

玉米须茶叶饮

配 方 玉米须 30 克，茶叶 5 克。

制用法 开水冲泡，代茶饮。

功 效 适用于肾炎合并高血压。

黄精四草汤

配 方 黄精 20 克，夏枯草、益母草、车前草、豨莶草各 15 克。

制用法 上药以水煎服。每日 1 剂。

功 效 治疗高血压，症见口干咽燥、耳鸣失眠等。

外用方

Wai Yong Fang

盐附子地黄敷方

配 方 盐附子、生地黄各 30 克。

制用法 盐附子、生地黄捣烂，每晚敷于足心，用纱布包扎好。

功 效 对高血压引起的头晕、头痛、眼花、腿软有一定疗效。

肉桂吴茱萸外敷方

配 方 肉桂、吴茱萸、磁石各等份。

制用法 上药共研细末，密封备用。用时每次取上药末 5 克，用蜂蜜调匀，贴于涌泉穴上，阳亢者加贴太冲穴，阴阳不足者加贴足三里穴。每次贴 2 穴，交替使用。贴后外以胶布固定。并用艾条悬灸 20 分钟。每天于临睡前换药 1 次。

功 效 降压止晕。

龙胆硫黄粉

配 方 吴茱萸（胆汁制）500 克，龙胆草醇根物 6 克，硫黄 50 克，白矾（醋制）100 克，朱砂 50 克，环戊甲噻嗪 17.5 毫克。

制用法 上药共研细末，贮瓶备用。每次用药粉200毫克左右，倒入患者肚脐窝内，覆盖棉球，胶布固定。每周换药1次，至愈为度。

功效 降水泻肿，化痰，镇静，安神。

日常调养

❶应减少食盐的摄取量，不要吃蒜味腊肠及腌黄瓜等含盐量高的食物，也不要吃加盐制作的洋芋片及干果等食物。市场上出售的加工食品及蒸馏食品应避免食用。

❷含钾高的饮食可预防中风。高血压的特征是动脉管壁增厚，当供给足量的钾后，就可降低高血压患者中风的发病率。食物补钾主要有瘦肉、鱼及其他海产品。蔬菜有小白菜、油菜、黄瓜、南瓜、西红柿、土豆、山芋、葱、蒜等；水果类主要有橘子、香蕉、葡萄干等。多食瘦肉和鱼等高蛋白食品对高血压患者不会有害，高血压患者也应保证适量蛋白质的供应。

❸保持心情舒畅，戒怒戒躁，做到心平气和。

❹饮酒要适量。喝少量酒有助于降低血压的说法是毫无根据的，但不管怎么样，喝少量的酒似乎确实能减少发生冠心病的可能性。

低血压

病·情·介·绍

低血压是指体循环动脉压力低于正常的状态。由于高血压在临床上常常引起心、脑、肾等重要脏器的损害而备受重视，世界卫生组织也对高血压的标准有明确规定，但低血压的诊断尚无统一标准，一般认为成年人肢动脉血压低于90/60毫米汞柱即为低血压。低血压是由于血压降低而引起的一系列症状，如头晕、晕厥等，女性可有月经量少、持续时间短的表现。中医学认为，本病与身体虚弱、气血不足有关。

食疗方

SHI LIAO FANG

芪麻鸡汤

配方 嫩母鸡1只，黄芪30克，天麻13克，葱、姜各8克，精盐15克，黄酒10克，陈皮12克。

制用法 母鸡去内脏，入沸水中焯去浮沫，冲洗；将黄芪、天麻装入鸡腹内，放于砂锅中，放入葱、姜、精盐、黄酒及陈皮，加水适量，小火炖至鸡烂熟，放胡椒粉少许即可食用。

功效 补益肺脾。适用于低血压引起的食欲不振、头晕目眩、眼冒金花、久蹲卧突然起身时出现眼前发黑，并伴有心悸、面色苍白等。

参麦粥

配方 人参、麦冬、五味子各5克，糯米10克。

制用法 先将上述3药水煎服，取煎液；用糯米与上述煎液煮粥。食粥，每周2次，连服9周。

功效 本方对于低血压症属气阴两虚者效果较好。

黄芪虫草炖鸭

配方 黄芪60克，冬虫夏草3克，老鸭1只，葱、姜、精盐各适量。

制用法 老鸭杀后去毛及内脏，将黄芪、冬虫夏草放入鸡腹中，置锅中加水及葱、姜、精盐等作料，炖熟即成，宜常吃。

功效 补脾益肾。治低血压属脾肾两虚者，症见头晕心悸、倦怠乏力、少气懒言、腰膝酸软等。

猪芪参归汤

配方 猪心1个，黄芪、党参、当归各18克，川芎12克。

制用法 猪心洗净，剖开，用纱布将以上诸药包好，与猪心同放入锅内，加水适量，炖2小时，去掉药渣即可。每日1次，饮汤食肉。

功效 益气养阴，升高血压。适用于低血压，症见心悸、乏力、汗出等。

当归川芎鸡

配方 鸡肉250克，当归30克，川芎5克。

制用法 上3味一起放入蒸锅中蒸熟即可。每日1剂，连服3日。

功效 补益气血，缓解低血压症状。

名医珍藏传世秘方

黄芪甘草饮

配方 黄芪、甘草各20克，肉桂、桂枝各30克。

制用法 以上4味，加水煎煮，当茶频饮。每天1剂。此方对低血压病有效，一般服3天血压即可升高，轻者2天血压即恢复正常。

功效 该方无毒，亦可常服，若有口干舌燥者，停药后自然消失。

党参茯苓煎剂

配方 法半夏、茯苓、白芍、钩藤各10克，党参、黄芪各12克，菊花6克，当归3克，生姜3片，大枣3枚。

制用法 水煎服。

功效 适用于老年体位性低血压。

西洋参桂枝

配方 西洋参5克，桂枝15克，制附子12克，生甘草10克。

制用法 上药用开水泡服，频频代茶饮。每日1剂。服至症状消失、血压恢复正常为止。

功效 适用于低血压。

巴戟天汤

配方 巴戟天6~15克。

制用法 水煎服。每日1剂。

功效 补肾助阳。治低血压属肾阳虚者，症见血压低，伴头晕、眼花、无力、腰酸膝软、夜尿多等。

鹿茸粉

配方 鹿茸粉0.3克。

制用法 上药灌入胶囊，每次服1丸，或纳入鸡蛋内蒸熟吃。每日空腹服，连服10~20日，血压正常后停服。

功效 适用于低血压。

甘草大枣汤

配方 大枣12枚，生甘草10克。

制用法 水煎服。每日1剂。

功效 补中益气，养血壮神。可治疗低血压。

制附片补骨脂

配方 制附片10克，肉桂、仙灵脾各9克，补骨脂12克，熟地黄、山萸肉各10克，枸杞子9克，黄精12克。

制用法 水煎服。每日1剂，分2次服。孕妇慎用。

功效 适用于低血压，有温肾填精的作用。

外用方
Wai Yong Fang

刺激足底法

用拇指轻揉患者双足，并对在按摩中疼痛明显的反射区继续按揉 5 分钟。坚持每日按摩。可用空可乐瓶或拳头轻轻敲打足底 15～20 分钟，每日 1 次；用发卡或牙签刺激足跟 15～20 分钟，每日 2 次；转动足踝 15～20 分钟，每日 2 次。本法有利于血压稳定，防治低血压。

百会按摩法

配方 百会穴。

制用法 每次按顺时针方向和逆时针方向各按摩 50 圈，每日 2～3 次，10 日为 1 个疗程。见效后仍按此方法巩固至痊愈。

功效 升阳固脱，益气固本。治低血压。

日常调养

❶锻炼身体，增强体质，发病时精神不要紧张，卧床休息，头部放低。

❷虚弱患者应当增加营养。气血虚者多吃红枣、黑芝麻、胡桃肉等。多食蔬菜水果，忌食辛辣刺激食物。

冠心病

·病·情·介·绍·

冠心病，全称冠状动脉粥样硬化性心脏病，是冠状动脉粥样硬化或冠状动脉痉挛引起血管腔狭窄，导致心肌暂时缺血、缺氧而引起的心脏病，亦称为缺血性心脏病。以发作性心前区疼痛或胸部不适、心悸为主要临床表现。根据冠状动脉病变的部位、程度的不同，可分无症状性心肌缺血、心绞痛、心肌梗死、缺血性心肌病、猝死等五型。常见致病因素有高血压、高脂血症、肥胖、吸烟、遗传、饮食不当等。

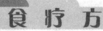
食疗方

灵芝三七粥

配方 灵芝 30 克，三七粉 4 克，大米 100 克。

制用法 先将灵芝放入砂锅中，加适量清水，微火煎熬 1 小时，取汁，加入大米煮粥，兑入三七粉，早、晚分服，每日 1 剂。

功效 益气活血，通脉止痛。治冠心病心绞痛。

生煸豆苗

配方 豌豆苗（净）500 克，白糖、精盐、味精、植物油、高汤等各适量。

制用法 鲜豌豆苗拣净、洗净，沥去水。用旺火热锅熬油，油起烟时下豆苗迅速煸炒，随即加入精盐、白糖、味精等调味料，并加入高汤，再炒匀即成。

功效 适用于冠心病。

肘子肉

配方 肘子肉 250 克，榨菜丝 25 克，味精适量。

制用法 肘子肉除掉皮及脂肪，用普通清汤制法煨制清汤，肉烂后用手撕碎，加入榨菜丝煮开，下些味精即可。

功效 补虚益气。适合心脏病病情稳定的患者服食。

灵芝鳓鱼

配方 鳓鱼适量，灵芝 30 克。

制用法 鳓鱼晒干，煅烧研成末；灵芝煮水。每次 3～6 克，每日 2 次，用灵芝水冲服。

功效 适用于冠心病心律失常、充血性心力衰竭。

赤豆山楂粥

配方 赤小豆 60 克，山楂 30 克，粳米 60 克，红糖适量。

制用法 按常法煮粥食用。每日 1 剂，连服 1 个月。

功效 清热利水，活血化瘀，通脉。用治冠心病。

三七炖金钱龟

配方 金钱龟 1 只（约 250 克），鸡肉 100 克，三七 3 克，生姜 4 片，精盐适量。

制用法 先将金钱龟活宰，去内脏，洗净，放入开水中余烫去血水；鸡肉洗净切块，放入开水中余烫去血水备用；再将金钱龟、鸡肉、三七、姜片同时放进小盆内，加清水适量，加盖密封，隔水大火煮沸后，小火炖 2 小时，汤成加精盐调味。每日 1 剂，分 2 次服用。

功效 补养心脾，活血安神。

中 药 方

Zhong Yao Fang

茵陈饮

配方　茵陈 30 克，山楂 20 克，生麦芽 15 克。

制用法　水煎。早、晚分服，每日 1 剂。

功效　治疗冠心病、高血脂等心脑血管疾病。

白茯苓散

配方　白茯苓、人参（去芦头）各 50 克，防风（去芦头）、远志（去心）、白术各 25 克，桂心、桔梗（去芦头）、枳壳（麸炒微黄，去瓤）、诃黎勒（煨，用皮）、半夏（汤洗七遍去滑，微炒）各 0.9 克，甘草（炙微赤，锉）0.3 克。

制用法　上药共研细末。每次 15 克，以水一中盏，加生姜半分，红枣 3 枚，煎至六分，去滓温服，不拘时。

功效　益气助阳，散寒止痛。适用于辅助治疗冠心病之胸胀闷疼痛、动则更甚、神倦怯寒等。

蜂蜜首乌丹参汤

配方　蜂蜜、首乌、丹参各 25 克。

制用法　先将 2 味中药水煎去渣取汁，再调入蜂蜜拌匀，每日 1 剂。

功效　益气补气，强心安神。治冠状动脉粥样硬化性心脏病。

丹参红花煎剂

配方　丹参 30 克，红花、川芎、赤芍、降香各 15 克。

制用法　水煎服。

功效　适用于冠心病、心绞痛。

香蕉茶

配方　香蕉 50 克，蜂蜜适量。

制用法　香蕉去皮研碎，加入等量的茶水中，加蜜调匀当茶饮。

功效　降压，润燥，滑肠。用治冠心病、高血压、动脉硬化及便秘等。

决明山楂饮

配方　菊花 5 克，生山楂 10 克，草决明 15 克。

制用法　菊花、生山楂、草决明洗净，同放入砂锅中煎煮 20 分钟，或者同放入保温瓶中，冲入沸水，闷泡 30 分钟。不拘时饮用。

功效　治目赤涩痛。适用于冠心病。

红参三七粉

配方　红参粉、三七粉各等量。

制用法　将两种药粉拌匀，每次服 1 克，每日 2 次，温开水送下。

功效　红参可补血、化瘀止痛，治冠

名医珍藏传世秘方

疗冠心病、心悸、气短及自汗、失眠多梦、腰腿酸软等症。本方适用于冠心病气阴两虚证者。

乳香红茶丸

配方 乳香、红茶各等份，鹿血适量。

制用法 乳香、茶叶共研细末，过筛，加鹿血和丸，如梧桐子大。或可将上2味药末，每取3克，以沸水冲泡，入鹿血服。每日2次，每次3克，开水送服或冲泡饮服。

功效 适用于冠心病、心绞痛。

Wai Yong Fang 外用方

分擦上胸部法

两手掌放松伸开，分别置于同侧上胸部，由上向两侧腋窝部斜行分擦，即双侧乳头至两侧锁骨下缘之间这一扇形区域。手掌要紧贴皮肤，力量和缓、均匀，分擦20次为佳。擦完后感觉上胸部皮肤微微发热即达到治疗目的。可调节心律，对房颤等心律失常有明显的改善作用，同时可扩张冠状动脉，增加心肌供血。

吸入疗法

配方 细辛末45克，肉桂粉30克，麝香1克，冰片2.4克。

制用法 上药研细末和匀，当心绞痛或心前区憋闷时取少许药末放入手心，轻轻吸入鼻中。

功效 温经通络止痛。治冠心病心绞痛。

日常调养

❶心绞痛发作时应立即卧床休息。服用缓解心绞痛的药物后，若有持续疼痛或服药不能缓解者，应立即到就近的医院急诊。

❷应重视精神、情志调养，避免精神刺激和过分的情绪激动。

❸生活有节，起居有时，避免过度疲劳，饮食多素少荤，勿过饱过饥，坚持适当的体育锻炼。

❹避免寒冷及烟酒的刺激，少饮浓茶、咖啡。

❺保持大便通畅，睡眠充足。

心律失常

正常情况下，心脏的激动起源于窦房结，按一定顺序，及时依次下传至心房、房室连接处、房室束、左右束支及蒲金野氏纤维和心室肌，使全心肌激动。当激动的产生或传导发生异常时，就使心脏活动的频率和节律发生紊乱，称为心律失常。心律失常按其发生原理可分为冲动起源异常和冲动传导异常两大类。冲动起源异常包括：窦性心律失常、异位心律。冲动传导异常包括：生理性、心脏传导阻滞、房室间传导途径异常。临床上，心律失常可按其发作时心率的快慢分为快速性和缓慢性两大类。心律失常可见于器质性心脏病患者（如风心病、高心病、冠心病、心肌病等），亦可见于无器质性心脏病患者。

食疗方

Shi Liao Fang

蛋黄油

配方 熟鸡蛋 3 个。

制用法 煮熟的鸡蛋剥去皮，取蛋黄放入铁锅内，以小火煎熬出蛋黄油即可。每日服 2 次，每次 1 小匙，连续服用。

功效 滋阴润燥，养血。适用于心律不齐。

酸枣仁猪心汤

配方 酸枣仁 15 克，猪心 1 个。

制用法 酸枣仁塞入猪心，砂锅煲之，吃心喝汤，每日 1 次。

功效 养心安神定悸。治窦性心动过速属心血虚者，症见心悸不宁、面色少华、健忘少寐、头晕目眩、舌质淡红、脉细弱而数。

猪脑炖枸杞

配方 猪脑 1 具，淮山 30 克，枸杞 20 克。

制用法 将淮山、枸杞用纱布包扎好，与猪脑加水共炖，将熟时下少许盐或调料食之。

功效 主要治疗心律失常阴虚火旺型，症见心悸、心烦少眠、头晕目眩、腰酸耳鸣、舌质红少苔、脉细数或促。

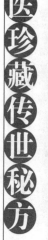

中药方

归脾汤

配方 高丽参、白术、土炒茯神、枣仁（炒）、龙眼肉各6克，晋黄芪（炙）1.5克，川当归（酒洗）、远志（去心）各3克，木香、炙甘草1.6克，姜1000克，大枣3枚去核。

制用法 水煎服。

功效 如果思虑过度，劳伤心脾，则不能生血，血少致健忘、怔忡、惊悸，此时，用归脾汤方，引血归脾自可痊愈。

山楂花叶饮

配方 山楂花、叶各5克。

制用法 沸水冲泡。代茶饮，7日为1个疗程，连服2个疗程。

功效 治心律失常。

白术佩兰煎剂

配方 藿香、佩兰、半夏、陈皮、桔梗各12克，苏梗、白芷、大腹皮各6克，茯苓、白术各15克，厚朴10克。

制用法 水煎服。

功效 治室上性心动过速。

灵芝末

配方 灵芝1个。

制用法 灵芝晒干研末，冲水服用，每次1~3克，每日2次。

功效 灵芝可益精气、强筋骨。适用于冠心病伴有心律失常者。

外用方

按揉内关穴法

当握拳手腕上抬时，就能在手臂中间看见两条筋，内关穴就在腕上2寸两筋之间。每天按揉2次，每次按揉2分钟。用指尖有节奏地进行按压，按摩以产生酸、麻、胀的感觉为最好。内关穴对心律失常有着很好的调节作用，平时既可以边走边按揉，也可以在工作之余进行按摩。每天花2分钟左右按揉，力量不宜太大，有酸胀感即可。

穴位敷贴方

配方 五味子5克，琥珀10克，三七15克，肉桂8克，冰片5克，食醋适量。

制用法 上药共研细末，混匀，密封备用。取药末，加冰片混匀，再加食醋及少量水调成糊状，分别敷于双侧涌泉穴、足三里穴、心俞穴。其上用纱布覆盖，胶布固定。每24小时换药1次，10日为1个疗程。

功效 温阳益气，活血化瘀。治阵发性房颤。

日常调养

❶轻度心律失常患者，一般可维持正常的工作和生活，但应注意劳逸结合，避免劳累及感染。重度者须卧床休息，饮食不宜过饱，大便保持通畅。

❷发病时精神不要紧张，要针对病因，积极治疗。注意观察病情及用药后的不良反应，若有特殊情况需及时与医生取得联系。

心　悸

·病·情·介·绍·

心悸是指患者自觉心中悸动，甚至不能自主的一类症状。发病时，患者自觉心跳快而强，并伴有心前区不适感，属祖国医学"惊悸"和"怔忡"的范畴，其重症为怔忡。多因气血虚弱、痰饮内停、气滞血瘀等所致。本病症可见于多种疾病过程中，多与失眠、健忘、眩晕、耳鸣等并存，凡各种原因引起的心脏搏动频率、节律发生异常，均可导致心悸。

食疗方
Shi Liao Fang

猪心大枣汤

配方 猪心1个，大枣15克。

制用法 猪心带血破开，放入大枣，置碗内加水，蒸熟食之。

功效 适用于心悸血虚证。

生姜红糖粥

配方 鲜生姜10克，粳米或糯米100克，红糖适量。

制用法 鲜生姜切成小片或细粒；粳米或糯米加水如常法煮粥。或加大枣

5 枚亦可。粥熟后加红糖调服。

功效 散寒解表。适用于胸闷心悸。

莲子桃仁汤

配方 莲子 20 颗，桂圆肉 10 颗，桃仁 30 颗，酸枣仁 12 克，白糖适量。

制用法 将所有材料加白糖同煮。

功效 酸枣仁具有补肝、宁心、敛汗、生津的功效。本方用于虚烦不眠、惊悸多梦、体虚多汗等症。适用于心脏病患者伴有心悸怔忡、神志不安、烦躁、无端忧虑或紧张等。

中药方

茯神远志煎剂

配方 菖蒲 3 克，远志 6 克，茯神 9 克。

制用法 水煎服。

功效 适用于心悸心血不足证。

二参茵陈煎剂

配方 川芎、黄芪、山楂各 20 克，苦参 30 克，茵陈 25 克，桑寄生、半夏各 10 克，丹参 30 克，炒枣仁 15 克。

制用法 加水煎服，每日 1 剂，早晚服。

功效 适用于室性早搏所致的心悸。

马兰莲子汤

配方 马兰头、白茅根、莲子各 15 克，红枣 3 枚。

制用法 马兰头、白茅根择去杂质，分别用水洗净，同放入锅，加入适量水，煎煮 1 小时，去渣；莲子去心，同红枣一起放入药液中，再次调整水量，再煮 2 小时，即可食用。

功效 马兰头清热凉血，白茅根凉血止血，莲子、红枣补脾。本方可祛邪扶正并举，以达到止血清热的功效。

龙眼枸杞煎饼

配方 龙眼肉 50 克，枸杞子 24 克，桑葚 18 克，白糖适量。

制用法 以上 3 药水煎，再加入白糖服用，每日 2 次。

功效 补心脾。适用于心悸怔忡。

外 用 方
Wai Yong Fang

松叶洗浴片

配方 取新鲜的松叶适量。

制用法 松叶切成约2厘米长的小段，装入小布袋里，洗澡的时候将松叶袋放入浴缸中。

功效 不仅可以促进血液循环，更重要的是可以起到预防心脏疾病的作用，对因心脏功能不良而引起的心悸、气短等症状可进行有效缓解。

日常调养

❶饮食需清淡、柔软、易消化。应予充足蛋白质、维生素及无机盐。应按辨证而用膳，分别给予具有益气、养血、补阴、补阳、化痰、逐饮、泻火、行气、活血、温阳等作用之饮食，如红枣、莲子、龙眼、百合、猪心、生姜、葱、苦瓜等。应据原发病宜食之物而供给饮食。

❷适当控制热量摄入。按原发病的禁食原则限制脂肪、食盐等摄入量。按病情轻重而给予流质、半流质、软食甚至普食。不可暴饮暴食、过饥过饱。禁烟酒。不宜饮咖啡、浓茶。忌食肥腻及辛辣等强刺激饮食。

胆囊炎

●病●情●介●绍

　　胆囊炎是细菌性感染或化学性刺激（胆汁成分改变）引起的胆囊炎性病变。本病多见于35～45岁的中年人，女性发病较男性为多，尤多见于肥胖且多次妊娠的妇女。急性发作时，表现为急性腹痛，慢性炎症患者，除偶有上腹不适及消化不良外，症状不明显。急性发作后，加重了胆囊的慢性炎症病变，而慢性胆囊炎使胆囊的排空功能受到影响，又容易导致急性发作。90%以上的胆囊炎继发于胆囊结石，少数胆囊炎无结石存在，称之为非结石性胆囊炎。单纯性胆囊炎治疗并不困难，预后良好，但如果发展为坏疽性胆囊炎

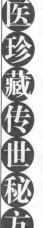

或合并胆总管感染，特别是老年患者，则有一定的死亡危险。本病属中医"胁痛"、"痞胀"、"黄疸"等病范畴。

食疗方

蛋奶黄瓜

配方 黄瓜 500 克，牛奶 250 毫升，鸡蛋 3 个，食用油、精盐各适量。

制用法 黄瓜洗净，切片；牛奶与鸡蛋清搅匀备用；植物油烧热后，倒入黄瓜片，炒至八成熟，盛起。另起油锅，边搅边下蛋清牛奶，炒至半熟，倒入黄瓜片炒熟，加精盐调味食用。

功效 适用于胆囊炎。

参芪枣肉粥

配方 党参 15 克，黄芪 10 克，大枣 20 枚，猪肉末 50 克，粳米 120 克。

制用法 党参、黄芪水煎 1 小时，去渣，加入大枣、猪肉末、粳米煮粥食用。每日 2 次分服，每日 1 剂。

功效 补中益气，滋阴养血。治慢性胆囊炎。

蒲公英粳米粥

配方 蒲公英 30 克（鲜品 60 克），粳米 100 克，白糖适量。

制用法 蒲公英洗净，加水煎汤。将粳米淘净，加入药汁，用文火煮成稀粥，加适量白糖调味即可，每日早餐食用。

功效 利胆。适用于慢性胆囊炎、结石。

归芍螺肉汤

配方 田螺 150 克取肉，当归 20 克，赤芍 15 克，橘皮 10 克，黄酒、姜片、精盐、味精、麻油各适量。

制用法 上料分别洗净，水煎 2 次，每次用水 250 毫升，煎半小时，2 次混合，去渣，然后放入螺肉、黄酒、姜片和精盐，继续煮至熟透，下味精，淋麻油。分 2 次趁热食螺肉喝汤。

功效 适用于慢性胆囊炎、胃脘疼痛。

金银花炖瘦肉

配方 金钱草 80 克（鲜品 200 克），金银花 60 克（鲜品 150 克），猪瘦肉 600 克，黄酒 20 克。

制用法 所有材料洗净，将金钱草与金银花用纱布包好，同猪肉加水浸没，大火烧沸加黄酒，小火炖 2 小时，取出药包。饮汤食肉，每次 1 小碗，日服 2 次。过夜煮沸，3 日内服完。

功效 金钱草可清热利胆、利尿通淋。本方适用于胆囊炎。

中药方

利胆灵

配方 柴胡、虎杖各 15 克，大黄、郁金各 12 克，蒲公英、金钱草各 20 克。

制用法 水煎服，每日 1 剂。

功效 清热利胆。治胆囊炎属肝胆湿热者，症见右胁疼痛，恶心呕吐，发热，口干，尿黄，便结。

槟榔陈皮

配方 陈皮 20 克，槟榔 200 克，丁香、豆蔻、砂仁各 10 克。

制用法 诸药洗净，放入锅中。加清水适量，武火煮沸后，转文火慢煮；煮至药液干后，停火候冷。待药液冷后，将槟榔取出，用刀剁为黄豆大小

的碎块备用。饭后含服少许。

功效 适用于胆囊炎。

黄白汤

配方 大黄 45 克，白芍 60 克。

制用法 加水煎，去渣。频服，以缓泻为度，每日 2 次。孕妇慎用。

功效 适用于急性胆囊炎。

玉米须茵陈煎剂

配方 玉米须 63 克，茵陈 31 克，山栀子、广郁金各 16 克。

制用法 水煎，去渣，每日 2～3 次。

功效 降低血脂、胆固醇和血糖含量，除能治愈胆囊炎外，对胆结石、糖尿病或黄疸型肝炎都有效果。

外用方

按揉脾腧穴方

按揉脾腧穴（位于背部，第十一胸椎棘突下旁开 1.5 寸处）、肝腧穴（位于背部，第九胸椎棘突下旁开 1.5 寸处）、胆囊穴（位于小腿外侧，腓骨小头前下方凹陷处直下 1～2 寸间，压痛明显处）、足三里穴（位于小腿前外侧，外膝眼下 3 寸处），每次 30～60 分钟，每日 2 次。

摩腹疗法

用手掌在脐的周围做顺时针推摩 20～30 次。以拇指或中指指尖按揉章门穴（位于屈肘合腋，肘尖尽处）、梁门穴（位于脐上 4 寸，旁开 2 寸处）、期门穴（位于乳头下方的第 6 肋间隙）各 1 分钟。用双手掌根部自剑突至小腹部自上而下推 20～30 次。

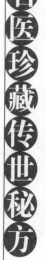

名医珍藏传世秘方

日常调养

❶饮食宜清淡、易消化，忌暴饮暴食。

❷严格控制脂肪、胆固醇、蛋白质的摄入，忌食动物内脏及鱼卵、蛋黄等，宜食用海鱼、瘦肉、蛋清、脱脂奶等。

❸勿酗酒、贪凉。

❹肥胖和超重患者应减轻体重至理想标准［注：标准体重（千克）＝身高（厘米）－105］。

胆石症

●病●情●介●绍

　　胆石症是指胆囊或肝内外胆管任何部位发生结石的一种疾病。胆石形成与代谢紊乱、胆汁郁滞引致胆汁成分异常和胆道系统感染有关。胆石按成分可分为纯胆固醇、胆色素钙盐及混合性三类，我国以胆色素结石最多见。可呈单个、多个或泥沙样。常伴有胆囊炎及胆管炎，二者互为因果。平时无症状，病发时突然发生剧烈右上腹阵发性绞痛，称为胆绞痛。有时可伴有黄疸和发热。中医认为，本病由肝胆气滞、湿热瘀积所致。采用以清热利湿、行气止痛、利胆排石的中草药为主的中西医结合治疗，如屡有发作，须用手术治疗。

Shi Liao Fang 食疗方

鲜萝卜汁

配方 鲜萝卜250克，蜂蜜或白糖适量。

制用法 鲜萝卜洗净，切碎略捣，绞取汁液即成，加适量蜂蜜或白糖调服。每次服2汤匙，每日2～3次，冷服。

功效 消食下气。适用于胆石症。

佛手郁金粥

配方 佛手、郁金各15克，粳米60克。

制用法 佛手、郁金用纱布包裹，与粳米一起放入锅内，加清水适量，武火煮沸后，文火煮成粥即可。

功 效 疏肝解郁。治胆囊炎、胆石症。

猪蹄汤

配 方 猪蹄 1 个，植物油、精盐、酱油、醋各适量。

制用法 猪蹄整理干净，加适量植物油、精盐、酱油、醋，煮汤至猪蹄熟烂后即成。佐餐食用。

功 效 疏肝利胆，排石化石。

三仙粥

配 方 淮山药、莲子肉、薏苡仁各 50 克，白糖适量。

制用法 3 味加水煮烂熟，加适量白糖，每日分 2~3 次服食，连食数周。

功 效 适用于少气乏力、便溏属脾胃虚弱之慢性胆囊炎、胆石病缓解期。

中 药 方

Zhong Yao Fang

三金汤

配 方 金钱草、海金沙、鸡内金各 15 克，柴胡、枳实、半夏、大黄、白芍各 10 克，甘草 5 克。

制用法 上药加水煎沸 15 分钟，滤过药液，再加水煎 20 分钟，去渣，2 煎所得药液兑匀。分服，每日 1~2 剂。孕妇慎用。

功 效 适用于胆石症、肝胆湿热、往来寒热、胸胁苦满、厌食油腻、尿黄。

化石散

配 方 芒硝 60 克，明矾 30 克。

制用法 上药共为细末，每服 1~3 克，开水送服，每日 2 次，3 个月为 1 个疗程。

功 效 泻下化石。治胆结石。

钱草茵陈方

配 方 金钱草、茵陈、使君子各 30 克，黄芩 15 克，丹参 12 克，枳壳、木香、大黄（后下）、栀子各 10 克，赤芍 6 克。

制用法 上药加水煎服，每日 1 剂。[严重感染者加乌梅 5 枚，槟榔 15 克。]

功 效 用本方为主配合西药治疗胆石症急性发作。

鸡内金米

配 方 鸡内金 30 克，滑石 20 克，元明粉 10 克。

制用法 上药共研细末，分装 30 包，早、晚各 1 包，15 天为 1 个疗程。

功 效 适用于泥沙型胆结石。

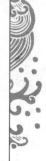

外 用 方

胆囊外敷方

配方 山栀粉、大黄粉各 10 克，75% 酒精适量。

制用法 上药加适量蓖麻子油或液体石蜡，再加数滴 75% 酒精调成糊状敷胆囊区（右上腹压痛点），纱布覆盖，胶布固定，每日换药 1 次。

功效 清热解毒，活血止痛。治胆石症、胆囊炎。

日常调养

①积极治疗胆囊、胆道的炎症及胆道蛔虫病等疾患。

②进行适当的体育锻炼，限制体重过多增加。

③某些疾病，如糖尿病、肾炎、甲状腺功能低下等，容易并发胆结石并使之加重，需要积极地进行治疗。

④长期服用某些药物，如烟酸、安妥明等，常会增加胆结石的发生率，因而不可滥用前述药物。

⑤生活要有规律，吃好早饭，如晚餐过早，临睡前可吃少量的食品。

⑥疼痛发作频繁，高烧持续不退，应及时送医院治疗。

脂肪肝

病·情·介·绍

脂肪肝是指肝细胞内脂肪超正常量引起过多堆积的一种疾病。长期过度饮酒，过食高脂、高糖饮食，营养不良、内分泌紊乱、新陈代谢失调等是导致脂肪肝的主要因素，如药物、缺氧、遗传、消化系统炎症与功能紊乱等也能促使脂肪肝的形成。脂肪肝有轻、中、重之分，肝含脂量占肝重 5%～10% 者为轻度脂肪肝，占 10%～15% 者为中度脂肪肝，达 25% 以上者为重度脂肪肝。部分中度脂肪肝和重度脂肪肝可有疲乏、食后脘腹作胀、食欲不振，或恶心、呕吐、肝区不舒，或右上腹疼痛、腹胀等症状。日久则可见体重减轻、肝脏明显肿大，严重者还可有导致肝硬化甚至肝癌的危险。

SHI LIAO FANG
食疗方

冬瓜山药粥

配方 羊肉 50 克，粳米、冬瓜、山药各 100 克，姜丝、精盐各适量。

制用法 粳米加清水 1000 毫升，大火烧开，再将羊肉洗净剁茸，冬瓜、山药去皮，切成小丁，和姜丝、精盐一起放入，小火慢熬至冬瓜、山药酥烂粥成。分 2 ~ 3 次空腹服。

功效 适用于脂肪肝。

海带煲猪脊骨

配方 海带 50 克，鲜猪脊骨 300 克，精盐适量。

制用法 猪脊骨洗净砸开，海带用温水泡涨后切成丝同脊骨一起放入砂锅炖至骨肉分离，加精盐调味食用，每周吃 1 ~ 2 次即可。

功效 化痰降气，利水散结。可防治脂肪肝。

芹菜黄豆汤

配方 鲜芹菜 100 克（洗净切成小段），黄豆 20 克（用水泡涨）。

制用法 锅内加水适量煮黄豆，黄豆煮熟后再加入芹菜段煮片刻，即可食用。

每日 1 次，连服 3 个月。

功效 芹菜能平肝火、清血热、补肝益肾，可为脂肪肝的食疗方。

金钱草砂仁鱼

配方 金钱草、车前草各 60 克，砂仁 10 克，鲤鱼 1 条，精盐、姜各适量。

制用法 鲤鱼去鳞、鳃及内脏，同其他 3 味加水同煮，鱼熟后加精盐、姜调味。佐餐食用。

功效 养阴润燥，去脂，降压。

海米香干

配方 海米 30 克，干发菜 50 克，香豆腐干 3 块，黄酒、食用油、蒜蓉、生姜末、葱、味精、精盐各适量。

制用法 发菜洗净，加水煮沸 2 分钟捞起沥干；海米加黄酒、水浸发；香豆腐干用沸水烫后切丝。把油烧热，爆香蒜蓉、葱、生姜末，放入海米，烹上黄酒，加水煮沸 5 分钟，倾入发菜、干丝，小火焖煮 10 分钟，调入味精、精盐，勾玻璃芡。佐餐食用。

功效 祛浊化脂。适用于高脂血症。

名医珍藏传世秘方

中药方

当归郁金楂橘饮

配方 红花10克，山楂50克，当归、郁金各35克，橘皮12克。

制用法 上药以水煎煮，取药汁。每日1剂，分2次服用。

功效 降脂解毒。对脂肪肝有一定疗效。

夏枯草荷叶饮

配方 夏枯草21克，荷叶12克（或鲜荷叶半张）。

制用法 夏枯草、荷叶洗净后加适量水。置火上煎煮，2沸后去渣取汁。代茶频饮。

功效 祛浊化脂。对脂肪肝有益。

祛浊化脂茶

配方 茵陈、葛根、丹参、生山楂各15克，黄芩10克。

制用法 上药水煎，代茶饮，每日1剂。

功效 祛浊化脂。治脂肪肝、高脂血症、肥胖症。

山楂黄芪汤

配方 焦山楂、生黄芪各15克，荷叶8克，生大黄5克，生姜2片，甘草3克。

制用法 上药洗净后置锅中共煎汤。代茶随饮，或每日3次。

功效 消食祛脂。适用于脂肪肝。

外用方

桑葚敷穴方

配方 桑葚1粒。

制用法 桑葚捣烂，贴在双足的太冲穴处，用纱布和胶布敷盖固定。每晚睡前贴上，早晨起床后取下。

功效 滋补肝肾，降脂。治脂肪肝。

灸足三里穴

足三里穴位于膝盖骨外侧下方凹陷处往下约4指宽处。将艾条的一端点燃后，对准足三里穴熏灸10～15分钟。艾条距离皮肤2～3厘米，局部有温热感不灼痛为宜。也可用艾炷隔姜片、蒜片灸，每日1次。灸完将艾条拿开。本法可缓解脂肪肝引起的不适症状。

日常调养

❶调整饮食被认为是治疗大多数慢性脂肪肝的基本方法，也是预防和控制脂肪肝发展的重要措施。瘦肉、鱼类、蛋清及新鲜蔬菜等富含亲脂性物质的膳食，有助于促进肝内脂肪消退，高纤维类的药物有助于增加饱腹感及控制血糖和血脂，对于营养过剩性脂肪肝尤其重要。需要注意的是，脂肪肝患者饮食中仍要有适量的脂肪，并注意适当控制糖类的摄入。

❷脂肪肝患者即使没有症状，肝功能完全正常，也需接受治疗，但治疗未必是需要服用各种中西药物，有时单靠调整饮食、增加运动以及戒除不良嗜好即可有效防治肥胖、高脂血症和酒精中毒及其相关的脂肪肝。

肝硬化

●病●情●介●绍●

肝硬化是肝脏受各种因素损害后发生的慢性、进行性病变。其病因可分为病毒性、酒精性、胆汁性、营养性、代谢障碍性、药物性、血吸虫性、心源性和原因不明性。我国以病毒性肝变所致的肝硬化最为常见。临床上肝硬化主要表现为乏力、食欲减退、腹胀不适、恶心、上腹隐痛、肝肿大、肝功能异常，严重者还常有黄疸、胸水、腹水、脾肿大、腹壁静脉曲张和出血倾向等。

Shi Liao Fang 食疗方

虫草炖甲鱼

配方 甲鱼1只（重约500克），冬虫夏草10克，鸡脯肉100克，红枣5枚，姜片、黄酒、精盐各适量。

制用法 甲鱼洗净，切成小块，鸡脯肉切片，冬虫夏草、红枣分别洗净，同放于砂锅中，加水600毫升，大火烧开后，撇去浮沫，转用小火炖至甲鱼酥烂。分1~2次趁热食肉喝汤。

功效 适用于肝硬化肝肾阴虚、形体消瘦、午后潮热、盗汗。

泥鳅冬瓜皮汤

配方 活泥鳅200克，冬瓜皮50克，半边莲50克，精盐、味精、葱花各适量。

制用法 活泥鳅用清水养2~3日，让其排尽腹中泥沙，冬瓜皮洗净，与半边莲一同用冷水煮，煮到用筷子夹住泥鳅头部轻轻一抖，泥鳅能骨肉分离即可，去骨，酌加调味品如精盐、味精、葱花等，内服。

功效 补中益气，清热利尿。治肝硬化腹水。

鲫鱼冬瓜汤

配方 活鲫鱼1尾，冬瓜1个，赤小豆31克，姜、葱、黄酒各适量。

制用法 鲫鱼去肠不去鳞。冬瓜切开一头，去内瓤及子，将鲫鱼放入，略

加姜、葱、黄酒，再加入赤小豆，用切开之盖盖好，以竹签钉牢，放入砂锅，加水，炖3~5小时，喝汤，吃鱼及瓜，最好淡吃，每日1剂，连吃或隔日吃1剂，7剂为1疗程。

功效 利水消肿。适用于肝硬化。

鳗鱼末

配方 海鳗鱼脑、卵及脊髓适量。

制用法 海鳗鱼卵、脑及脊髓焙干研末。每次3~6克，温开水冲服。

功效 滋补强壮。辅助治疗肝硬化及脂肪肝。

鲫鱼赤小豆粥

配方 鲫鱼（或鲤鱼）1尾（约500克），赤小豆500克。

制用法 鲫鱼去鳞及内脏，同赤小豆加水共煮至烂熟，不加任何调料。每晨服用，只趁热饮汤，不吃鱼、豆，连续服饮。

功效 利水消肿。用治肝硬化腹水，久服排尿量明显增加。

中药方
Zhong Yao Fang

冬虫夏草

配方 冬虫夏草适量。

制用法 上药焙干研成细末，装入胶囊。每日6~9克，分3次口服，连服3个月。

功效 补肾益精。治肝炎后肝硬化。

硝石皂矾丸

配方 硝石、皂矾（用瓦煅烧）各等份。

制用法 上药共研末。精面粉加适量水煮成糊状，合药末为丸，每丸重9克，晾干备用。每服1丸，每日2次。湿热重者加茵陈30克；腹胀、尿少者加白茅根30克；病久体虚加黄芪30克，红枣15枚。上述煎汤送服药丸，每次服药均配以三七粉（冲服）1.5～2克。

功效 适用于肝硬化。

白术腹皮汤

配方 太子参、黄芪、车前子（包煎）、怀山、丹参、大腹皮各30克，白术、猪苓、茯苓、白芍、泽泻、薏仁各15克，醋柴胡10克，肉桂5克，姜黄连、甘草各3克。

制用法 上药以水煎煮，取药汁。每日1剂，分2次服用。

功效 益气健脾，疏肝解郁，行气活血。适用于慢性乙型肝炎肝硬化腹水者。

穿山甲末

配方 穿山甲150克。

制用法 上药炙酥研末。每次服7.5克，日服2次，白开水送服。有腹水者煎服鲜白桃花（或红桃花）25克，为1次量。

功效 适用于肝硬化。

二地归参汤

配方 生地黄、熟地黄、全当归、谷麦芽各12克，太子参20克，丹参、鸡血藤、茯苓、制首乌、黄精、白芍各5克，赤芍、泽兰叶、陈皮各10克。

制用法 上药以水煎煮，取药汁。每日1剂，分2次服用。

功效 益气养血，养肝柔肝，活血通络。适用于慢性乙型肝炎转为肝硬化者。

海带荔枝核

配方 海带25克，荔枝核、小茴香、青皮各15克。

制用法 上药加水共煮。每日服饮1次。

功效 消积，软坚。适用于肝脾肿大。

平地木汤

配方 平地木（全草）30克。

制用法 每日1剂，煎汤代茶，连服10天。

功效 平地木主治肝硬化患者的肝肿大。此药即紫金牛科的紫金牛（又有一种朱砂根，亦名平地木，系同科植物）。其根皮破血，浸酒内服，治跌打损伤、睾丸肿痛。其茎叶有强壮作用，主治肺结核、咯血。

外用方

干姜末湿敷方

配方 干姜适量。

制用法 干姜研末，装布袋，加水浓煎，用厚毛巾2个，浸其煎汤交替湿敷肝脏部位，湿敷到皮肤发赤，每日湿敷多次。

功效 肝硬化初期仅用此方可获大效。

桂椒粉贴方

配方 肉桂末、辣椒粉各6克，食醋适量。

制用法 用食醋将药末混合调匀，捏成三块小饼。分别外敷于神阙穴（脐窝处）和双侧曲泉穴（位于膝部内侧膝横纹凹陷处），外以胶布或伤湿膏粘贴固定。每日更换药饼1次。一般敷药3次后即可见效。

功效 温通气血，除滞利水。肝硬化腹水多为肝气郁滞，脾失健运，肾气不足，痰水凝固而致。此方有一定的消除腹水作用。

日常调养

❶早期肝硬化患者可适当减少体力活动，晚期肝功能不良并伴有并发症的患者应以卧床休息为主。注意劳逸结合，适当休息是保护肝脏的重要措施之一。经常沐浴换衣，每晚热水洗足以促进睡眠。

❷宜给予高热量、高蛋白、适量脂肪、丰富维生素饮食。宜选择易消化的动物蛋白质如猪瘦肉、禽类肉、鱼、虾、牛奶等，以及植物蛋白质如豆制品、豆类等。晚期出现肝昏迷时，则应严格限制进食蛋白质。

❸肝硬化并发食管和胃底静脉曲张的患者，在出血时应禁食。出血停止后可给予清淡流质饮食。随着病情稳定可改少渣饮食，禁食硬的带碎骨的禽类和肉类以及带刺的鱼，防止因饮食不慎而引起消化道出血。兼有腹水或水肿的患者，应限制食盐及其他含钠多的食物摄入。

名医珍藏传世秘方

肝 炎

■·病·情·介·绍·■

肝炎是肝脏的炎症。引发肝炎的原因不同，最常见的是由病毒造成的，由病毒造成的肝炎按照其病毒系列不同分为甲、乙、丙、丁、戊和庚共六种类型病毒性肝炎；此外还有自身免疫造成。肝炎的早期症状及表现，如食欲减退、消化功能差、进食后腹胀、没有饥饿感；厌吃油腻食物，如进食便会引起恶心、呕吐，活动后易感疲倦。

Shi Liao Fang

食疗方

山药枸杞甲鱼汤

配方 山药、枸杞子各50克，女贞子、熟地各15克，陈皮10克，甲鱼1只，精盐、味精各适量。

制用法 甲鱼去头杂，切块，洗净，与诸药加水同炖至甲鱼熟后，加精盐、味精调服。佐餐服食。

功效 补脾养胃，生津益肺，清热散结。适用于肝硬化、肝炎胁痛隐隐、口干、味觉减退、眼目干涩、手脚心热患者。

鸡骨草蜜枣瘦肉汤

配方 鸡骨草30克，蜜枣8枚，猪瘦肉100克，精盐适量。

制用法 鸡骨草洗净，瘦肉切成小块，与蜜枣一同入锅内，加水适量，武火煮沸后用文火煮至熟烂，加精盐调味即成。饮汤吃肉，每日1剂，须连服数日。

功效 清热利湿，和胃健脾。治肝炎黄疸退而未尽、口苦口腻、胁肋胀痛、食欲不振、身困乏力等。

枣仁绿豆蒸藕

配方 酸枣仁50克，绿豆200克，连节大藕4节（约500克）。

制用法 以水浸泡绿豆、酸枣仁半小时，处理干净备用。再将藕一端切断后把绿豆、酸枣仁装入藕孔中，待装满后，可将切断之藕盖于原处，用竹签插住固定，放入大铝锅中加冷水上火煮，直至藕烂熟即成。适量食藕饮汤。每日 2 ~ 3 次，可连服 7 ~ 10 日。

功效 适用于肝炎早期。

红枣花生汤

配方 大红枣、花生仁、冰糖各 50 克。

制用法 加水煮花生仁，后下红枣、冰糖。每日睡前 1 剂，连续食饮 1 个月。

功效 对于急慢性肝炎和肝硬化血清转氨酶较高者有效。

中药方

栀子根汤

配方 栀子根 60 克，白花蛇舌草 30 克，郁金 10 克。

制用法 水煎服，每日 1 剂。

功效 清热利湿。治病毒性肝炎黄疸型。

茵陈舌草汤

配方 茵陈 30 克，白花蛇舌草 30 克，黄连 6 克。

制用法 每日 1 剂，用冷水煎 2 次，分 4 次服。

功效 适用于急性黄疸甲型肝炎。

复康丸

配方 紫河车 30 克，柴胡、鳖甲、紫草、黄精、黄芪各 10 克，大黄、姜黄、人参、冬虫夏草、三七、甘草各 6 克。

制用法 将上药共研细末，炼蜜为丸，每丸重 9 克。每日 2 次，每次 2 丸。1

个月为 1 个疗程，3 个疗程即可见效。

功效 滋补肝肾，软坚散结。适用于慢性病毒性肝炎（包括甲肝或乙型肝炎）。

白丁香

配方 白丁香（即雄雀屎）。

制用法 温开水化服。据《食物疗法精萃》介绍，雄雀屎一名白丁香，一端细尖，一端圆尖，雌雀屎两端均圆。雄雀屎性苦温有小毒，适于目痛。陈藏器说："急黄欲死者，汤化服之立苏。"近人以本品治疗黄疸颇有效验。

功效 清热解毒。适用于黄疸。

健脾理肝丸

配方 柴胡、枳壳、川楝子、延胡索、党参、茯苓、槟榔、沉香、郁金、木香、厚朴、白术、三棱、莪术、内金各 10 克，丹参 15 克，白芍 20 克，炒乳香、炒没药、炒皂矾各 5 克。

制用法 上药共为细面，炼蜜为丸，每丸重6克，每日2次，每次在饭后服1丸。

功效 疏肝健脾，活血化瘀。适用于慢性肝炎。

清肝解毒饮

配方 鲜白马骨、虎刺各12克，鲜白茅根24克，鲜马兰、石见穿、丹参、豨莶草、白僵蚕、郁金、桃仁、当归、白术各9克，鲜虎杖、白花蛇舌草、黄芪各16克，柴胡、生甘草、炙蜂房、蝉蜕各6克。

制用法 上药以水煎煮，取药汁。每日1剂，分3次服用，30天为1个疗程。

功效 清热解毒，疏肝解郁，益气活血，健脾扶正。适用于防治慢性病毒性肝炎。

外用方
Wai Yong Fang

鸡苦胆五味子熨脐方

配方 鸡苦胆汁5毫升，五味子5克。

制用法 五味子研细末，与鸡苦胆汁调成糊状，敷肚脐，外用塑料纸和绷带固定，外加热水袋，早、中、晚3次温熨，各约50分钟，3日换药1次，1个月为1个疗程。

功效 退黄。治慢性乙型肝炎活动期。

瓜蒂秦艽膏

配方 瓜蒂、秦艽各100克，青黛、紫草、黄芩、丹参各30克，铜绿15克，冰片6克，醋适量。

制用法 上药共研成细末，装瓶备用。每次取1.5克，加适量醋调成膏，贴敷神阙穴，外盖纱布，再用胶布固定。每日或隔日换药1次。

日常调养

❶饮食宜清淡，多食用黄绿色蔬菜和水果；少吃发酵过的食物，如豆腐乳、酒酿等；忌食油腻、辛辣、煎炸、烧烤类食物。

❷保持心情舒畅，戒烟酒，不熬夜。

水 肿

病·情·介·绍

体内水液潴留，泛滥肌肤，引起眼睑、头面、四肢、腹背、阴囊甚至全身浮肿者，称为水肿。严重者可伴有胸、腹腔积水，甚至危及生命。现代医学中的心肝肾病变、急慢性肾小球肾炎、肾病综合征、充血性心力衰竭、营养不良、妊娠中毒症及某些内分泌失调等疾病所出现的水肿，均属本证范畴。

Shi Liao Fang 食疗方

鲜鲤鱼汤

配方 鲜鲤鱼1条（250克），茶叶、桑白皮各30克，葱白8根。

制用法 鲜鲤鱼刮鳞去肠杂，共煎煮。饮汤汁食鱼肉。

功效 适用于风水水肿。

清炖鹌鹑

配方 鹌鹑2只（去毛及内脏），酒少量。

制用法 鹌鹑用酒炖食。每日1次，连用7日。

功效 补中益气，利水消肿。主治肾源性水肿。

猪肚麦芒汤

配方 猪肚1个，大麦芒120克，红糖50克。

制用法 猪肚洗净，大麦芒用纱布包扎紧，连同红糖共放入砂锅内，加水煎汤，去渣。喝汤食猪肚，每日2次。

功效 利尿，除胀满。

花生鲫鱼汤

配方 花生60克，鲫鱼300克，精盐、料酒各适量。

制用法 鲫鱼宰杀，去鳞、鳃、内脏，洗净后与花生一同入锅，加水煮熟，调入精盐、料酒即成。每日1剂。

功效 健脾益气，利水消肿。用治脾阳不振型水肿。

冬瓜薏米粥

配方 冬瓜200克，薏米60克，白糖30克。

制用法 薏米加水煮粥，将熟时加入冬瓜块，再煮至粥熟，加入白糖即成。每日1剂。

功效 健脾祛湿，利水消肿。用治水湿壅滞型水肿，症见遍身浮肿，润泽光亮，胸腹痞闷，烦热，小便短赤，大便干结，苔黄腻，脉沉数。

蚕豆炖牛肉

配方 鲜蚕豆（或水发干蚕豆）250克，精牛肉500克，葱、姜、精盐各少许。

制用法 牛肉切成约2.5厘米长、2厘米厚的块，牛肉放入砂锅内，加精盐、葱、姜和适量清水，用武火烧沸，转用文火炖熬至牛肉六成熟时，加入蚕豆，继续炖熬至熟即成。

功效 有健脾利湿作用。主治虚弱、水肿等症。

中药方

Zhong Yao Fang

葶苈子丸

配方 葶苈子30克。

制用法 上药研为末，枣肉和丸梧桐子大。每服15克，桑白皮汤送服，每日3次。

功效 适用于心力衰竭、慢性肾炎水肿。

蝼蛄散

配方 蝼蛄适量。

制用法 蝼蛄去头、足、翼，文火焙干，研细末。每服2克，每日2次，开水送下。

功效 利尿消肿。治慢性肾炎水肿。本品对各种水肿（营养性、心脏性、肝脏性、肾脏性、脚气性及其他疾病引起的水肿）均有效果。

消肿方

配方 枳壳、陈皮各7克，厚朴、大腹皮各5克，白芥子4克，茯苓、泽泻各10克，莱菔子3克。

制用法 上药以水煎服。每日1剂，分2次服。

功效 理气宽中，消食导滞。适用于全身水肿。

玉米须

配方 玉米须1000克，白糖500克。

制用法 玉米须洗净，水煎1小时后去渣，再用文火煎至浓稠时，离火冷却，加入白糖拌匀，晒干压碎备用。每服10克，每日3次，开水冲服。

功效 利尿消肿。用治心脏性水肿。

干姜大戟汤

配方 干姜、大戟各3克，生姜10克。

制用法 前2味共研细末，以生姜汤送服，每日1次。

功效 通利大小便。

黄芪党参煎剂

配方 生黄芪、党参各15克，白术、茯苓、泽泻、白芍、阿胶、防己、木香各10克，当归12克，陈皮5克。

制用法 水煎服。随证加减。

功效 适用于妇女特发性水肿。

Wai Yong Fang 外用方

大葱消肿方

配方 葱叶、葱茎各200克。

制用法 水煎后倒入盆中，将水肿的双脚浸泡于温热的药液中，每日3～5次，每日1剂。

功效 通阳利水。治慢性肾炎引起的下肢水肿。

日常调养

①居室环境要求卫生、通风、冷暖适宜，且要有充足的阳光。

②限制钠盐摄入，避免辛辣刺激食物，以免伤脾，食物宜软而容易消化。饮水量根据尿量多少而定，尿量少，饮水量亦应相应减少。

③应根据病因决定给予营养素，肾功能减退不明显者，可多给含蛋白质较多的食物，如鱼、蛋类；肾功能差者，宜多给糖类及脂肪。虚证水肿患者宜食补养之品，如鱼、鸡等。注意皮肤护理，床单清洁、平整、干燥。水肿液外渗局部用无菌巾（或干净毛巾）包裹，防止继发感染。

肾 炎

●病•情•介•绍●

急性肾小球肾炎简称急性肾炎，是由免疫反应而引起的弥漫性肾小球损害。临床表现为血尿蛋白、水肿、高血压。

慢性肾小球肾炎简称慢性肾炎，亦是免疫反应性疾病。少部分可由急性肾炎转变而来。临床表现为血尿、蛋白尿、水肿、高血压，肾功能可有不同程度的损害。

食 疗 方

荠菜汤

配 方 荠菜100克，葶苈子20克。

制用法 水煎2次，每次用水300毫升，煎服。

功 效 清热利水。适用于肾炎水肿。

商陆炖猪肉

配 方 商陆10克，猪肉100克。

制用法 上物加水500毫升，煨到300毫升左右，弃去猪肉，分3次温服，每日1剂。

功 效 泻水，通便，消肿。治慢性肾炎全身浮肿、大量蛋白尿。

加味黄芪粥

配 方 黄芪、生薏仁、糯米各30克，赤小豆15克，鸡内金（研末）9克，金橘饼2枚，或酌情加入白茅根40克，六月雪12克，紫丹参10克。

制用法 先以水600毫升煮黄芪20分钟，去渣，次入薏苡仁、赤小豆煮30分钟，再入鸡内金、糯米，煮熟成粥。如加入白茅根等药，可与黄芪同煮。此为1天量，分2次服，食后含服金橘饼。

功 效 治肾炎效果甚好。

芹菜炒虾仁

配 方 芹菜150克，虾仁60克，精盐2克，植物油10毫升。

制用法 芹菜择去叶、根，洗净拍扁，切小段；虾仁洗净；起油锅，先下虾仁炒至半熟铲起，再起油锅炒芹菜至半熟，放虾仁同炒，下精盐调味，炒熟即可。

功 效 虾仁含有比较丰富的蛋白质和钙等营养物质。对胃炎水肿有益。

野鸭大蒜汤

配 方 野鸭1只，大蒜50克。

制用法 野鸭去毛开膛取出内脏洗净，大蒜剥皮填于鸭腹内，煮熟。食肉饮汤，2日食1只，连服数次。

功 效 补中益气，宣窍通闭。适用于慢性肾炎。

名医珍藏传世秘方

中药方

四白汤

配方 白僵蚕、桑白皮各9克，白果5粒（打碎），白茅根30克，地肤子、当归各15克，黄芪30克，熟地12克，阿胶9克，肉桂5克。

制用法 水煎服，日服2次。

功效 温肾健脾，利水消肿，填精养血。主治慢性肾盂肾炎。

丹参活血汤

配方 丹参30克，益母草60克，赤芍、当归、川芎各20克。

制用法 水煎2次，早、晚分服，每日1剂。

功效 行气活血，化瘀通络。治慢性肾炎。

绿豆车前子

配方 绿豆100克，车前子50克。

制用法 用清水洗净绿豆，再把车前子用新纱布包好，浸泡20分钟。二药同入锅内加水煎煮，待豆烂时取出药袋。饮汤吃豆，2~3次食完，连服3~5天。

功效 利水消肿。适用于肾盂肾炎。

鸡血藤根

配方 鸡血藤根50克，红糖100克。

制用法 煎服。连服3~4天。

功效 适用于全身浮肿、尿少的急性肾炎。

桃仁蛇蜕方

配方 核桃仁9克，蛇蜕1条，黄酒适量。

制用法 前2味焙干研末，黄酒冲服，每日1次，连服15~20日。

功效 解毒消肿，有助肾炎治疗。

鱼肺利水饮

配方 桔梗4.5克，杏仁、薏苡仁、猪苓、泽泻、大腹皮各6克，陈皮、木通、五加皮各3克，茯苓9克，葱白1小撮。

制用法 水煎服，每天1剂。

功效 宣肺行气，利水渗湿理脾。以此方治几例小孩肾炎，均治愈。

益母草丹参方

配方 生黄芪、丹参各30克，全当归、川芎、红花、川断、怀牛膝各10克，仙灵脾15克，石韦20克，益母草120克。

制用法 水煎服。

功效 适用于隐匿性肾炎。

名医珍藏传世秘方

外用方

大蓟根水泡脚方

配 方 大蓟根 25 克，薏苡仁根 50 克。

制用法 上药洗净后，放入锅中，加清水 2000 毫升，煎至水剩 1500 毫升时，滤出药液，倒入盆中，先熏蒸，待温度适宜时泡洗双脚。每晚临睡前泡洗 1 次，每次 40 分钟，60 天为 1 疗程。

功 效 本方可消除蛋白尿。适用于慢性肾炎。

甘遂粉敷脐方

配 方 甘遂 15 克。

制用法 上药研细粉，加入适量米汤调和成稀糊状。敷患者脐孔，外以纱布覆盖，胶布固定，每日涂药 2 次。

功 效 用于治疗肾炎水肿。

蓖麻仁蒜敷方

配 方 蓖麻仁 70 粒，石蒜 1 个。

制用法 以上 2 味一同捣烂，敷于双侧足底涌泉穴，外用纱布覆盖，再用胶布固定，约 8 小时去药，每日用药 1 次，连用 7 天为 1 个疗程。

功 效 利水消肿。适用于肾炎水肿。

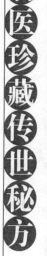

日常调养

❶宜少食多餐。饮食需清淡，以容易消化、性质平和为原则。典型症状出现时可用菜泥、水果、稀麦糊代饭 1～2 日。

❷严格限制蛋白质摄入量，初起应限制在每天 20～40 克。少吃蛋类、肉类食品。严格限制食盐摄入量，初起应限制在每日 3 克以内。水肿严重者甚至禁盐。病情稳定后半年至一年期间内仍应低盐饮食，每日 2～5 克。应控制水分摄入量，进水量视水肿情况和排尿量而定，一般以前一天排尿量加 1000 毫升为基准。

❸肾炎急性期治疗要彻底，以免病程迁延，形成慢性肾炎。

❹有水肿或高血压症状者宜低盐饮食，即每日盐摄入量不超过 3 克。

❺避免受凉感冒及上呼吸道感染，以防加重病情。

❻注意休息，避免劳累，节制房事。

肾病综合征

—•病•情•介•绍•—

肾病综合征是由多种病因引起的以大量蛋白尿、低蛋白血症、全身严重水肿、高脂血症为临床特点的一组综合征。常见病因为肾小球肾炎及肾小球肾病、红斑狼疮性肾炎、多发性骨髓瘤等。基本病理改变为肾小球毛细血管基底膜通透性增加，常见症状为浮肿，严重时可见胸、腹水及心包积液。

Shi Liao Fang 食疗方

冬瓜三豆汤

配方 冬瓜 250 克，蚕豆、绿豆各 60 克，扁豆 15 克。

制用法 冬瓜洗净、去皮、切块，同蚕豆、绿豆、扁豆共入砂锅内，加水煮熟即成。吃豆饮汤，每日分 2 次食完。每日 1 剂，连用 7～10 日。

功效 清热利尿消肿。治肾病综合征水肿、小便短黄等。

蒜头花生汤

配方 花生仁 150 克，大蒜 100 克，精盐适量。

制用法 大蒜去皮与花生仁一起放入砂锅内，加清水适量，大火煮沸，再改用小火煲至花生仁熟软，加精盐调味食用。

功效 大蒜可健脾、祛湿、退肿解毒。适用于肾病水肿、脾虚湿盛者，症见四肢困重、下肢水肿、小便不利等。

猪肉葫芦汤

配方 五花猪肉 200 克，葫芦肉 300 克。

制用法 按常法煮汤食用。每日 1 剂，2 次分服。

功效 滋阴润燥，利水消肿。治疗肾阴虚型肾病综合征，症见手足心热、口干喜饮、舌红少苔、脉细数。

车前草鸡肉汤

配方 鸡肉 100 克，鲜车前草 30 克。

制用法 按常法将上 2 味入锅，加水煮至肉熟，吃肉喝汤。每日 2 剂。

功 效 温中益气，利尿消肿。用治肾病综合征。

中 药 方

黄芪鱼腥草方

配 方 黄芪 45 克，鱼腥草、白花蛇舌草各 30 克，银花 20 克，地龙、丹参、益母草、蝉衣各 15 克，猪肾 1 个。

制用法 水煎服。

功 效 适用于肾病综合征兼有湿热及瘀滞者。

温阳实脾饮

配 方 茯苓、白芍各 10 克，白术 6 克，附子、生姜各 9 克。

制用法 水煎服，每日 1 剂。

功 效 温阳实脾。治肾病综合征属脾肾阳虚者，症见腰部酸痛，喜揉喜按，饮食减少，大便溏泻，神疲乏力。

附子茯苓煎剂

配 方 附子、茯苓、薏苡仁各 30 克，淫羊藿 15 克，干姜 10 克。

制用法 先将附子水煎 3 小时，再入其他药煎 30 分钟后服用。每日 1 剂，分 3 次煎服，水肿消退后即可停用。孕妇禁用。

功 效 温肾健脾利水。适用于肾病综合征，偏于脾、肾阳虚所致的水肿者。

熟地黄芪煎剂

配 方 紫苏叶 6 克，蝉衣 3 克，熟地、山药各 18 克，山茱萸、丹皮各 9 克，黄芪 15 克，泽泻、益母草各 10 克，玉米须 12 克，桃仁 5 粒。

制用法 用清水文火煎。空腹服，每日 1 剂。随证加减。

功 效 适用于肾病综合征。

熟地黄丸

配 方 熟地黄、山药、山茱萸、茯苓各 50 克，泽泻、车前子各 45 克，牡丹皮 15 克，附子 40 克，肉桂 20 克，牛膝 30 克。

制用法 上药共研末，蒸饼，蜜丸，为梧桐子大。每次 6～9 克，日服 3 次，开水吞服。孕妇慎用。

功 效 适用于肾病综合征，偏于肾阳虚、无持续性高血压和肾功能不全者。

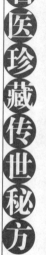

外 用 方

附子茱萸敷脐方

配方 吴茱萸6克，附子、花椒、车前子各10克，生姜适量。

制用法 将前4味研细末，每次取适量填入脐内，上用生姜片盖后外用纱布覆盖，再用胶布固定，用热水袋热敷15～30分钟，2～3日换药1次。

功效 温阳利水。治阳虚水肿，症见下肢肿甚，按之凹陷不易恢复，畏寒肢冷。

擦鼻法

用两手中指指腹擦鼻的两侧，由攒竹穴至迎香穴。有通鼻开窍之效，有利于防治肾病引起的体虚感冒。攒竹穴位于人体的面部，眉毛内侧边缘凹陷处（当眉头陷中，眶上切迹处）；迎香穴位于人体的面部，在鼻翼旁开约1厘米皱纹中（在鼻翼外缘中点旁，当鼻唇沟中）。

日常调养

❶有水肿或有高血压症状者宜低盐饮食，每日盐摄入量不超过3克。

❷注意保暖，预防感冒、腹泻等感染因素，以免加重病情。

❸注意休息，避免劳累，节制房事。

❹忌烟酒和辛辣、油腻、煎炸食物。

尿路感染

●病●情●介●绍

尿路感染是泌尿系，包括肾盂、输尿管、膀胱和尿道等部位因病原体侵犯引起的急性或慢性炎症性病变。中医属"淋证"范畴。多发于20～40岁女性和50岁以上男性，女性婴幼儿也可见到。临床表现主要有尿频、尿急、尿痛、尿液混浊，偶可见血尿，腰部酸痛，可伴有食欲不振、恶心呕吐、腹胀腹泻等症状。急性发作者，常见寒战、高热，伴有全身酸痛；慢性期者可以低热为主，也有无症状而有真性细菌尿者。本病如经久不愈，也可引起肾功能受损而衰竭。

食疗方 Shi Liao Fang

绿豆芽汁

配方 鲜绿豆芽 500 克，白糖适量。

制用法 绿豆芽榨汁加白糖。煮开后代茶频饮，不拘量。

功效 对尿路感染、尿频等症有效。

滑石粳米粥

配方 滑石 30 克，瞿麦 10 克，粳米 100 克。

制用法 先将滑石用布包扎好，与瞿麦同放入砂锅煎汁，去渣，放入粳米共煮为稀薄粥。每日分 2 次服用，治疗以 3 ~ 5 日为 1 疗程。本方孕妇禁用。

功效 适用于尿路感染。

竹叶赤豆粥

配方 淡竹叶、赤小豆、粳米各 30 克。

制用法 先煎淡竹叶，去渣取汁，加入赤小豆、粳米煮粥食。

功效 清热利尿。治尿路感染。

杨桃蜂蜜饮

配方 鲜杨桃 3 ~ 5 个，蜂蜜适量。

制用法 鲜杨桃洗净，切成小块，加 1200 克水煎至 600 克，去渣后加入蜂蜜调匀。日服 2 ~ 3 次。

功效 利尿解毒，除风热。

丝瓜络豆腐汤

配方 干丝瓜络 30 克，豆腐 100 克，蜂蜜 30 克。

制用法 先将丝瓜络水煎去渣，再入豆腐块煎沸 5 ~ 7 分钟，调入蜂蜜即成。每日 1 剂。

功效 清热解毒，凉血利尿。用治尿路感染。

中药方 Zhong Yao Fang

白果汤

配方 白果 10 个。

制用法 炖熟。连汤服下，连服 3 日，每日 2 次。

功效 适用于尿路感染。

苦参通淋汤

配方 苦参、柴胡、黄柏各9克，蒲公英、马齿苋、石韦各30克。

制用法 上药水煎服，每日1剂。分2次服。

功效 适用于急性泌尿系统感染。清热解毒，利尿通淋。据现代药理研究，本方有抗菌消炎利尿之功。慢性感染急性发作者，用本方后再服知柏地黄丸以巩固疗效。

茶叶金砂散

配方 海金砂60克，茶叶30克，生姜甘草汤适量。

制用法 上药共研细末，每服10克，每日2次，用生姜甘草汤送服。

功效 清热利尿，通淋排石。用治尿路感染及尿路结石。

通淋煎剂

配方 篇蓄、瞿麦、栀子、木通、银花、连翘、苦参、黄连、白花蛇舌草、柴胡。

制用法 水煎服。

功效 清热通淋。适用于泌尿系感染（热淋）。

石韦散

配方 石韦、滑石各30克，瞿麦、车前子、冬葵子各15克。

制用法 水煎服，每日1剂。

功效 清热利尿通淋。治急性尿路感染。

外 用 方

绞股蓝敷脐方

配方 鲜绞股蓝适量。

制用法 上药捣烂成糊状，敷于脐部，然后用消毒纱布覆盖，再用胶布固定，每日3次。

功效 治尿路感染。

桃仁车前膏

配方 桃仁10克，鲜车前草30克，精盐少许。

制用法 将桃仁、车前草捣烂成泥，加入精盐拌匀，敷于关元穴（脐下3寸处），外用纱布覆盖，再用胶布固定。每日1剂，连用3~5剂。

功效 活血化瘀，利尿消肿。用治瘀血阻滞型尿路感染，症见病程日久，反复发作，尿频急痛，小腹胀满，夜尿频数，咽干口苦，舌暗或有瘀斑，苔白或中根兼黄，脉细弦。

名医珍藏传世秘方

日常调养

①平素应注意房事卫生，保持外阴清洁，尤其妇女在月经期、妊娠期更要注意。

②多饮水，勤排尿。

③饮食宜清淡，少食辛辣香燥之品。

④患病期间尽量避免性生活。

尿路结石

●病●情●介●绍●

尿路结石症又称尿石症、石淋、砂淋。肾、输尿管、膀胱和尿道的结石统称尿路结石。尿路感染、梗阻、异物、新陈代谢紊乱、长期卧床、生活环境以及营养改变均可诱发尿石症。肾和输尿管结石多见于青壮年，表现为肾区或上腹部刀割样绞痛，并向下腹、外阴及大腿内侧放射，血尿，有时有脓尿，重者可致肾积水和肾功能不良。膀胱和尿道结石多见于 10 岁以下的儿童。膀胱结石表现为尿频、尿急、排尿结束时疼痛，尿流突然中断伴剧痛。改变体位后恢复排尿。尿道结石表现为排尿时疼痛、尿线细、尿频，有时有血尿、脓尿。

Shi Liao Fang 食疗方

山楂粥

配方 生山楂 30 克，粳米 90 克，白糖 15 克。

制用法 山楂洗净（去核），粳米淘净，一起放入锅中，加入清水适量，用小火煮成稀粥，粥成后调入白糖即可随量服

之。每日 1 剂，早、晚分服。

功效 理气化瘀，排石止痛。适用于胆石症。

韭菜胡桃肉

配方 韭菜 250 克，胡桃肉 50 克，香油、精盐各适量。

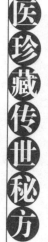

制用法 韭菜洗净，切段，胡桃肉洗净后用香油炸黄，然后加入韭菜翻炒，稍加精盐调味即可。佐餐食用。

功 效 润燥滑肠。适用于尿路结石。

木耳汤

配 方 黑木耳 30 克，黄花菜 120 克，白糖 100 克。

制用法 上物加水 1000 毫升，煎至 200 毫升。每日分 2 次服完。

功 效 消坚开瘀。治尿路结石。

藕节茅根汤

配 方 藕节、茅根各 200 克，白糖适量。

制用法 藕节、茅根加水 600 毫升，煎至 300 毫升，加入白糖，调溶。分 2～3 次服。

功 效 适用于泌尿系结石久停，尿涩，血尿。

中药方
Zhong Yao Fang

金钱草丝瓜络

配 方 丝瓜络（煅，存性，研细末），金钱草 50 克，白酒适量。

制用法 先煎金钱草，煎后加白酒数滴，以汤送服丝瓜络末，每服 9 克，每日 2 次。

功 效 清热消炎，通络排石。适用于胆结石。

通淋排石汤

配 方 金钱草 30 克，石苇、海金沙、鸡内金、瞿麦、茯苓、木香、枳壳、牛膝各 9 克，黄芪、生地、滑石各 15 克，生甘草 5 克。

制用法 每天 1 剂，煎成约 300 毫升，早晚分服。10 天为 1 疗程，未排石者间歇 3～5 天，再行下一疗程。〔血尿加茅根、仙鹤草、大蓟、小蓟；绞痛甚加延胡索、香附、乌药；大便秘结加大黄；气虚加党参，重用黄芪；偏肾阴虚去石苇、滑石，加枸杞子、女贞子、旱莲草；偏肾阳虚加菟丝子、补骨脂、淫羊藿；服药后泛恶，胃不适者去石苇、滑石，加姜半夏、竹茹、白术；结石经久不移者加桃仁、红花。〕

功 效 通淋排石。

茴香没药煎剂

配 方 小茴香、干姜、肉桂各 3 克，赤芍、生蒲黄、炒五灵脂、川芎、玄胡、当归、制没药各 10 克。

制用法 水煎服，每日 1 剂，以 1 个月为 1 疗程。腰腹疼痛如绞者加白芍 30 克，甘草 10 克；血尿加白茅根 30

克，琥珀末（冲服）10 克；气虚加黄芪 30 克，党参 15 克；阴虚加生地 20 克，旱莲草 30 克；小便涩痛加金钱草 30 克，石韦 20 克；湿热偏重者去干姜、肉桂。对伴发剧烈腰腹疼痛者，口服中药后 4 小时以内无缓解，可加用针灸或阿托品 0.5 毫克足三里穴位注射 1 次。

功 效 适用于尿路感染。

白果冰糖煎剂

配 方 白果根、冰糖各 120 克。

制用法 上药水煎，每周 4～5 剂。

功 效 并发尿路感染，尿常规检查有脓细胞、蛋白时，加用八正散和白花蛇舌草，服至尿常规转阴性。治疗期间注意与饮水、运动相结合。

枳实汤

配 方 枳实 20 克。

制用法 加水 1000 毫升，煎 20 分钟，1 小时内服完药汁。多饮水，尽量憋尿，排尿时屏气用力，以增腹压，促使结石排出。

功 效 利气疏导。治输尿管结石属气滞血瘀者。

牛膝乳香煎剂

配 方 牛膝 30 克，乳香 9 克。

制用法 加水煎服，症重者每隔 6 小时服 1 剂，症轻者每日服 1 剂。

功 效 利尿，排石，对尿路结石有益。

多味排石汤

配 方 急性子 3 克，王不留行子 15 克，郁金 30 克，威灵仙 30 克，枳壳 50 克，石韦 30 克。

制用法 每日 1 剂，水煎 2 次，早、晚分服。

功 效 解毒，排石，利尿。适用于泌尿系结石。

Wai Yong Fang

外 用 方

穴位敷贴方

配 方 生葱白 3～5 根，食盐少许。

制用法 捣烂如膏，取适量，纱布包敷于神阙、小肠俞，每日 1 次，10 日为 1 个疗程。

功 效 利尿排石。治尿路结石。

葱白敷腹方

配 方 葱白、精盐各适量。

制用法 取葱白同精盐共捣，以肚脐为中心，厚敷腹部。

功 效 利尿排石。

日常调养

❶饮食需新鲜、清淡。应食富含维生素A、维生素C的食物，多食蔬菜、水果等多汁食品，如冬瓜、西瓜、梨、西红柿、鲜藕等。需多饮水，每天饮水量应在2000毫升以上。当据不同类型结石选用不同饮食。尿酸盐结石者宜食低嘌呤类食物，如玉米、芋艿、麦片、蛋类、黄芽菜、胡萝卜、黄瓜、南瓜、芹菜、莴苣等；磷酸盐结石者宜食酸性食品，如乌梅、梅子、胡桃仁、皮蛋、面制品等；草酸盐结石者宜食多含维生素B_6和叶酸的食品。

❷忌食辛辣、肥腻食品。禁饮酒。不可食高钙食品。不可饮含高无机盐之水。尿酸盐结石者不宜食动物内脏、家禽肉类、甲壳动物及扁豆等多嘌呤饮食；草酸盐结石者忌食富含草酸的食物，如竹笋、菠菜、毛豆、草头等。

甲状腺功能亢进症

●病●情●介●绍●

甲状腺功能亢进症简称"甲亢"，是由甲状腺素分泌过多所致的一组常见的内分泌疾病。属中医的"瘿瘤""脏燥"等范畴。最常见的类型为自家免疫原因引起的Craves病（弥漫性甲状腺肿）。临床表现为高代谢率症状、神经兴奋性增高、甲状腺弥漫性增大、常伴有不同程度的突眼等四大特征。中医认为，本病是由于各种致病因素致使"肝"火盛，耗阴液，致气虚，从而产生相应的证候。治疗以滋阴潜阳、养血安神为主。

Shi Liao Fang
食疗方

海带绿豆粥

配方 海带30克，绿豆60克，大米30克，陈皮6克。

制用法 海带泡软切丝与绿豆、大米、陈皮同入锅，煮至绿豆开花加红糖（或盐），喝汤吃米豆。每日 1 次，2 周为 1 疗程。

功 效 主治青春期甲亢、缺碘性甲状腺肿大。有清凉解毒、消肿软坚、除瘿瘤之功能。

青笋海蜇皮

配 方 水发海蜇皮 250 克，川青笋 500 克，白糖、醋、精盐、香油各适量。

制用法 把海蜇皮切丝，青笋去皮，切丝，加精盐少许码好，腌 10 分钟后，用水浸漂数分钟。将青笋放盘底，海蜇皮丝放上面，把白糖、醋、精盐、香油放入碗内对成汁，淋在蜇丝上即可。佐餐食，宜常食。

功 效 适用于甲状腺功能亢进。

山药煲瘦肉

配 方 山药 60 克，猪瘦肉 120 克。

制用法 上 2 味文火煮烂，加调料，当菜吃，每日 1 剂。

功 效 滋补脾肾。适用于甲状腺

功能亢进症。

沙参玉竹煲老鸭

配 方 沙参 30 克，玉竹 30 克，老雄鸭 1 只约重 2000 克，葱、姜、味精、精盐各适量。

制用法 鸭宰杀后，除去毛和内脏，洗净放入砂锅（或搪瓷锅）内，再放沙参、玉竹、葱、姜、清水（适量），用武火烧沸后，转用文火焖煮 1 小时以上，使鸭肉熟烂，最后放精盐、味精，搅匀即成。食肉饮汤。

功 效 补脾阴，清肺热。用治甲状腺亢进症。

莲子粥

配 方 莲子、粳米各适量。

制用法 莲子煮熟后，晒干，磨粉备用，每次取莲子粉 20 克，入粳米 60 克煮粥，早、晚餐食用。

功 效 养心安神，益肾健脾。治疗甲状腺功能亢进。

中药方
Zhong Yao Fang

生石膏大黄煎剂

配 方 生石膏 60 克，大黄 18 克（后下），玄明粉 12 克，知母 15 克，枳实、厚朴各 10 克。

制用法 加水煎沸 15 分钟，滤出药液，再加水煎 20 分钟，去渣。两煎药液兑匀，每日 1 剂，2 次分服。

功 效 解毒凉血，通络散瘀。治甲状腺亢进症。

参贝百合汤

配方 沙参、浙贝母各 20 克，百合、生牡蛎各 15 克。

制用法 水煎服，每日 1 剂。

功效 养阴清热，散结消瘿。治甲状腺功能亢进症。

荷叶二冬汤

配方 天冬、麦冬、沙参各 15 克，荷叶 30 克，甘草 10 克。

制用法 每日 1 剂，水煎 2 次，早、晚分服。

功效 清热养阴，润燥生津。适用于甲状腺功能亢进症。

白石汤

配方 白芍、石决明、猫爪草、浮小麦各 30 克，夏枯草、玄参、丹参、太

子参各 15 克，五味子、甘草各 6 克。

制用法 上药以水煎服，每日 1 剂。

功效 适用于甲状腺功能亢进。

黄药子

配方 黄药子 6 克。

制用法 水煎服，每日 1 剂。连服 5～8 周。

功效 解郁化痰。主治甲状腺功能亢进。

昆布全蝎末

配方 昆布 30 克，全蝎 1 只。

制用法 昆布煎汤去渣，全蝎焙焦研末。昆布汤送下全蝎末，每早 1 次，连服 10 余天。

功效 适用于甲亢。

外 用 方

Wai Yong Fang

蒲公英熏洗方

配方 蒲公英 60 克。

制用法 水煎成 2 碗，温服 1 碗，另

1 碗趁热熏洗。每日 1～2 次，连用 15～25 日。

功效 清热解毒，消肿散结。治甲状腺功能亢进症术后突眼。

日常调养

❶甲状腺功能亢进患者新陈代谢率高，消耗量增多，饮食宜高热量食物，如糖类、蛋白质、维生素 C 及含碘多的食品。勿饮浓茶、咖啡。

❷该病患者情绪急躁、易发怒。因此，家人对其要耐心、体贴，保持情绪稳定，避免精神刺激。

❸患者应注意适当休息，保证足够的睡眠时间。

❹避免剧烈的神经刺激，特别是月经期和更年期的妇女。

❺必须坚持定时定量用药。

❻甲状腺功能亢进患者，除手术前准备以外不应用碘剂治疗。

单纯性甲状腺肿

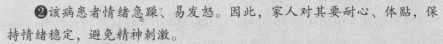

●病●情●介●绍●

单纯性甲状腺肿俗称大脖子病，是由于缺碘、致甲状腺肿物质等因素而引起甲状腺代偿性肿大。临床以甲状腺肿大为特征，一般无其他全身症状，甲状腺功能正常。好发于女性，尤其多见于青春期、妊娠期、哺乳期女性。

Shi Liao Fang
食 疗 方

海带丝蒸鸡蛋

配方 鸡蛋1个，海带丝适量。

制用法 将鸡蛋打一小孔，把切碎的海带丝装入蛋内，蒸熟，每早吃1～2个，月余即痊愈。

功效 适用于单纯性甲状腺肿早期。

海带排骨汤

配方 猪排骨300克，海带100克，葱2根，生姜1块，精盐5克，黄酒10克，麻油适量。

制用法 海带泡发切片，生姜拍松，葱打成结。猪排骨顺脊骨切开，分成小段，用温水洗净。然后以常法先烧排骨汤，再放入海带，加精盐调味，再沸烧10分钟，淋上麻油，即可食用。

功效 适用于甲状腺肿大。

芝麻拌海带

配方 芝麻100克，水发海带350克，白糖、醋、味精、橄榄油各适量。

制用法 芝麻洗净，放入锅中用小火微炒，炒至芝麻发香即可出锅晾凉；海带洗净，切丝，用大火蒸15分钟，放入味精、醋、白糖和橄榄油，撒上芝麻，拌匀即可。

功效 海带富含钙与碘，有助于甲状腺素合成，与芝麻搭配食用更有营养，对人体更有益。

紫菜淡菜汤

配方 紫菜15克，淡菜50克。

制用法 上物加水适量煮汤服食，每日1剂。

功效 软坚散结，利水消肿。治甲状腺肿大初起。

苋菜猪肉汤

配方 鲜苋菜根和茎、猪肉各60克。

制用法 苋菜洗净切碎片，用水3杯与猪肉同煎取1杯备用。每日2次，每日1剂。

功效 适用于甲状腺肿大。

中 药 方

爵床草大枣饮

配方 爵床草、叶下红、野蔷薇果各30克，狗肝菜20克，大枣6枚。

制用法 煎汤，代茶饮。

功效 治甲状腺肿大。

昆布马勃丸

配方 昆布、马勃、葵花各30克。

制用法 上药共研细末，炼蜜为丸，每丸重9克，每次1丸，每日2次，开水送服。

功效 消痰，软坚，散结。治单纯性甲状腺肿。

紫黄酒

配方 紫菜100克，高粱酒（60°）适量。

制用法 紫菜洗净晒干，浸入酒内，10天后即可酌量饮服。

功效 软坚散结。适用于甲状腺肿。

郁金丹参饮

配方 郁金9克，丹参、海藻各15克，红糖适量。

制用法 水煎后去渣，红糖调服。

功效 用于甲状腺肿气血瘀结证。

紫菜决明子汤

配方 紫菜30克，决明子25克。

制用法 水煎服。每日1剂，2次分服。

功效 清热利水，化痰散结。用治甲状腺肿大。

海藻昆布煎剂

配方 海藻、昆布、夏枯草、穿山甲、丹参、太子参各 15 克，王不留行 10 克，皂角刺、红花各 5 克，川足 2 条，郁金 8 克，泽兰叶 12 克，川贝 8 克。

制用法 上药加水 3 碗，煎成 1 碗，每日 1 剂，睡前服。

功效 治疗单纯性甲状腺肿。

四海丸

配方 海藻、海带、海螺壳、海蛤粉、昆布各 90 克，川芎 60 克，广木香、甘草各 1.5 克。

制用法 上药共研为末，炼蜜为丸，睡前服用。

功效 软坚散结，活血消瘿。适用于甲状腺肿大兼有血气瘀滞者。

Wai Yong Fang 外 用 方

五倍子敷方

配方 五倍子不拘量。

制用法 放砂锅内炒黄研末，每晚睡前用米醋调成膏状敷于患处，次日晨洗去，7 日为 1 疗程。

功效 适用于甲状腺肿大。

樱桃核擦涂方

配方 樱桃核、醋各适量。

制用法 樱桃核以醋磨汁，涂于患处，每日 2～3 次。

功效 解毒消肿。治甲状腺肿大。

日常调养

❶日常生活中，只要注意供给足够的含碘食物，就能预防本病。一般采用碘化食盐法为最好，碘化钾或碘化钠按 1：10000 的比例（0.01%）。也可多吃些海带、海蜇等含碘多的海产物，但萝卜、白菜、黄豆、卷心菜最好不要吃。

❷巨大结节性甲状腺肿压迫邻近器官，或妨碍工作与生活，以及结节性甲状腺肿伴有功能亢进或有癌变可疑者时，应及早进行手术治疗。

糖尿病

·病·情·介·绍·

糖尿病是西医学中一种常见而有遗传倾向的代谢内分泌疾病。中医为消渴症属，西医属糖尿病范围，它也是当今因身心失调而引起的慢性顽固性疾病种类之一。其发病因素均未完全明确。其基本病理生理为绝对或相对的胰岛素分泌不足而引起血糖、脂肪、蛋白质等代谢紊乱。典型症状可概括为"三多一少"，即多尿、多饮、多食和体重减轻。由于排尿功能增加，肾囊可能膨胀出现腰痛。有的患者因病情控制不好可因眼晶状体渗透压改变而出现视物模糊。有些患者可由尿糖刺激引起外阴瘙痒，男性可有阴茎头炎，发生尿痛。部分患者会有乏力、多汗、心慌、手抖、饥饿等低血糖反应。通常患者还易发生皮肤疖肿以及其他感染。

Shi Liao Fang 食疗方

五汁饮

配方 梨汁、荸荠汁、鲜苇根汁、麦冬汁、藕汁各适量。

制用法 和匀凉服，或炖温服。

功效 清热生津，润燥止渴。可作为治疗糖尿病的辅助之品。

枣豆汤

配方 葛根30克，红枣10枚，绿豆50克。

制用法 葛根快速洗净，滤干；把红枣用温水浸泡片刻，洗净，与葛根一起倒入小砂锅用冷水两大碗半煎汤，用小火煎30分钟，离火，滤出汁水，取出红枣，弃葛根渣。绿豆洗净后，倒入有红枣药汁的小砂锅内，用小火慢炖40分钟至1小时。淡食，每日2次，每次1碗，当天吃完。

功效 清热生津，除烦止渴。适用于肺阴虚型糖尿病。

煮玉米粒

配方 玉米粒1000克。

制用法 加水煎煮至玉米粒熟烂。分4次服食。

功效 清热，利尿，降低血糖。用治糖尿病尿味带甜、身有浮肿、尿量增多。胃寒者应少食。

萝卜汁

配方 红皮白肉萝卜。

制用法 选红皮白肉萝卜，捣碎取汁100～500毫升为1次量，早、晚各服1次，7天为1疗程，可连服3～4个疗程。

功效 清热降火，生津补液，健胃消食，止咳化痰，顺气解毒。

枸杞大米粥

配方 枸杞子15克，大米50克，白糖适量。

制用法 枸杞子、大米入砂锅内，加水500毫升，用小火煮至粥稠时，停火闷5分钟即可，加入白糖，每日早、晚温服。

功效 枸杞子具有滋补肝肾、益精明目的作用。本方适用于糖尿病肝肾阴虚者，症见头晕目眩、视力减退、腰膝酸软。

鸡内金菜根粥

配方 鲜菠菜根250克，鸡内金10克，大米50克。

制用法 菠菜根洗净，切碎，加水同鸡内金共煎煮30～40分钟，然后下米煮作烂粥。每日分2次连菜与粥服食。

功效 止渴，润燥，养胃。用治糖尿病。

中药方

天冬杞地汤

配方 熟地、枸杞子、天冬各12克，党参、五味子各6克。

制用法 水煎服，每日1剂。

功效 益气养阴，滋肾降糖。治糖尿病早期无症状者。

苎麻根

配方 鲜苎麻根100克，路边青24克。

制用法 水煎服，2～3个月为1疗程。

功效 凉血解毒，消食健胃。适用于糖尿病血热内盛，脾胃气虚兼有食积者。

蚕茧饮

配方 蚕茧50克。

制用法 去掉蚕蛹，煎水。代茶饮，每日1剂。

功效 适用于糖尿病口渴多饮，尿糖持续不降者。

名医珍藏传世秘方

白芍甘草汤

配方 白芍 30 克，甘草 10 克。

制用法 水煎服。每日 1 剂，2 次分服。

功效 养血敛阴，柔肝安脾。用治糖尿病。

瓜蒌丸

配方 瓜蒌根 250 克，黄连（去须）50 克，浮萍草 100 克，生地黄汁半盏，面糊适量。

制用法 前 3 味药研为细末，用生地黄汁，于石臼内木杵捣匀，再入面糊为丸，如梧桐子大。每服 30 丸，食后、睡前以牛奶送下，日服 3 次；煎菖蒲汤下亦可。

功效 生津止渴，清热利浊。适用于消渴，症见饮水不止、小便如脂、舌干燥、渴喜饮。

加味玉液汤

配方 生山药 50 克，生黄芪 30 克，知母、葛根、花粉、山萸肉、元参各 20 克，五味子、苍术各 15 克，甘草 10 克。

制用法 水煎 2 次，浓缩 300 毫升，早、晚各服 150 毫升。

功效 益肾滋阴，生津止渴。适用于消渴（糖尿病）。

胜生降糖方

配方 山萸肉、五味子、丹参各 30 克，黄芪 40 克。

制用法 将上药以水煎煮，取药汁。每日 1 剂，分 2 次服用，1 个月为 1 个疗程。

功效 酸甘化阴，益气活血。适用于糖尿病。

外 用 方

延胡索川芎熏洗方

配方 延胡索 25 克，川芎 20 克，桂枝 15 克，桃仁、甘草各 10 克。

制用法 上药研粉末，沸水冲开，先熏后洗患处，每日 2 次。

功效 温经活血，通络止痛。治糖尿病周围神经病变。糖尿病者常会并发周围神经病变，多累及上下肢神经，早期表现为感觉障碍，后有感觉异常表现，如麻木、蚁走、虫爬、发热、触电感等。熏洗时宜注意水温，以免烫伤皮肤。

黄芪党参泡脚方

配方 黄芪 45 克，党参、苍术、山药、玄参、麦冬、五味子、生地、熟地、牡蛎各 15 克。

制用法 所有材料洗净，一同放入锅中，加清水 2000 毫升，煎至水剩 1500 毫升时，滤出药液，倒入脚盆中，先熏蒸，待温度适宜时浸泡双脚，每晚临睡前 1 次，每次 40 分钟，20 天为 1 疗程。

功效 适用于气阴两虚型糖尿病，疗效非常好。

日常调养

❶ 生活有规律，注意个人卫生，防止各种感染。学会做尿糖测定及使用降糖红，1 型糖尿病患者尤应学会注射胰岛素技术。

❷ 长期坚持饮食治疗。每日总热量按每千克体重为 25～40 千卡热量计算。糖类占 60%，蛋白质占 15%，脂肪占 25%，多食粗纤维及维生素高的食物。

高脂血症

●病·情·介·绍●

高脂血症是指血浆中一种或多种脂质超过正常的一种病症。由于血浆中脂质不溶于水或微溶于水，必须以与蛋白结合形式运转全身。因此，高脂血症常为高脂蛋白血症的反映。高脂血症的临床症状多无特异性，患者偶有胸闷、头晕、乏力、腹痛。眼睑周围有黄色斑，称为眼睑黄色瘤，或在手肘、跟腱处出现丘状隆起，称为肌腱黄色瘤。

其病因分为原发性和继发性两大类。原发性系由于脂质和脂蛋白代谢先天性缺陷以及某些环境因素，如饮食、长期过度紧张、营养和药物因素等引起。继发性系继发于多种疾病，如糖尿病、甲状腺功能减退、肾病综合征，且内外胆管梗阻、肝病、胰腺炎、痛风、口服避孕药以及长期饮酒等。本病是易患冠心病的因素之一，值得注意。

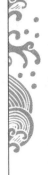
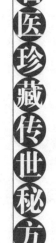

名医珍藏传世秘方

食疗方

双耳汤

配方 白木耳、黑木耳各10克，冰糖5克。

制用法 黑、白木耳温水泡发，放入小碗，加水、冰糖适量，置蒸锅中蒸1小时。饮汤吃木耳。

功效 滋阴益气，凉血止血。适于血管硬化、高血压、冠心病患者食用。

醋泡花生

配方 米醋、花生仁各适量。

制用法 以好醋浸泡优质花生仁，醋的用量以能浸透花生仁为度。浸泡1周后即可食用。每日早、晚各吃1次，每次10~15粒。

功效 通脉，降脂。治疗高脂血症、冠心病。

木耳玉米粥

配方 玉米粒150克，黑木耳10克（冷水浸泡），精盐适量。

制用法 玉米粒用压力锅加水800毫升煮至将烂时，改用普通锅，放入木耳同煮为粥，下精盐调匀。每日早、晚空腹服。

功效 养肝健脾。适用于高脂血症、冠心病。

荷叶粥

配方 新鲜荷叶1张，粳米50~100克，冰糖适量。

制用法 荷叶洗净煎汤取汁，加粳米煮粥，粥成后加冰糖少许，再煮一两沸即可。

功效 降血脂。治高脂血症及肥胖症。

素丝炒芹菜

配方 芹菜450克，胡萝卜、水发冬菇各50克，素油50毫升，精盐2克，葱花5克，味精1克。

制用法 芹菜用水洗净，连根切成小段，保留芹菜叶；胡萝卜洗净，切成细丝；冬菇洗净切丝待用。锅上旺火，加入素油烧熟后，投入葱花煸香，倒入芹菜及胡萝卜丝、冬菇丝，煸炒至芹菜变软时，下精盐、味精调味，略炒片刻后起锅装盘即成。

功效 降血脂。适用于高脂血症。

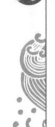

中 药 方

决明茶

配方 决明子30克，绿茶3克。

制用法 每日1剂，开水冲泡作茶饮。

功效 降脂降压，养肝清热。主治高脂血症、肥胖病、高血压。

参竹丸

配方 党参、玉竹各160克。

制用法 上药共研细末，炼蜜为丸，每丸16克，每服1丸，每日2次。

功效 补中益气，养阴润燥。用治肝肾阴亏型高脂血症。

泽泻膏

配方 泽泻500克，蜂蜜250克。

制用法 泽泻加水煎熬，去渣，加蜂蜜收膏，每次2匙，白开水冲服，每日2次。

功效 降血脂。对降低三酰甘油和胆固醇有一定疗效。

清脂丸

配方 炒苍术、炒枳壳、何首乌、红花、丹参、车前子、肉苁蓉、刺蒺藜、杭菊花、茺蔚子、川郁金、远志各60克，白茯苓90克，泽泻120克，决明子、炒山楂各180克，陈皮、石菖蒲、制胆星各40克。

制用法 诸药粉碎为细末，过筛，水泛为丸如小绿豆大，每次服5克，每日3次，3个月为1个疗程，复查。可连服2~3个疗程。

功效 行气活血，化湿消痰。

山楂麦冬饮

配方 山楂片50克，麦冬30克，白酒（低度）1000克。

制用法 山楂片、麦冬放入白酒中，每日摇动1~2次，1周后饮用。边用边添加白酒（约再添500克）。每次饮1盅，每日1次。

功效 清心除烦，养阴润肺，对高血脂有益。

加味乌龙茶

配方 乌龙茶3克，冬瓜皮、槐角各18克，何首乌30克，山楂肉15克。

制用法 槐角、何首乌、冬瓜皮、山楂肉等4味加清水共煎汤，冲乌龙茶。每日1剂，代茶饮，不拘次数。

功效 利尿，降血脂。适用于高脂血症患者。

山楂首乌汤

配方 山楂、何首乌各15克。

制用法 山楂、何首乌分别洗净，切碎，一同入锅，加适量水，浸渍2小

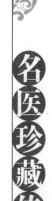

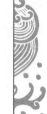

时，再煎煮约1小时，去渣取汤。日服1剂，分2次温服。

功效 益气血，消肿痛。适用于降血脂。

二根茶

配方 山楂根、茶树根、荠菜花、玉米须各10克。

制用法 山楂根、茶树根碾成粗末；荠菜花、玉米须切碎；4味一起水煎。每日1剂，代茶饮，不拘次数。

功效 降血脂，化浊，利尿，降血糖。适用于高脂血症患者。

五味桑葚水

配方 桑葚、丹参、泽泻、生山楂、怀山药各30克。

制用法 上药加清水2000毫升，煎至1500毫升，将药液倒入脚盆内，待温泡双脚30分钟。每日1次。

功效 主治高脂血症。

Wai Yong Fang

外 用 方

荷叶柏子沐浴方

配方 荷叶、柏子仁各15克，防己、泽泻各10克。

制用法 上药加水3000毫升，煮沸15分钟，去渣取汁，对热水3000毫升，洗浴全身。每次30分钟，每周2～3次，10次为1个疗程。

功效 利湿降脂。治高脂血症。

日常调养

❶饮食需清淡，以吃素为主。适量多食蔬菜、豆类食品、干果等。用油应为多含不饱和脂肪酸的植物油，如豆油、花生油、菜油、玉米油、麻油等。多食具有降脂作用的食物，如大豆、绿豆、蘑菇、麦麸、洋葱、芹菜、番茄、海带、柚子、向日葵籽、山楂、萝卜、冬瓜、苦瓜等。宜适量饮茶。

❷严格限制总热量。不可食高胆固醇食品，如猪脑、牛脑、羊脑、鸡肝、猪肝、鸡蛋、黄油等。不宜进甜食和零食。忌过度饱食及进食量过多，尤忌睡前进食过多。适当限制食盐摄入。戒烟酒。

痛 风

●病●情●介●绍●

　　痛风又叫做"高尿酸血症"，是一种由于嘌呤代谢产生障碍而使尿酸累积而引起的一种疾病。人体内有一种叫做嘌呤的物质的新陈代谢发生了紊乱，尿酸的合成增加或排出减少，造成高尿酸血症，当血尿酸浓度过高时，尿酸即以钠盐的形式沉积在关节、软组织、软骨和肾脏中，从而引起组织的异物炎性反应，以此形成痛风。

Shi Liao Fang　食疗方

土茯苓粳米粥

配方 土茯苓60克，粳米100克。

制用法 土茯苓水煎取汁，加入粳米按常法煮粥食，每日1次。

功效 清热利湿，促进尿酸排泄。治痛风，血尿酸高。

茄汁花菜

配方 花菜、番茄各250克，素油、葱花、姜末、精盐、味精、红糖、番茄汁、麻油各适量。

制用法 花菜洗净，掰成小块，放入沸水中焯透捞出；番茄洗净，放温开水中浸泡片刻，反复洗净，切碎，榨汁机中榨取汁。炒锅中加适量素油，烧至六成热时加入葱花、姜末煸炒出香味，加入花菜，急火熘炒片刻，加适量精盐、味精、红糖，翻炒至菜熟，装盘。加入番茄汁拌匀，淋上麻油，佐餐食用。每日1剂，时时服食。

功效 适于痛风各期。

Zhong Yao Fang　中药方

车前子汤

配方 车前子（纱布包）30克，或车前草40克。

制用法 上药水煎，代茶饮，每日1剂。

功效 清热利尿，促进尿酸排泄。治痛风。

牡丹藤牛膝酒

配方 牡丹藤1500克，牛膝30克，钻地风60克，五加皮、红糖、红枣各250克，烧酒5000毫升。

制用法 上药入烧酒密封1个月。每次30毫升，每日3次。

功效 逐瘀通经。适用于腰膝酸痛、痛风。

秦蚕汤

配方 秦皮、黄柏、苍术、牛膝各10克，蚕沙12克，车前子30克，徐长卿、当归各15克，连翘、桂枝各6克。

制用法 水煎服，每日1剂。

功效 清热除湿，散瘀消肿。主治痛风性关节炎。

Wai Yong Fang

外 用 方

栀子鸡蛋清外敷方

配方 栀子25克，鸡蛋清1个，白酒适量。

制用法 用高度白酒调成糊状，敷在痛处，外面用纱布包好，每日换1次，一般2～3天即可见效，无任何副作用。敷药后局部皮肤可能变黑，但无痛痒，不破溃。以上剂量可敷1个痛处，如有多处疼痛部位，可酌增剂量。敷药期间，少吃海鲜，少喝啤酒。

功效 减轻疼痛。用治痛风。

芙蓉大黄敷方

配方 芙蓉叶、生大黄、赤小豆各等量。

制用法 上药共研细末，按4∶6之比例加入凡士林，调和为膏，取适量，外敷患处。每日1次，10日为1个疗程。

功效 清热利湿，消肿止痛。治痛风性关节炎。

日常调养

❶注意饮食调节，少食或不食虾、蟹、动物内脏及菠菜、豆类等含嘌呤高的食物。

❷多饮水以利尿酸排泄。节制烟酒，尤其不能喝啤酒，不喝咖啡。

❸避免劳累、着凉。

❹积极减肥，减轻体重[注:标准体重(千克) = 身高(厘米) – 105]。

❺积极纠正高尿酸血症，防止因尿酸盐沉积于肾脏、关节而引起并发症。

❻痛风发作时，应尽早治疗，以终止急性关节炎发作。

类风湿关节炎

名医珍藏传世秘方

---病·情·介·绍---

类风湿关节炎是一种以慢性、对称性、非化脓性、多关节炎为主的全身性疾病。因常伴有关节以外的临床表现，故又称"类风湿病"。病因不明，一般认为是一种免疫复合物病，经感染后引起自身免疫反应，导致以滑膜炎为基础的关节病变。受累关节常为小关节，如手指、腕和足关节等，多为对称性关节肿痛，晨起僵硬，病程特点为反复出现的一时性加重和缓解，晚期变为强直而畸形，故又称"畸形性关节炎"。本病属于中医的"痹证"范畴。

食疗方 Shi Liao Fang

核桃猪腰

配方 核桃仁60克，猪腰1枚，鸡蛋2个，葱、姜、精盐各适量。

制用法 常法将猪腰加工成"腰花"，鸡蛋打成蛋沫，先将水烧开，放入猪腰再煮，加入鸡蛋及核桃仁，再放入葱、姜、精盐，熟后进食。

功效 补肾固精。治腰痛、类风湿关节炎。

附片当归炖羊肉

配方 制附片30克，当归15克，生姜10克，鲜羊腿肉1000克，料酒、葱花、味精、胡椒粉各适量。

制用法 附片、当归、生姜用纱布包裹，羊肉切成中等大小的肉块，加水适

量，炖2~3小时，放料酒、葱花、味精、胡椒粉即可。佐餐食用。

功效 蠲痹散寒，益气活血。治类风湿关节炎。

猫耳草煮鸡蛋

配方 猫耳草100克，鸡蛋3个。

制用法 猫耳草加水煎，加入鸡蛋（打破），煮熟后吃蛋喝汤。

功效 活血，祛风。对类风湿关节炎有益。

木瓜苡仁赤豆粥

配方 木瓜10克，薏苡仁、赤小豆各30克，白糖适量。

制用法 木瓜、薏苡仁、赤小豆洗净后，倒入小锅内，加冷水适量，先浸

泡片刻，再用小火煮至薏苡仁、赤小豆熟烂，加白糖适量，稍煮沸即可。每日食用，不拘量。

中 药 方

蒲公英忍冬藤煎剂

配方 忍冬藤、败酱草各20克，蒲公英、桑寄生各30克，薏苡仁、生白芍各15克，扁蓄12克，全虫3克，海藻、五加皮、昆布、连翘各10克。

制用法 水煎服，每日1剂。

功效 适用于类风湿关节炎。

五藤汤

配方 青风藤、忍冬藤、海风藤、络石藤、鸡血藤各15克，制川乌3克。

制用法 水煎服，每日1剂。

功效 温阳散寒，通络止痛。治类风湿关节炎。

泽兰丝瓜煎剂

配方 泽兰叶50克，丝瓜40克，五灵脂20克，延胡索15克。

制用法 水煎服，每日1剂，1个月为1疗程。气虚者去灵脂，加人参、黄芪；肾虚者加肉苁蓉、熟地；痛甚者加蒲黄、马前子；湿盛者加薏苡仁、木瓜；上肢痛者加桂枝、桑枝；下肢痛者加牛膝、鸡血藤。同时可口服消炎痛，每次25毫克，每日3次。

功效 祛风利湿，舒筋止痛。治类风湿关节炎。

川乌酒

配方 制川乌、制草乌各6克，追地风、千年健各10克，白酒500毫升。

制用法 上药泡酒，每日2次，每次口服10毫升。

功效 祛风散寒，通络止痛。适用于类风湿性关节炎肢体关节疼痛，怕冷明显，屈伸不利者。

通络熄风汤

配方 桑枝、金银花藤、白芍、萆薢、当归尾各12克，秦艽、蚕沙各10克，豨莶草、薏苡仁各15克，甘草1.5克。

制用法 水煎，口服。每日1剂。

功效 适用于慢性风湿性关节炎、类风湿性关节炎、关节疼痛不利、日久不愈或反复发作等。

八宝回春汤

配方 制附子、人参、麻黄各35克，黄芩、防己、香附、杏仁、川芎各33克，当归、防风、肉桂各32克，干姜、甘草、熟地黄、生地黄各

30 克，半夏、茯苓各 45 克，白术 60 克，白芍 150 克，沉香、天台乌、川乌各 15 克，黄芪 90 克。

制用法 上药共研细末。每次 15 克，每日服 3 次。

功效 调和气血，祛寒除湿，舒筋活络止痛。适用于类风湿性关节炎。

外用方

Wai Yong Fang

生半夏酒外擦方

配方 生半夏、生南星、生川乌、生草乌各 30 克，50% 酒精 500 毫升。

制用法 加入 50% 酒精浸泡，外擦患处。

功效 祛风，散寒。治类风湿关节炎。

乌头热熨方

配方 生川乌（或生草乌）500 克，醋适量。

制用法 上药研细末，取少量，醋调糊，涂于纱布上敷于患处，外用热水袋敷之，使热气带药力透于体内，每次 15~30 分钟，每日 2 次。本方有毒，不可内服。

功效 温经散寒，祛风止痛。治类风湿关节炎。

小茴香根外敷方

配方 小茴香根、鸡蛋清各适量。

制用法 将小茴香根捣烂，与鸡蛋清拌匀，包在患处上。每日 1 剂，3 剂见效。

功效 适用于类风湿性关节炎，也可用于腱鞘炎、腱鞘囊肿。

日常调养

❶患者应居住在日光充足的房间，空气流通，保持良好的生活环境。

❷类风湿关节炎是一种慢性消耗性疾病，因此饮食应含足够的蛋白质和维生素，食物以容易消化为准则，避免刺激性和生冷食物，如有水肿和高血压并发症要适当控制水分和盐的摄入。

❸多数患者需用药物控制，激素类药物可迅速减轻关节疼痛，但疗效不能持久，且长期应用会产生副作用。有害而无益，故只能短期应用。其他药物须在医生的指导下应用。

❹如果不伴有发热及其他重要器官受侵犯，一般不需要完全卧床休息，尤其不宜长期卧床休息，否则将易导致肌肉萎缩或关节挛缩。

名医珍藏传世秘方

风湿性关节炎

·病·情·介·绍·

　　风湿性关节炎是一种常见的急性或慢性结缔组织炎症，可反复发作并累及心脏。临床以关节和肌肉游走性酸楚、疼痛为特征，属变态反应性疾病，是风湿热的主要表现之一，多以急性发热及关节疼痛起病。风湿性关节炎的受累关节多为膝、踝、肩、肘、腕等大关节，常见由一个关节转移至另一个关节，病变局部呈现红肿、灼热、剧痛。部分患者也有几个关节同时发病的情况。下面介绍一些有效改善关节炎症状的方剂。

Shi Liao Fang 食疗方

桑枝鸡汤

配方 桑枝（取老枝用）60克，老母鸡1只，精盐适量。

制用法 母鸡去毛及内脏。老桑枝刷洗干净，切成小段，加水与鸡共煮至鸡烂汤浓，用时加精盐调味。饮汤吃鸡肉。

功效 益精髓，祛风湿，利关节。适用于风湿性关节炎、四肢发麻、颈背酸痛、腰肌劳损等。

鹿茸炖公鸡

配方 鹿茸9克，公鸡1只。

制用法 鹿茸置锅内炒干，研细末。取公鸡1只，去毛洗净，从肛门开口，取出内脏，将鹿茸粉放入鸡腹内，用水炖烂，不放精盐，2日内分次服完。

功效 补肾阳，益精血，强筋骨。治肾阳不足、精血亏虚所致关节疼痛。

杜仲牛膝猪骨汤

配方 杜仲、鹿蹄草各30克，怀牛膝15克，大枣（去核）4枚，猪脊骨500克，精盐适量。

制用法 前4味洗净，猪脊骨斩小块，用开水余去血水，然后一齐放入锅内，加清水适量，武火煮沸后，文火煮2~3小时，用精盐调味即成。

功效 补肾强筋健骨。治风湿性关

节炎、类风湿关节炎。

牛蹄筋汤

配方 牛蹄筋 100 克，鸡血藤 30 克，补骨脂 12 克。

制用法 牛蹄筋洗净，切碎，加水先煎 20～30 分钟，再下 2 味中草药煎 20 分钟，去渣。饮汤，早、晚 2 次分服。

功效 调养血脉。适用于白细胞减少症及贫血。

中 药 方

Zhong Yao Fang

首乌海藻汤

配方 何首乌 15 克，山茱萸、柏子仁、泽泻、槐角、益智仁各 9 克，天花粉 20 克，杜仲 25 克，生地黄、怀山药各 18 克，白芍、白术、枸杞子、海藻各 12 克。

制用法 上药共水煎煮，取药汁。每日 1 剂，分 2 次服用。

功效 补肾养肝，健脾和胃。适用于风湿性关节炎。

苍术蜂蜜饮

配方 苍术 120 克，蜂蜜 100 克。

制用法 苍术加水 1500 毫升煎至 500 毫升，去药渣，加蜂蜜 100 克。1 次服完，取微汗为佳。

功效 燥湿健脾，祛风湿。治各种关节炎。

松藤麻黄煎剂

配方 丁公藤、麻黄、桂枝、白芷、小茴香、防己、五加皮、羌活、独活各 10 克。

制用法 水煎服。

功效 祛风通络，散寒除湿。适用于肢体关节疼痛、游走不定或自觉患处冒冷风者。

外 用 方

Wai Yong Fang

大黄外敷方

配方 生大黄适量。

制用法 上药研细末，用鸡蛋清适量调成糊状，外敷患处关节，每日 1 次。

功效 泻热解毒，消肿止痛。治急性风湿性关节炎。

桂枝苏木熏洗方

配方 桂枝、宽筋藤、王不留行、

苏木各30克，透骨草、艾叶各15克。

制用法 上药共水煎汤，趁热熏洗患

处。每日1～2次，每次30分钟。

功 效 用于治急性风湿性关节炎。

日常调养

❶注意防寒保暖。

❷缓解期宜进行适当的体育锻炼。

❸宜摄取高蛋白、高热量、易消化的食物，少食辛辣刺激性食物及生冷、油腻之物。

头 痛

•病•情•介•绍•

　　头痛通常指头颅内外各种性质的疼痛，是临床常见症状。可由多种疾病引起，常见原因有以下几种：颅内疾病，如炎症、血管病变、肿瘤等；颅外疾病，如神经病变、眼耳鼻部疾病等；全身性疾病，如心血管病变、中暑、感染等；神经衰弱、偏头痛等。中医将头痛分为头痛、头风，"浅而近者为头痛，深而远者为头风"。并认为头痛的发生为外感六淫，上扰清空，或五志过极，肝阳偏亢或气血阴精不足，不能上荣于脑或跌仆损伤，瘀血停滞等所致。辨证上可分为外感头痛与内伤头痛，前者治宜祛风散邪为主，后者治宜补虚为主；虚中挟实者，当权衡主次，随证而治。

Shi Liao Fang 食疗方

莲子鱼蛋汤

配方 生鱼1条，莲子60克，鸡蛋3个。

制用法 煎煮食之。每日1剂，3次

分服。

功 效 治神经衰弱头痛。

芥菜鲜姜饮

配方 鲜芥菜100克，鲜姜15克，

精盐适量。

制用法 芥菜洗净，切成小块；鲜姜洗净，切片，与芥菜共放锅中，加清水4碗，煎至水剩2碗。用精盐调味，每日分2次饮完，连饮3日。

功效 祛风散寒。用治头痛。

枸杞炖羊脑

配方 枸杞子30克，羊脑1个，精盐适量。

制用法 羊脑洗净切块，与枸杞子一同入锅加水炖汤，用精盐调味食用。每日1剂。

功效 补益肝肾，养血安神。用治血虚头痛、眩晕。

芎芷炖鱼头

配方 川芎、白芷各3~9克，鱼头1个。

制用法 鱼头洗净，加川芎、白芷及水适量，放入锅中炖熟。饮汤吃鱼。

功效 活血行气，祛风止痛。治男女头风、头痛、四肢拘牵痹痛。

怀山鹌鹑蛋汤

配方 鹌鹑蛋5枚，胡萝卜30克，荷叶20克，怀山药15克，红枣10枚，菊花5克，红糖适量。

制用法 上药加水共煮至蛋熟，吃蛋喝汤，连服6剂。

功效 适用于血虚型头痛。

中药方

天麻钩藤饮

配方 天麻10克，钩藤15克，白芍18克。

制用法 水煎服，每日1剂。

功效 平肝潜阳，熄风止痛。治高血压性、血管神经性头痛属肝阳上亢者，症见头痛、眩晕、烦躁易怒、口苦面赤等。

偏头痛粉

配方 附子、干姜、桂枝、细辛、石膏、龙胆草、黄芩、大黄、党参、黄芪、白术、淮山药、当归、熟地、羌活、防风、柴胡、山萸肉、五味子、天南星、半夏、川芎、白芷、牡蛎、磁石、全蝎、威灵仙、蜈蚣、地龙、桃仁、茯苓、枣仁各等份。

制用法 药味、剂量均随症加减，烘干，研末备用。每天20克，分2~3次，温开水送服，连服10天为1疗程。服后有效，可连服2~3个疗程。

功效 祛风攻下，益气活血，寒温相合，刚燥柔润互济，掺入苦寒有大毒、清热止痛效果较佳的马钱子，总的药性偏寒凉，阳虚者不宜用。

蔓荆子酒

配方 蔓荆子90克，酒500克。

制用法 蔓荆子捣为粗末，浸泡酒中，7日后使用。每日3次，每次服10～20毫升，温服。

功效 清利头目。适用于风热头痛。

龙眼壳大枣汤

配方 龙眼壳、大枣各50克。

制用法 水煎服。每日1剂，2次分服。

功效 益气和血。用治气虚头痛，症见头痛绵绵，过劳则甚，多在上午发作，体倦无力，食欲不振，畏寒少气，舌胖质淡白，脉细无力。

龙骨汤

配方 白芍、夜交藤各50克，龙骨30克（先煎），蔓荆子、炒酸枣仁各20克，菊花、郁金、僵蚕各10克，栀子、红花、生石膏各15克。

制用法 上药水煎，每日1剂，分2～3次口服。5剂为1个疗程。

功效 适用于偏头痛。

新膏正散

配方 白附子、全蝎各6克，当归、柴胡各12克，僵蚕、川芎、白芷各10克，蜈蚣1条。

制用法 水煎服，每日1剂。

功效 祛风止痉，通络止痛。

薄荷桑菊饮

配方 桑叶、菊花、连翘各9克，黄芩、薄荷各6克，蔓荆子12克。

制用法 上药以水煎煮，取药汁。每日1剂，分2次服用。

功效 疏风清热。可缓解外感风热之头痛。

外 用 方

薄荷叶外敷方

配方 鲜薄荷叶适量。

制用法 鲜薄荷叶在温水中浸泡5分钟，外敷太阳穴或头痛部位。

功效 疏散风热，清利头目。治偏头痛、高血压头晕痛。

白萝卜汁滴鼻方

配方 新鲜白萝卜500克。

制用法 新鲜白萝卜绞烂取汁，加入冰糖，每日滴鼻4～6次，首次滴4～8滴。如左侧偏头痛则将萝卜汁1次滴入右侧鼻孔中，若右侧偏头痛则将萝卜汁滴入左侧鼻孔中。

功效 治偏头痛。

头痛寒鼻散

配方 川芎、白芷、炙远志各50克，冰片7克。

制用法 共研细末，瓶装密贮勿泄气。以消毒纱布一小块，包少许药末，塞入鼻孔，右侧头痛塞左鼻，左侧头痛塞右鼻。

功效 以本方治疗偏头痛百余例，疗效满意。一般塞鼻3～5分钟后，头痛即逐渐消失。有的塞鼻得嚏后，自觉七窍通畅而痛止。复发时再用仍有效。

日常调养

❶应避免或减少日晒，头痛发作时宜进入安静而避光的环境内，并卧床休息，尽可能促其睡眠。要注意劳逸结合，避免过度疲劳和精神紧张，女性在月经周期中尤要注意休息。注意气候变化，防止感冒。

❷饮食要有节制，忌过饱过饥。不吃或少吃高脂肪或富含酪氨酸、苯乙酸胺的食物，如肥肉、动物内脏、巧克力、乳酪、柑橘、鱼和酒类等。多吃新鲜蔬菜，如白菜、菠菜等。

❸放松思想，解除紧张情绪，保持心情轻松愉快，不动怒，少忧虑。

眩 晕

=•病•情•介•绍•=

眩晕时，人往往站立不稳，眼前景象模糊，尤其坐在移动的车上或者船上时，还会有恶心呕吐的症状。眩晕的起因主要有四个：一是外邪袭入，邪气循经脉上扰巅顶，清窍被扰，可发生眩晕。二是脏腑功能失调，或肾精亏耗，不能生髓，髓海不足，发生眩晕；或是肝阳上亢，上扰清窍，引起眩晕；或是脾胃不足，气血亏虚脑失所养。三是痰湿中阻，痰湿上犯，蒙蔽清阳而发眩晕。四是瘀血内阻，清窍受扰而生眩晕。根据上述情况，宜选用下列偏方、验方进行缓解。

天麻猪脑方

配方 天麻15克，猪脑1具。

制用法 猪脑用热水烫，挑净其中的筋血，加入天麻及适量的水，隔水蒸熟，服食。

功效 补脑止眩晕。治肾虚引起的头晕、老年痴呆、脑萎缩、健忘失眠。

麦枣猪脑汤

配方 猪脑1具，小麦30克，红枣20克，白糖适量。

制用法 红枣用温水浸泡片刻，洗净；猪脑挑去血筋，洗净。小麦洗净沥干水分，倒入锅内，加适量水，用大火煮沸后改用小火煎煮30分钟，然后加入猪脑、红枣，沸后加白糖调味，再用小火煎煮30~60分钟。分2次食用。

松花淡菜粥

配方 松花蛋1个，淡菜30克，粳米60克，精盐、味精各适量。

制用法 松花蛋去壳切块，淡菜泡发洗净切碎，与粳米一同煮粥，调味食用。每日1~2剂。

功效 滋阴清热，补益肝肾。用治肝肾阴虚所致的眩晕。

枸杞甲鱼汤

配方 甲鱼肉250克，枸杞子30克，熟地15克

制用法 甲鱼放沸水锅中烫死，剁去头爪，揭去硬壳，掏出内脏洗净，切成1厘米见方的块，与洗净的枸杞子、熟地一同放入砂锅内，加适量水，用大火煮沸后转用小火炖至甲鱼肉熟烂。佐餐食用，日服1剂。

功效 清热明目，治头晕目眩。凡消化不良、孕妇及产妇腹泻者不宜服用。

菊花粳米粥

配方 干菊花10克，陈粳米50克，冰糖适量。

制用法 干菊花去蒂择净，磨成菊花末，先以陈粳米、冰糖加水500毫升，煮至米开汤稠，调入菊花末，用小火稍煮片刻，待粥稠停火，盖紧闷5分钟。每日1剂，分2次服食，稍温服食。

功效 疏风清热，止痛。适用于外感风热所致头晕目眩。

中药方

Zhong Yao Fang

镇眩粉

配方 川芎、白芍各 10 ~ 16 克，当归、生地、桂枝各 10 ~ 12 克，白茯苓 12 ~ 18 克，白术、甘草各 10 克，生龙骨、生牡蛎各 30 ~ 60 克。

制用法 每天 1 剂，水煎 2 次，每次煎取 200 ~ 300 毫升，早、晚各服 1 次，15 天为 1 个疗程。

功效 治眩晕症有良效。

龙眼白果汤

配方 龙眼肉 7 枚，白果仁 3 个。

制用法 加水同煮汤。每日空腹顿服。

功效 用治水风眩晕、眼黑。

茯苓桂枝汤

配方 茯苓 12 克，桂枝 5 ~ 10 克，白术、甘草各 6 克。

制用法 上药加水煎煮 2 次，将药液混匀。每日 1 剂，分 2 次服用。

功效 对缓解眩晕有一定的疗效。

五味子合剂

配方 五味子、酸枣仁、山药各 10 克，龙眼肉 15 克，当归 6 克。

制用法 水煎服，每日 1 剂。

功效 补血安神，滋养肝肾。治眩晕反复发作，伴耳鸣、心悸、健忘、失眠等。

火炭母天麻煎剂

配方 火炭母 25 克，天麻、石菖蒲各 9 克，鸡屎藤、当归各 12 克，枳实、白芷、砂仁各 3 克。

制用法 水煎服。

功效 治气血亏虚眩晕。

挹神汤

配方 生石决明（先下）21 ~ 45 克，生牡蛎 15 ~ 30 克，生地、生白芍、夜交藤各 9 ~ 15 克，白蒺藜 9 ~ 12 克，酸枣仁 9 ~ 18 克，合欢花 6 ~ 12 克，远志、黄芩各 6 ~ 9 克，番附 6 克。

制用法 水煎服，每日 1 剂。

功效 治眩晕有奇效。

天麻绿茶

配方 天麻 3 ~ 5 克，绿茶 1 克。

制用法 天麻切成薄片，与茶叶同放杯中，用沸水冲泡，温浸 5 分钟后饮服。

功效 治眩晕。

名医珍藏传世秘方

外 用 方

茱萸肉桂外敷方

配方 吴茱萸 20 克, 肉桂 2 克, 米醋适量。

制用法 上药共研细末, 米醋调匀, 捏成饼状, 于睡前贴敷于双足心的涌泉穴, 外以青菜叶或树叶包扎, 纱布、胶布固定, 次晨取下, 连续 3~5 次。

功 效 引火归元。治眩晕。

天麻薄荷洗浴方

配方 明天麻、薄荷、赤芍、藁本、甘菊花、桑叶、炒僵蚕各 6 克。

制用法 以上 7 味加水煎汤, 去渣, 待温洗浴头部。

功 效 对眩晕有效。

日常调养

❶发作期间宜卧床休息, 注意防止患者离床时突发眩晕而跌倒。保持环境安静, 以利患者休息, 养成合理的工作生活习惯。

❷饮食宜清淡, 盐分要少, 忌食生冷、油腻腥膻、酸辣食物。饮食有节, 冷热适中, 维护脾胃正常运化功能。

失 眠

病·情·介·绍

失眠是指经常不易入睡, 或睡后易醒, 甚至彻夜难眠的病症。常伴有头痛、眩晕、健忘、心悸等。调查发现, 人群中有 21%~32% 的人诉说自己会失眠。医学上所说的失眠症是一种常见的睡眠障碍, 1985 年美国精神病学会提出的定义是:"失眠指的是自诉难于入眠或维持睡眠困难, 每周至少 4 晚, 至少连续 3 周难眠, 多导睡眠图检查发现, 入眠潜伏期超过 30 分钟或睡眠效率低于 85% (对老年人需作适当调整)。"根据中国精神疾病分类及诊断标准的规定, 每周至少发生 3 次以上并持续 1 个月或更多的时间, 又并非脑器质性疾病、躯体疾病或精神疾病症状的一部分时即可诊断为失眠症。这种失眠症往往随着年龄的增长而增多。人的一生大约有 1/3 时间在睡眠中度过，如果这 1/3 的时间休息不好，势必会影响另外 2/3 时间的生活质量，因而睡眠是人类赖以生存的重要生理过程。

Shi Liao Fang
食疗方

柏子仁蒸猪心

配方 柏子仁 10 克，猪心 1 具，精盐适量。

制用法 先将猪心用清水洗净血污，再把洗净的柏子仁放入猪心内，共放入瓷碗中，加入少量水；上锅，隔水蒸至肉熟，加精盐调味。每日 1 剂，分 2 次服用。

功效 安神养心。适合失眠者服用。

大枣煨猪心

配方 猪心 1 只，大枣 10 枚，精盐适量。

制用法 猪心洗净切块，与大枣一同入锅煮汤，加精盐调味食用。每日 1 剂。

功效 健脾益气，养心安神。用治心脾两虚型失眠，症见食少不寐，多梦易醒，面白无华，体倦神疲，心悸健忘，饮食乏味，舌淡，脉细或涩。

龙眼肉鸡蛋方

配方 龙眼肉 15 克，鸡蛋 1 个，白糖适量。

制用法 先煮龙眼肉，出味后加入鸡蛋 1 个，蛋熟后加糖少许服，每日 1 次。

功效 补气血，安心神。治气血两虚所致的失眠、心悸、健忘。

酸枣仁粥

配方 酸枣仁 5 克，粳米 100 克。

制用法 酸枣仁炒黄研末，备用；粳米洗净，加水煮作粥，临熟，下酸枣仁末，再煮。空腹食之。

功效 宁心安神。用治心悸、失眠、多梦。

百合枣仁汤

配方 鲜百合 100 克，生、熟枣仁各 15 克。

制用法 鲜百合用清水泡一昼夜。取生、熟枣仁各 15 克，水煎去渣，将百合加入其中煮熟，连汤吃下。或取鲜百合 100 克，加蜂蜜适量蒸熟，睡前半小时服。

功效 养心安神。治失眠。

中药方

归脾汤

配方 太子参、白术、茯苓、酸枣仁各15克，黄芪、当归、远志各12克，生龙骨、生牡蛎各30克，枳壳9克，生大黄、甘草各3克。

制用法 上药加水煎煮，取药汁。每日1剂，分2次服用。

功效 对于入睡困难、多梦易醒、醒后不能再次入睡，以及伴有心悸健忘、面色萎黄、神疲食少、头晕、肢体困乏、腹胀、大便不爽、舌淡苔薄白等症状的失眠症有一定疗效。

半夏薏苡仁

配方 法半夏、薏苡仁各60克。

制用法 浓煎，临睡服下。〔心脾亏虚加党参，心阴不足加麦冬，痰热扰心加黄连，胃中不和加神曲。〕

功效 用于入睡难眠。

花生叶煎剂

配方 花生叶150克。

制用法 水煎服。

功效 适用于失眠。

桑葚糖水

配方 鲜桑葚100克，冰糖10克。

制用法 上药加水共煎煮。以冰糖调饮。

功效 补肝益肾。用治神经衰弱之失眠、习惯性便秘等。

泡莲子心

配方 莲子心2克。

制用法 用开水浸泡。代茶饮。

功效 清心开胃。主治心烦失眠、食欲不振。

灵芝酒

配方 白酒500毫升，灵芝15克。

制用法 灵芝用水洗净，放进白酒瓶内，盖封严，酒逐渐变成红颜色，1周就可饮用。每晚吃饭时或睡觉前根据自己的酒量饮用，多则喝15毫升左右，如果平时不喝酒可少喝。坚持1年常喝此酒，失眠症可除。

功效 治失眠症。

合欢皮远志煎剂

配方 僵蚕、远志各1克，姜黄、蝉蜕各6克，天竺黄3克，合欢皮15克。

制用法 水煎服，每日1剂。若肝胆火郁，加柴胡5克，黄芩、栀子各12克，川楝子6克，龙胆草10克；若心肝火旺，肾阴不足，加黄芩10克，白芍20克，酸枣仁、夜交藤各30

克；若心胆虚怯，加竹茹 12 克，枳实、半夏、郁金各 10 克，浮小麦 15 克，茯苓 20 克。

功效 适用于失眠。

外用方

浴足疗方

配方 黄连 10 克，肉桂 3 克，合欢皮、夜交藤、丹参各 30 克。

制用法 水煎取汁，倒入盆中，浸洗双足 30 分钟，每晚睡前 1 次，1 剂可用 2 次。

功效 宁心安神。治失眠。

吴茱萸贴方

配方 吴茱萸 9 克，米醋适量。

制用法 吴茱萸研成细末，加米醋调成糊，敷于涌泉穴上，盖以纱布，用胶布固定。

功效 对失眠有一定疗效。

日常调养

❶失眠患者应注意自我精神调节，消除忧虑和紧张情绪，保持环境安静。

❷睡前忌烟酒、浓茶、咖啡等。

❸建立有规律的睡眠习惯，按时就寝，日间不睡。

❹睡前可洗温水浴，睡衣应单薄、柔软、舒适。

神经衰弱

病情介绍

神经衰弱是以大脑皮质功能失调为表现的疾病。其特点是易兴奋且易疲劳，症状呈多样性、波动性及可逆性。表现为头痛、头晕、失眠、多梦、易激动、心悸，或精神不振、疲劳、记忆力减退。部分女性患者可有月经不调，男性患者有遗精、阳痿等。

龙眼肉粥

配方 龙眼肉 15 克，大枣 10 枚，粳米 50～100 克。

制用法 加清水熬粥服。

功效 养血安神。治心血不足之神经衰弱，症见心悸失眠、健忘乏力。

蛤士蟆油汤

配方 干蛤士蟆油 25 克，菠菜 100 克，海米 50 克，精盐、鸡汤、味精、葱姜汁各适量。

制用法 干蛤士蟆油用温水泡开，择出黑线洗净，用开水汆烫一下捞出，切成小丁；将菠菜洗净切段，放开水略焯烫一下；锅放火上，放入鸡汤，放入蛤士蟆油丁、海米、葱姜汁、精盐烧开，撇净浮沫，加味精，撒上菠菜即成。每日 1 剂，分 2 次服用。

功效 补肾益精，养阴润肺。适用于神经衰弱、精力不足者服用。

黄豆猪排骨

配方 黄豆 500 克，猪排骨 1000 克，精盐、黄酒、葱白、植物油各适量。

制用法 黄豆去杂洗净，用水浸泡 1 小时，沥十备用；猪排骨洗净切成小块。炒锅上火，放油烧热，放入葱白后倒入排骨，翻炒 5 分钟后加黄酒和精盐，焖烧 8 分钟，至出香味时盛入大砂锅内，再加入黄豆和适量水，水以浸没为度，用大火烧开后加入 10 克黄酒，然后改用小火慢煨 3 小时，至黄豆、排骨均已酥烂，离火即成。佐餐食用。

功效 适用于神经衰弱、失眠心悸。

牛奶阿胶粥

配方 阿胶 10 克，牛奶 200 毫升，粳米 50 克，白糖 20 克。

制用法 粳米洗净，阿胶烊化（用 30 毫升水和阿胶共放碗内蒸化）；牛奶烧沸；粳米放入铝锅内，加水 800 毫升，置大火上烧沸，再用小火煮 40 分钟，加入牛奶、阿胶、白糖搅匀即成。每日 1 剂，1 次服完。

功效 滋阴润肺，补血和血，生津止渴。适用于神经衰弱、烦渴、心悸、失眠患者食用。

宁脑汤

配方 猪脑 1 具，灵芝 30 克。

制用法 猪脑以冷开水洗净血膜，和灵芝加水适量，文火炖煮，捞出药渣。食脑饮汤，分 2 次食完。

功效 宁心健脑。治失眠。

中药方

交茶饮

配方　黄连、肉桂各 6 克，玄参 10 克。

制用法　水煎 2 次，分 3 次服，每日 1 剂。

功效　滋阴降火，交通心肾。治神经衰弱，症见失眠多梦、咽干口渴。

党参白术汤

配方　党参、熟地黄各 12 克，白术、茯神、当归、酸枣仁各 9 克，生黄芪 15 克，炙甘草 3 克，远志、广木香各 6 克，五味子 4.5 克。

制用法　上药以水煎煮，取药汁。每日 1 剂，分早、晚 2 次服用。

功效　补益心脾，调养气血。适用于心脾两虚所致的神经衰弱。

金樱子首乌液

配方　金樱子 1000 克，何首乌 1000 克，蜂蜜适量。

制用法　金樱子、何首乌洗净，加水熬煮，2 小时出汤后再加水煮，如此反复 4 次，合并药液，继续熬煮蒸发成膏，加入 2 倍体积的蜂蜜拌匀，冷后收贮瓶中。每服 15 克，温开水调服，日服 2 次。

功效　适用于眼目昏花、夜不能寐。

浮小麦大枣汤

配方　浮小麦 30 克，大枣 15 克，甘草 6 克。

制用法　水煎服。

功效　适用于神经衰弱、烦躁失眠。

白芍菊花煎剂

配方　玫瑰花 5 克，滁菊花、佛花、合欢花、厚朴花各 9 克，生白芍 12 克，炙甘草 3 克。

制用法　加水煎服，每日 1 剂，分 2 次服。

功效　本方适用于神经衰弱初起。

徐长卿散

配方　徐长卿全草。

制用法　上药研末，每次 10 克，每日 2 次；或炼蜜为丸（每丸含生药 5 克），每次服 2 丸，每日 3 次；或将徐长卿散装胶囊服用，每粒胶囊 0.5 克，每次服 20 粒，每日 2 次。

功效　本方适用于神经衰弱。

龙眼黑枣丸

配方　龙眼肉（即桂圆肉）120 克，大黑枣 250 克，淡盐水适量。

制用法　将 2 味去核，洗净，共捣为泥捏丸，每丸重 9 克。每服 1~2 丸，

名医珍藏传世秘方

日服3次，淡盐水送下。

功效 养血安神。用治气虚心悸、忪忡不安、夜不能寐。

外 用 方

按揉头维法

头维穴位于头侧部，额角发际上0.5寸，头正中线旁4.5寸。取穴时，一般采用正坐或仰靠、仰卧姿势。用拇指螺纹面按揉头维穴，可缓解神经衰弱引起的头痛、失眠等症状。

日常调养

❶按照具体症状选食不同食品。心悸、失眠宜食养血补心之品，如猪心、龙眼等；神疲乏力、纳少、多梦者宜食健脾养心之品，如小米、小麦、葵花籽等；头晕、健忘者宜食益精养脑之品，如猪脑、核桃等；腰膝酸软者宜食壮筋健骨之品，如猪脊髓、蹄筋等；男子性功能障碍者宜食益肾兴阳之品，如狗肾、牛鞭等。饮食需清淡，宜食富含多种营养的食品。多食具有养心安神作用的食品，如莲子、大枣、金针菜等。

❷忌食辛辣、油腻、煎炸之物。不应过饥过饱，不可暴饮暴食。不宜傍晚喝浓茶、咖啡或含咖啡因饮料。禁烟酒。

面神经麻痹

•病•情•介•绍•

面神经麻痹又称面神经瘫痪，为颅神经病变中最常见的疾患。临床表现为患侧周围面神经麻痹，口眼㖞斜，额纹变粗或消失，口角不能活动。

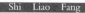 SHI LIAO FANG

食疗方

鳝鱼黄芪瘦肉羹

配方 鳝鱼1条（100克），猪瘦肉100克，黄芪9克，大枣10枚，鲜姜10片，花椒、香菜、葱花、精盐、味精、香油、水淀粉各适量。

制用法 活鳝鱼洗净，断头放血（血可立即涂打患侧面部成为血膜，每日2～3次，作局部辅助治疗），除去内脏，中间剖开，去脊椎骨，切丝备用；猪瘦肉也切丝备用。黄芪放在纱布包中，与大枣共煮沸。把鳝鱼丝、肉丝、姜片、花椒等放入沸锅中同煮至熟，加香菜、葱花、味精等，淋以香油及水淀粉勾芡出锅。每日1次。

功效 补中益血，祛风通络。辅助治疗面神经麻痹。

川芎附子炖羊肉

配方 川芎10克，制附片15克，全蝎6克，羊肉300克，姜10克，葱15克，料酒20毫升，精盐4克。

制用法 川芎润透切片；制附片洗净去杂质；全蝎烘干打成细粉；羊肉洗净切块；姜切片，葱切段。羊肉块放炖锅内，加入川芎片、附片、姜片、葱段、精盐、料酒，注入水600毫升煮至羊肉熟烂。每日2次，每次吃羊肉50克，把全蝎粉分2次用羊汤送服。

功效 补益气血，活血通络。适用于面神经炎风寒型患者食用。

猪肉茅根汤

配方 鲜茅根150克，猪瘦肉250克，精盐适量。

制用法 将鲜茅根水煎去渣，再入猪肉丝煮汤，加少量精盐调服。每日1剂，2次分服。

功效 养阴清热，利尿消肿。用治面神经麻痹。

陈皮茯苓烧兔肉

配方 陈皮6克，茯苓10克，兔肉300克，姜10克，葱15克，精盐4克。

制用法 陈皮润透切丝；茯苓打成细粉；兔肉洗净，沸水汆烫透，切4厘米见方的块；姜切片；葱切段。植物油放热锅内加热至六成热时，下入姜片、葱段爆香，再下入兔肉块、酱油、精盐、陈皮丝、茯苓粉，加水300毫升，用小火烧煮45分钟即成。每日1次，每次吃兔肉50克。

功效 利水渗湿，宁心安神。适用于周期性瘫痪症、心脏病患者食用。

名医珍藏传世秘方

中药方

含羞草汤

配方 新鲜含羞草30克。

制用法 水煎，每日3次温服。

功效 凉血解毒，镇静安神，消肿散瘀。治面神经麻痹，用药后患部抽搐者，乃药物中病之征，为佳兆。

薄荷金蝎汤

配方 薄荷、全蝎各6克，蜈蚣3条，生石膏25克，葛根20克，黄芩、甘草、荆芥穗各10克，赤芍、蔓荆子、钩藤、柴胡、苍耳子各12克。

制用法 上药以水煎煮，取药汁。每日1剂，分2次服用。

功效 本方对三叉神经痛有较好疗效。

芪归蝎龙汤

配方 黄芪50克，当归30克，川芎、桃仁、红花各6克，全蝎3克，赤芍、地龙、僵蚕各10克。

制用法 水煎服。每日1剂，2次分服。

功效 益气养血，活血通络。用治气血两亏型面神经麻痹。

生石决明方

配方 白僵蚕、白芍各10克，白附子、半膝、天座、龟板各12克，生石决明30克。

制用法 上药混合后共同用水煎服。

功效 镇肝熄火。适用于面神经炎、面神经麻痹。

外用方

复方天牛膏

配方 天牛虫286克，川芎、当归各500克，黄连600克，黄丹360克。

制用法 天牛虫研细过120目筛备用。再将川芎、当归、黄连与食用植物油2500毫升，同置锅内煎枯，除渣滤过，熬至滴水成珠，另取黄丹，加入油内搅匀，收膏。取膏用文火熔化后，加入天牛虫粉搅匀，分摊于纸上即得。每张药膏重2克，含天牛虫粉0.2克，料可制1430张。同时取患侧听宫、下关、翳风为主穴，颊车、太阳、大椎穴为配穴。选定穴位后，将膏药加湿熔化，每个主穴贴1张，配穴视病情加减。每5天更换1次，为1疗程。总疗程不超过35天。

功效 疏风活血，通经活络。

附乌散

配方　熟附子、制川乌各90克，乳香30克。

制用法　上药共研细末，分成8～10包，备用。用时每取上药末1包，加生姜末3克拌匀，用开水调成糊状，即可使用。先嘱患者用热生姜片擦患处，擦至局部充血为好，再将上药糊敷患侧（上至太阳穴，下至地仓穴），宽约3厘米。用纱布覆盖，胶布固定。并嘱患者用热水袋热敷。每天换药1次，至愈为度。

功效　温经，散寒，通络。

塞鼻疗法

配方　川乌、草乌、枯矾各等量。

制用法　上药共研细末，绢布包如黄豆大，左歪塞右鼻，右歪塞左鼻，2小时取出，每日3～4次。

功效　散寒祛风通络。治面神经麻痹。

姜粉蜂蜜外敷

配方　生姜粉20克，蜂蜜100克。

制用法　姜粉、蜂蜜调成糊状，备用。敷药时，用压舌板将药轻轻地在患处涂一薄层，用纱布覆盖，再用胶布固定。每日换药1次，一般敷2次见效。

功效　适用于面神经麻痹患者。

鳝鱼血麝香外用方

配方　大鳝鱼1条，麝香适量。

制用法　以针刺鳝鱼头取血，对入麝香粉少许，左歪涂右，右歪涂左。

功效　祛风除湿，活血散结。适用于面神经麻痹。

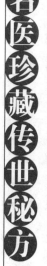

日常调养

❶急性期注意休息，尽量避免外出。避免受风寒，颜面及耳后部位应注意保暖，耳后部及患侧额面部要经常热敷。

❷早期患侧面部按摩有助疾病的痊愈。方法：患者用手掌贴在患侧面部做环形按摩，每日3～4次，每次10～15分钟。

❸面神经麻痹者应注意功能性锻炼，如抬眉、双眼紧闭、鼓气、张大嘴、努嘴、示齿、牵鼻。

❹禁吃酸、辣、酒等刺激性食物。

❺饭后清洁口腔，防止患侧食物残留。

名医珍藏传世秘方

坐骨神经痛

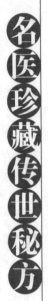
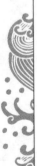
·病·情·介·绍·

坐骨神经是支配下肢的主要神经干，坐骨神经痛是指沿坐骨神经痛路及其分部区域的疼痛。以一侧腰痛，放射至下肢腿足，走路跛行为其特点。本病属于中医学"腰腿痛""痹证"范畴。

Shi Liao Fang
食疗方

附芍羊肉汤

配方 制附片 15 克，白芍 10 克，甘草 6 克，羊肉 300 克，姜 10 克，葱 15 克，精盐 4 克。

制用法 制附片洗净，去杂质；羊肉用沸水汆烫去血水，炖煮 1 小时；白芍、甘草润透切片，羊肉切块；姜拍松，葱切段；将羊肉块放在炖锅内，加入制附片、白芍片、甘草片、姜、葱段、精盐；注入水 1000 毫升；将炖锅置大火上加热，煮沸后，用小火煮 50 分钟即成。每日 1 次，吃羊肉、喝汤。

功效 温补肾阳，镇痉止挛。适用于坐骨神经痛患者，对下肢寒冷抽搐者有明显疗效。

杜仲煮猪腰

配方 杜仲 30 克，猪腰 1 副。

制用法 猪腰剖开，除去白色的膜，加冷水 800 毫升与杜仲一起煎沸后再煮半小时，以猪腰煮熟为度。除去杜仲，趁温服食猪腰及药汁，每日 1 剂。

功效 补肝肾，强筋骨，降血压。治原发性坐骨神经痛。

麻黄乌鸡汤

配方 麻黄、木瓜、怀牛膝、丁香各 30 克，乌鸡 1 只。

制用法 乌鸡宰杀去毛，掏尽内脏，洗净并切成两半，再将中药用纱布包裹，加水约 4000 毫升，水煎煮，待肉熟后，去药渣。将鸡肉汤分成 6 等份，每次服 1 份，每日服 2 次，连服 3 日。隔 3 日后，再如上法服用，连服 3 剂为 1 个疗程。

功效 补肝肾，祛风湿，止痹痛。治坐骨神经痛。

中药方
Zhong Yao Fang

蝎蛇散

配方 祁蛇（或用乌梢蛇代）、蜈蚣、全蝎各10克。

制用法 上药焙干，共研细末，等分成8包。首日上、下午各服1包，继之每日上午服1包，7日为1个疗程。不愈可服第2疗程，两疗程间隔3~5日。用温开水送服。一般在服药后可有全身及患肢出汗或灼热感，有的可出现短暂性疼痛及麻木加剧，不久症状即消失。

功效 搜风止痛。治坐骨神经痛。

牛膝虎杖汤

配方 牛膝、虎杖、老颧草各15克。

制用法 水煎服，每日2剂。

功效 祛风除湿，活血舒筋。适用于坐骨神经痛。

鲍鱼壳

配方 鲍鱼壳（即石决明）、蛇蜕、苏薄荷各15克，黄酒适量。

制用法 将前3味放入碗内，例入黄酒，加盖蒸约30分钟。每日服饮1次。

功效 熄风，清热，定痛。适用于坐骨神经痛。

二地二风甘草汤

配方 生地黄30~60克，地骨皮、寻骨风各12克，钻地风、生甘草各10克。

制用法 将上药以水煎煮，取药汁。每日1剂，分2次服用。

功效 养阴清热，祛风通络。对阴虚内热型坐骨神经痛有一定疗效。

川乌白芍煎剂

配方 制川乌30克（先煎2小时），黄芪、白芍各15克，麻黄、红花各6克，桂枝、当归、川芎、川牛膝、炙甘草各10克，蜈蚣2条。

制用法 水煎服，每日1剂，2次分服。

功效 活血通络。适用于坐骨神经痛。

外用方
Wai Yong Fang

豆腐渣热熨方

配方 豆腐渣500克，葱白6克，胡椒粉、辣椒粉、干地黄粉各3克。

制用法 混匀蒸热，装入布袋，趁热外敷阿是穴（压痛点），每日1次，1剂可连用1周。豆腐渣变凉，可蒸热再敷。

功效 温经散寒，通络止痛。治风湿性坐骨神经痛。

日常调养

❶坐骨神经痛急性期应卧床休息，最好睡平板床。慢性期应做到劳逸结合。室内温度最好保持在25℃左右，防止受寒加重病情。

❷注意患者的饮食变化，因疼痛而食欲减低时，应鼓励患者进食，保证足够的营养。

❸除病因治疗外，还可采用封闭疗法、针灸疗法及腰椎牵引等法，以尽可能地减轻患者的痛苦。

三叉神经痛

·病·情·介·绍·

本病的典型症状为位于面部的三叉神经之一支，或几支所布的区域内，出现阵发性剧烈疼痛，有如针刺，持续几秒钟到几分钟后突然消失，一天可发作数次或数十次，患者以女性居多。中医认为，本病是肝风内动、营血不和、经脉不利所致，治疗本病宜熄风镇痛、清肝疏经、和营养血之法。

Shi Liao Fang
食疗方

牛膝生地炖猪尾

配方 牛膝、川芎各10克，生地黄、白芷各15克，麦冬20克，猪尾巴300克，姜10克，葱15克，精盐4克。

制用法 牛膝洗净，切段；川芎、生地黄洗净润透切片；麦冬洗净去心；猪尾巴洗净，切段；姜切片；葱切段。将猪尾巴段放入炖锅内，加水

600毫升，放入生地黄片、牛膝段、麦冬、白芷、川芎片、姜片、葱段、精盐；最后将炖锅置大火上烧沸，再用小火炖煮30分钟即成。每日1次，每次吃猪尾巴30~50克，喝汤。

功效 适用于三叉神经痛。

灵芝白芍炖瘦肉

配方 菌灵芝、白芍各10克，猪瘦肉300克，姜10克，葱15克，精盐5克。

制用法 把菌灵芝润透切片；白芍洗净，润透切片；猪瘦肉洗净，切4厘米见方的块；姜拍松；葱切段。将猪瘦肉块、菌灵芝片、白芍片、姜、葱

段、精盐同放炖锅内加水600毫升，将炖锅置大火上烧沸，再用小火炖煮50分钟即成。每日1次，佐餐食用。每次吃猪肉30~50克，随意喝汤。

功效 平抑肝阳，解热镇痛，益心安神。适宜于三叉神经痛患者食用。

丹参粥

配方 丹参30克，粳米50克。

制用法 丹参水煎取汁，对入已煮熟的粳米粥内，再煮一两沸即成，每日1剂。

功效 活血祛瘀，止痛。治三叉神经痛。

中药方

五白汤

配方 白芍30克，白蒺藜12克，白附子、白僵蚕、白芷各9克。

制用法 水煎服，每日1剂。

功效 养血柔肝，平肝熄风，解痉止痛。治三叉神经痛。

驱风止痛散

配方 白芷200克，川芎200克，僵蚕200克，白附子100克，全蝎150克，热酒适量。

制用法 上药分别研成细末，过100

目筛，搅拌均匀，备用。每日2次，每次2克，以热酒调服。10天为1个疗程。

功效 祛风止痛。主治三叉神经痛。

细辛生石膏煎剂

配方 细辛3克，生石膏15克。

制用法 水煎服。

功效 适用于三叉神经痛风寒阻络证。

向日葵盘

配方 向日葵盘100~200克（去子），白糖适量。

制用法 向日葵盘掰碎，分2次煎成500~600克的汤，加白糖。每天早、晚饭后1小时服下。若病情较重，可日服3次，服量也可加大一些。可根据病情灵活掌握疗程。为防止复发，病愈后可多服几日，以巩固疗效。

功效 清热解毒，逐邪外出。用治三叉神经痛。

Wai Yong Fang 外用方

吸入疗法

配方 荜茇、木鳖子各5份，藿香3份，冰片1份。

制用法 上药各研细末，混匀，装瓶备用。取适量搐鼻。

功效 芳香止痛。治三叉神经痛。

日常调养

❶疼痛发作阶段应注意休息，给予富有营养的软食或流质饮食。因洗脸、讲话、刷牙等为疾病的诱发因素，故应尽量避免。

❷近年来治疗三叉神经痛的方法较多，如药物、针灸、理疗和封闭疗法等均有一定疗效。有些学者还主张使用治癫痫药物，如果经上述治疗无效且病情较严重时，可考虑三叉神经感觉根部分切断术。

癫　痫

·病·情·介·绍·

癫痫是指反复发作的神经元异常所致的暂时性、发作性脑功能失调的神经系统慢性发作性疾病。可表现为运动、感觉、意识、行为和自主神经等不同障碍，或兼而有之。按病因有原发性和继发性之分。原发性多发于儿童或青春期，与遗传因素有关；继发性见于多种脑部病变和代谢疾病等。癫痫的发作形式主要有大发作、小发作、局限性发作和精神运动性发作四种。大发作以意识丧失和全身抽搐为特征；小发作以短暂性意识障碍为特征，多见于少年儿童；局限性发作以局部扩散性发作为主要特征；精神运动性发作多发于成人，是具有复杂性症状的一种局限性发作。

食疗方

枸杞炖羊脑

配方　羊脑 1 副，枸杞子 12 克，小麦（捣碎）50 克，精盐适量。

制用法　将羊脑剔去筋膜，洗净入锅，加入枸杞子、小麦及清水适量，炖熟，调味食用。每日 1 剂。

功效　滋阴养血，补脑安神。用治癫痫。

鸡蛋黄人乳汁

配方　鸡蛋黄、人乳汁各 15 克。

制用法　蛋黄与人乳入杯中和匀。每日 1 剂，1 次食之，长期服用。

功效　养心安神，益气补血。

酒精烧鸡蛋

配方　酒精 100 克，鸡蛋 2 个。

制用法　上 2 味放入大铁碗内，燃酒烧蛋，不时翻动鸡蛋，使蛋熟匀，酒干后去蛋壳。每早空腹食用，连吃 50 个。

功效　补虚损，理气血。适用于癫痫。

珍珠母麦仁粥

配方　珍珠母 25 克，碎小麦 50 克，冰糖 15 克。

制用法　先将珍珠母水煎 30 分钟，去渣，再入小麦煮粥，调入冰糖即成。每日 1 剂。

功效　清热除烦，镇心安神。用治癫痫。

小麦黄瓜藤粥

配方　黄瓜藤 200 克，小麦 50 克，冰糖适量。

制用法　黄瓜藤洗净切碎，清水 600 毫升，煎 20 分钟，去渣，加入小麦，慢火熬成粥，下冰糖。每日服 2 ~ 3 次，空腹服。

功效　适用于癫痫。

中药方

雄黄停痛丸

配方　明雄黄、钩藤、制乳香各 25

克，琥珀、天竺黄、天麻、全蝎、胆南星、郁金、黄连、木香各 19 克，荆芥穗、明矾、甘草各 13 克，朱砂 5 克，珍珠末、冰片各2克，绿豆200克。

制用法 上药除雄黄、朱砂外，共研细末，制水丸如绿豆大，雄黄、朱砂研细末为衣。每天服2次，分早、晚温开水送服，或据病情选1~2味中药煎汤送服。成人每天4~6克，1周岁儿童每次1~1.5克，可随年龄、体质增减用量，均以3个月为1个疗程。

功效 治癫痫。

青果郁金汁

配方 鲜青果500克，郁金25克，白矾25克（研末）。

制用法 先将青果打碎，加适量水，放锅内熬开后，捞出去核，捣烂，再加郁金熬至无青果味，过滤去渣，加入白矾末再熬，熬至500毫升即可。每次服20毫升，每日早、晚各1次，温开水送服。

功效 适用于突然跌倒、尖叫、四肢抽搐、口吐白沫、大小便失禁等症。

明矾茶叶丸

配方 红茶叶16克，生明矾31克。

制用法 炼蜜丸如梧桐子大，大人每次服50丸，小儿酌减，每日2次。

功效 适用于癫痫。

白矾散

配方 净白矾。

制用法 将白矾研成细粉，备用。成人每次服3~4.5克，每日早饭和晚饭后、睡前各服1次，温开水冲服。

功效 清热解毒。用治羊角风。

蓖麻根

配方 蓖麻（红茎红叶）根100克，鸡蛋2个，陈醋适量。

制用法 鸡蛋破壳煎煮，再入陈醋、蓖麻根共煎。每日1剂分服，连服数日。

功效 安心神，通经络。适用于癫痫。

日常调养

❶患者出现癫痫先兆时应立即令患者卧床休息，抽搐发作时应让患者取卧位，并迅速解开患者的衣服，松解裤带，将患者的下颌托起，以防抽搐发作时出现下颌脱臼。有假牙的患者，应取下假牙，并注意保护患者的舌头，可在患者的牙间垫放毛巾，以防咬伤舌头。

❷患者如果口中流涎较多，应将患者头转向一侧，并尽力清除口腔

名医珍藏传世秘方

中的涎液，避免涎液误吸入气管造成窒息。此外，如果患者有严重的抽搐，也不应强力按压制止，以免造成患者肌肉扭伤或骨折。家中有条件时，可让患者吸氧。

❸患者如果为反复发作，家中有抗癫痫的药物，可令患者服药后观察。但如果发作2～4小时仍无明显缓解，或患者为首次发作者，则应立即将患者送至医院进行治疗。

❹患者如癫痫持续大发作，伴有高热时，应立即将患者送往医院，在送往医院的途中，应设法降低患者的体温，可将冰敲碎装入厚塑料袋中，外面裹上一层毛巾，敷于患者的额部，以降低温度，保护脑细胞。

自汗、盗汗

●病●情●介●绍●

自汗是指人体不因劳累和外界环境影响而自然汗出的一种症状；盗汗是指入睡时通身汗出、醒来即止的一种症状。自汗又称自汗出，盗汗又称寝汗。皆属汗出异常之多汗。二症除与遗传、体质等因素有关外，可见于神经系统器官性病变或功能性病变，如丘脑、小脑、延脑等损害、自主神经功能失调等，也可见于全身性疾病过程，如发热、休克、甲亢、风湿病、糖尿病等。

Shi Liao Fang

食疗方

百合莲子汤

配方 百合20克，莲子、冰糖各30克。

制用法 百合、莲子洗净，放锅内加适量水，炖至百合、莲子烂熟，加入冰糖溶化后即可食用。每日1次，连服数日。可常服。

功效 补脾健胃，养心安神。治盗汗。

猪肾杜仲汤

配方 猪肾1个，杜仲20克，精盐适量。

制用法 猪肾剖开，剔去筋膜，洗净切块，与杜仲一同入锅，加水炖熟，

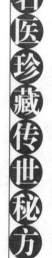

用精盐调味，吃肉喝汤。每日1剂。

功效 补肝肾，强筋骨，益精气。用治盗汗、耳聋、遗精、小便频数等。

五味雀肉

配方 麻雀5只，五味子3克，胡椒粉、精盐、姜、花椒、葱、料酒各适量。

制用法 麻雀去毛、内脏，洗净。五味子洗净，与葱、姜、花椒、料酒同放入砂锅内，放麻雀，加水以浸没麻雀为度。武火烧开，文火炖约30分钟，起锅，滤去五味子及调料，调入精盐、胡椒粉即可食肉饮汤。

功效 温补心脾。

黄芪羊肉汤

配方 黄芪15克，羊肉90克，桂圆肉10克，怀山药15克。

制用法 羊肉用沸水先煮片刻，捞出后用冷水浸泡以除膻味。用砂锅将水煮开，放入羊肉和3味中药同煮汤，食时调好味。饮汤吃肉。如小儿无咀嚼能力，可煮成浓汤饮用。

功效 健脾补虚，滋养敛汗。主病后体虚盗汗。

肉麸汤圆

配方 小麦麸100克，猪肉末250克，水磨糯米粉250克，葱末、姜末、精盐、酱油各适量。

制用法 小麦麸与肉末、葱末、姜末等调料调成肉馅，水磨糯米粉加水适量，拌成软料，再与肉馅包成汤圆。煮熟后可随量食用。

功效 用治虚汗、自汗、盗汗等。

Zhong Yao Fang

中 药 方

加味牡蛎散

配方 煅牡蛎、生黄芪各100克，麻黄根、五味子各50克。久病气虚加人参须6克；阴虚燥热加生地10克、白芍10克；心悸眠差加酸枣仁10克、麦冬10克。

制用法 上药研粗末。贮瓶备用。每次10~20克，用浮小麦15克同煎，滤去渣热服，每日2次。

功效 治体常自汗，动则益甚，时易感冒者；夜寐盗汗，醒则汗止，气短神疲者；气虚表弱，卫阳不固之证。

芪附汤

配方 炮附子6克，炙黄芪12克。

制用法 水煎服，每日1剂。

功 效 温阳益气固表。治阳虚自汗、肢体倦怠、畏寒等。若出汗较多，也可加入三角麦 30 克，麻黄根 6 克，以增强止汗作用。

茯苓汤

配 方 茯苓 90 克。

制用法 上药研为细末。每次服 3 克，早、晚各 1 次，以艾叶 10 克煎汤送服。

功 效 适用于心虚自汗者。

桑叶小麦汤

配 方 冬桑叶、浮小麦各 30 克。

制用法 水煎服。每日 1 剂，晚上睡前半小时饮服 1 半。夜间醒后再服 1 半。服药期间忌烟酒及辛辣之物。

功 效 疏风清热止汗。用治病后体虚或老年气血双虚所致的盗汗。

韭菜根

配 方 韭菜根 100 克。

制用法 水煎汤。顿服。

功 效 敛汗。用治自汗、盗汗等。

止汗散

配 方 雷丸 90 克，麻黄根 60 克，炮干姜 30 克，煅牡蛎 90 克，糯米粉 250 克，炙甘草 30 克。

制用法 上药混合后捣细，罗为末，每次以帛包裹 150 克，扑身体至汗止。

功 效 用治伤寒后虚羸、盗汗不止等。

外用方
Wai Yong Fang

煅五倍子枯矾敷脐方

配 方 煅五倍子 60 克，煅枯矾 30 克。

制用法 上药共研细末，以唾液或鸡蛋清调成糊状，临睡时敷肚脐窝，上盖纱布，以胶布固定，至天明取下。每晚 1 次。

功 效 敛汗。治自汗、盗汗。

黄柏外敷方

配 方 黄柏 10 克。

制用法 上药研末，用开水调成膏，敷双乳头上，外盖纱布，胶布固定。

功 效 用治盗汗阴虚火旺证。

日常调养

❶出汗较少，伴发症状不明显时，患者可自由活动。居室温、湿度要适宜，阴虚者应偏凉些，阳虚者应偏暖些，并应注意营养摄入，如阳虚者可食羊肉、蛋、乳等，阴虚者多食蔬菜水果，以加强营养。

❷出汗较多者，待汗出后可用干毛巾将汗擦干，但仍需盖好衣被，不要袒胸露背，以致当风受寒，又受外感。经常保持患者衣被、床单干燥清洁，汗湿后要勤换勤晒。患者在汗出后宜安静休息，多饮水或淡盐水，以恢复体力。

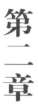

第二章 外科疾病奇方，内外兼治百病除

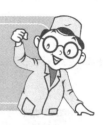

名医珍藏传世秘方

疖

疖是指葡萄球菌侵入单个毛囊及其所属皮脂腺而引起的急性化脓性炎症，以局部皮肤红、肿、热、痛，突起根浅为特征，多发于头、面、背、腋下、臂等部位。如果多个疖肿同时发生或反复发作则称为"疖病"。

Shi Liao Fang 食疗方

红糖绿豆沙

配方 绿豆50克，红糖适量。

制用法 绿豆煮烂，碾碎如泥，以小火煮至无汤，加红糖调味，即可食之。

功效 红糖具有益气补血、健脾暖胃、缓中止痛、活血化瘀的作用。本方清暑解毒、健脾益气。适用于小儿暑热生疮疖。

三豆白糖羹

配方 绿豆、赤小豆、黑豆各100克，金银花、野菊花各20克，白糖适量。

制用法 金银花、野菊花分别洗净，水煎2次，每次用水500毫升，煎半小时，2次混合，去渣留汁于锅中，加入三豆和清水200毫升，继续加热，用小火将豆煮至酥烂，下白糖，调溶。分2次食豆喝汤。

功效 适用于疖肿热疮。

鲤鱼绿豆汤

配方 鲤鱼1条（约150克），绿豆100克。

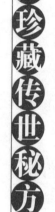

制用法 加适量水煮熟，喝汤吃肉及豆，连服 3 ~ 5 日。

中药方

银花夏枯草煎剂

配方 银花、夏枯草各 30 克，连翘、赤茯苓各 15 克，丹皮、生地各 12 克，菊花、玄参、黄连各 9 克。

制用法 加水煎服，每日 2 次。

功效 清热，消肿。适用于疖痈。

蒲公英

配方 鲜蒲公英 30 克。

制用法 蒲公英水煎取汁，代茶饮用。

每日 1 剂。

功效 清热解毒，消肿散痈。适用于疖痈。

野菊花汤

配方 野菊花 60 克。

制用法 水煎服，每日 1 剂。另用鲜品捣烂外敷或煎浓汁外洗。

功效 清热解毒。治痈、疖、疔疮等一切化脓性疾病。

外用方

黄连轻粉

配方 黄连、轻粉各 50 克，蜈蚣 1 条，75% 酒精 200 毫升。

制用法 黄连、轻粉、蜈蚣加入酒精中，密封浸泡 1 周后备用。用时，将患处洗净后涂此药液，每日 2 ~ 3 次。

功效 解毒。适用于疖痈。

芙蓉花

配方 芙蓉花 200 克，蒲公英、川黄连各 100 克，蜂蜜 500 克，冰片 15 克。

制用法 前 3 味药研为极细末，加入蜂蜜内搅拌均匀，用高压消毒后，趁热加入冰片后密封备用。用时，以此膏外涂患处。如已成脓者，其中央露头。不令其干，干则更换，可外覆盖薄敷料。

红叶外敷方

配方 落霜红叶、凡士林各适量。

制用法 落霜红叶晒干研末，以 2 : 3 比例与凡士林拌匀。外敷患处，每日 2 次，至痊愈。

功 效 清热解毒，消肿散瘀。可治蜂窝组织炎、疖肿。

蜂蜜外敷方

配 方 蜂蜜、生葱各适量。

制用法 捣烂如泥。外敷患处，每日换药1~2次。

功 效 治疖肿。

日常调养

❶患者宜吃清凉、清淡饮食。忌吃一切辛辣刺激性食物；忌吃性热有火的暖性、油腻、荤腥食物；忌吃煎炸炒爆、香燥助火伤阴食物；忌吃鹅肉、猪头肉等发物；忌香烟、白酒等。

❷疖肿初起时，可用中药拔毒膏外敷或湿热敷，促使炎性结节消散（"危险三角区"除外）。任何部位的疖肿，不要用手触摸、挤压，以防止将致病菌挤进血管内，使感染扩散，引发败血症。对已全部熟透的疖肿，而表皮未破时，要及时到医院切开排脓，以避免脓栓不能清除，脓液引流不畅，创面长期不能愈合。对于身体各部位同时出现、反复发生多个疖肿时，要到医院进行检查是否患有糖尿病、免疫能力低下和营养不良。患有糖尿病的患者在抗感染的同时要注意饮食，并用胰岛素控制糖尿病。

痈

·病·情·介·绍·

痈是指多个相邻的毛囊及皮脂腺的化脓性感染，有时由一个疖或多个疖发展而成，常发生于较粗厚的皮肤处，如颈后部、腰背部等。临床表现为局部炎症发展迅速，中央坏死、溃烂或出现多个脓头，周围红肿范围较大，无明显界限，局部呈大片酱红色，高出体表，坚硬，有时可大于手掌，形成很多脓栓，久久不能脱落，病变中心凹陷，有带脓血的分泌物，伴有发热、恶寒、头痛等全身症状。

食疗方

香菇母鸡汤

配方 老母鸡1只，香菇50克。

制用法 老母鸡洗净，加入香菇、水、精盐，文火煨烂后分次服用。

功效 补益气血。治痈肿收口期，身体虚弱、口淡无味者。

鸡丝面

配方 肥鸡1只，面条100克（亦可用龙须面），姜、葱、精盐各适量。

制用法 先用水把鸡炖熟，再用鸡汤煮面条，放入姜、葱、精盐等调料，另切鸡肉丝放入面中食之。

功效 培补气血。适用于痈疮收口期。

黄芪红枣粥

配方 生黄芪、红枣、红糖各30克，粳米50克，陈皮末1克。

制用法 黄芪煎汤，去渣取汁煮粳米、红枣成粥，调入陈皮末，红糖调味服食。每日1剂，连食3~5日。

功效 适于痈疮久溃不敛者。痈肿早、中期见热盛口渴、便艰、舌黄者不宜食用。

蒲公英银花粥

配方 蒲公英50克（或鲜品全草80克），金银花、大米各100克。

制用法 蒲公英洗净切碎，同金银花煎取药汁，去渣，入大米同煎成稀粥。每日分2次温服，3~5日为1个疗程。

功效 清热解毒。适用于痈疮初起伴恶寒发热、头痛、饮食减少者。

中药方

消痈汤

配方 金银花21克，当归15克，蒲公英18克，生甘草9克，荆芥、连翘各3克。

制用法 水煎服，每日1剂。

功效 清热解毒，活血消痈。治痈肿疔疮。

红藤地丁酒

配方 红藤、紫花地丁各30克，酒适量。

制用法 午前将红藤以水酒2碗煎至1碗服用，卧床休息，午后用紫花地丁如前法煎服，以服后痛渐止为效。

功效 消痈解毒。

银花绿豆煎剂

配方 金银花、绿豆各50克，生甘草15克。

制用法 水煎服。每日1剂，连用3～5日。

功效 适用于痈症初起。

三星汤

配方 金银花30克，蒲公英15克，生甘草5克。

制用法 水煎服，每日1剂。[红肿甚者加黄芩9克，便秘者加大黄6克。]

功效 清热解毒。治痈肿。

外用方

Wai Yong Fang

天花粉外敷方

配方 天花粉90克，姜黄、白芷各30克，赤芍60克，茶水或酒适量。

制用法 上药共研细末，茶水或酒调和，热敷患处。

功效 清热解毒，活血消肿。治痈肿阳证，掀热红肿疼痛。

猪脂敷贴方

配方 猪脂（又称猪板油）1块。

制用法 猪脂投入冷水中，约3小时后去膜，切片敷患处，热则换。

功效 适用于痈疮，一般数日后即可消除。

鲜丝瓜汁

配方 鲜丝瓜1个。

制用法 丝瓜洗净切碎，捣烂取汁，频频涂于患处。

功效 散瘀，止血，消肿。用治痈疽不敛、疮口太深。

日常调养

❶饮食宜清淡，不宜食鱼腥、辛辣、热性食物。

❷忌挤压，防止碰伤。

❸注意卫生，保持皮肤清洁，疮口皮肤更应保持清洁，可用淡盐水清洗。

名医珍藏传世秘方

丹　毒

丹毒是皮肤及其网状淋巴管的急性炎症，其好发部位是下肢和面部，其特点是起病急，蔓延很快，很少有组织坏死或化脓。中医学认为，丹毒的病因以火毒为主，可由风湿热诸邪化火而致。其中发于颜面者，又称"抱头火丹"或"大头瘟"；发于下肢者，称为"流火"；发生于新生儿或小儿的丹毒，称"赤游丹"或"游火"。

Shi Liao Fang 食疗方

柳叶枣汤

配方 嫩柳叶 50 克，大枣 100 克，白糖 250 克。

制用法 将柳叶洗净，剁烂，装入洁净纱布袋内备用；再将大枣同柳叶包一起放入砂锅内，加清水 500 毫升，文火煮至大枣烂时，调入白糖即可。

功效 治疗丹毒。

油菜粥

配方 鲜油菜叶 50～100 克，粳米 100 克。

制用法 油菜叶洗净、切碎备用。粳米加水煮粥，将熟时放入油菜，加细盐少许，煮沸待菜烂即可，早晚分次温热服食。

功效 散血消肿。可辅助治疗丹毒。

丝瓜粥

配方 嫩丝瓜 1 条，大米 50 克，白糖适量。

制用法 如常法煮米做粥，半熟时放入洗净切成粗段的丝瓜，待粥熟去丝瓜，加白糖，顿服。

功效 清热解毒。适用于抱头火丹。

中药方

芦根饮

配方 鲜芦根 2000 克。

制用法 鲜芦根洗净，榨汁，分次当茶饮，每次 100 毫升，每日 3～5 次。

功效 清热解毒利湿。治丹毒初起，色鲜红，伴畏寒、发热、头痛、口干、舌红者。

蒲公英茶

配方 鲜蒲公英 30 克（干品 20 克）。

制用法 蒲公英洗净，加水适量，煎汤代茶。

功效 清血热，祛风毒。适用于抱头火丹，伴恶寒发热、头痛、口渴咽干者。

板蓝根马齿苋煎剂

配方 板蓝根 50 克，马齿苋 100 克，野菊花 30 克，牛蒡子 15 克。

制用法 水煎服，每日 1 剂，连用 7 日。

功效 适用于头面丹毒。

马兰头茶饮

配方 马兰头 500 克，白糖、精盐、味精、麻油各适量。

制用法 马兰头洗净，入沸水中烫数分钟，取出略挤，切碎，加入白糖、精盐、味精、麻油拌和食用，其水代茶饮，每日 3 次。

功效 祛风清热。适用于丹毒。

外用方

芙蓉膏

配方 秋芙蓉叶 60 克。

制用法 焙干后研细末，加适量凡士林调成油膏外敷患处，纱布固定，每日换药 1 次。

功效 清热解毒消肿。治急性丹毒。

芒硝大黄敷方

配方 芒硝、大黄各 15 克。

制用法 上药共为细末，鸡蛋清调敷患处。

功效 适用于丹毒急性期。

鲫鱼肉赤豆粉

配方 鲫鱼肉、赤小豆粉各适量。

制用法 鲜鱼肉捣烂，同赤豆粉调匀，加水和之。敷于患处，每日 2～3 次。

功效 清热，解毒，祛湿。用治小儿丹毒。

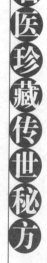

名医珍藏传世秘方

日常调养

❶急性丹毒或复发性丹毒，伴有高热时，可配合应用磺胺类药物或青霉素等。

❷注意卧床休息，抬高患肢，加强营养。

❸食流质饮食，多喝水，禁忌辛辣刺激之品。清热解毒之品为萝卜、苋菜、蒲公英、小蓟、黄瓜、苦瓜、菊花等。

❹本病具有接触传染性，最好予以隔离，患者不要同有伤口的人同居一室。

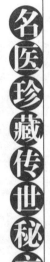

冻 疮

▰病•情•介•绍▰

冻疮是以指、趾、耳、鼻等暴露部位受低温影响，出现紫斑、水肿、炎症反应的病变。本病多发生于寒冷季节。冻疮部位初起，皮肤呈苍白色，有麻木冷感，继则水肿或青紫。形成瘀斑，自觉灼热、痒、痛，局部有水泡，如无感染，则病变部位逐渐干枯，结成黑痂，不久脱落而愈。中医认为本病的发病机制由机体正气不足，寒冷之气侵袭肌表，阳气不能四达，阳郁血凝所致。故预防及缓解重在用辛散温通之品温经散寒，活血祛瘀。内服外敷配合使用，收效较佳。

Shi Liao Fang 食疗方

黄芪当归羊肉汤

配方 黄芪、当归各 30 克，生姜 15 克，羊肉 500 克。

制用法 加水放炖盅内隔水炖熟服用。

功效 补气温阳。治手足冻疮，肢体不温，畏寒喜暖。

桂枝苏叶狗肉汤

配方 桂枝、紫苏叶、小茴香、干姜、桂皮、川椒各 5 克，狗肉 1000 克，葱、姜、辣椒、精盐、味精各适量。

制用法 将狗肉洗净，放锅中煮沸后，取出切块。诸药布包，与狗肉另置一锅中，加清水适量，煮沸后，转文火炖至狗肉烂熟后，去药包，加葱、姜、辣椒、精盐、味精等调味服食。2日1剂，连续服7～10日。

功效 温阳通络，消肿止痛。治手足冻疮。

中药方

Zhong Yao Fang

当归桂枝汤

配方 桂枝6克，白芍12克，当归、大枣各10克，生姜3片，炙甘草5克。

制用法 水煎服，每日2次，每日1剂。

功效 温阳散寒，活血通络。治冻疮。

白芨凡士林膏

配方 白芨10克，凡士林100克。

制用法 先将白芨研成细末，再将凡士林加入白芨粉中调成软膏。每天3次外涂患处，连用10日可治愈。

功效 对冻疮有一定疗效。

黄芪桂枝五物汤

配方 黄芪、桂枝、芍药、生姜、大枣、鸡血藤、制附片。

制用法 水煎服，每日1剂。病发于面部加白芷、川芎；发于上肢加片姜黄、桑枝；发于下肢加川牛膝、独活；有瘀斑肿胀加桃仁、泡山甲、当归；有水疱加茯苓、乌梢蛇、苍术、玉米；痛甚加细辛、晚蚕砂、乳香、葱白；麻木不仁加地龙、海风藤、全蝎；兼红肿热痛加土茯苓、红藤、败酱草、蒲公英、连翘。

功效 温经散寒，活血消肿。

当归风藤煎剂

配方 当归、清风藤各25克，桂枝、干姜、制附子各10克，赤芍15克。

制用法 水煎服。

功效 活血消肿。适用于冻疮。

外用方

Wai Yong Fang

砂糖外敷方

配方 白砂糖适量。

制用法 睡前先用温盐水洗患处，揩干后，用白砂糖均匀撒布于溃疡面上，再用消毒纱布覆盖，胶布固定，每隔2～3日换药1次。

功效 敛疮。治已溃冻疮。

大蒜敷方

配方 紫皮独头大蒜适量。

制用法 独头大蒜去皮，捣烂，加温，敷贴患处，连敷数日。已溃者不宜应用。

功效 适用于冻疮。

辣椒水泡方

配方 晒干的红辣椒适量。

制用法 用晒干的红辣椒泡在烧开的水中，稍微冷却后，把冻伤的手或脚放进水中，泡到水凉后拿出来，然后把泡在水中的红辣椒取出来，贴到冻伤的地方，用布包好（最好是在晚上临睡觉前做），第二天早上取下来，使用2次就可痊愈。如果是重患者，可再接着用几日。

功效 对冻疮有很好的疗效。

茄芫液涂擦方

配方 干茄子梗茎100克（切碎），芫花、当归、川椒、生姜各15克，冰片5克，75%酒精1000毫升。

制用法 前6味置于酒精中浸泡1周，用纱布过滤，留取药液存贮在瓶中备用。使用前将患部洗净拭干，用药棉蘸药液涂擦局部（未溃烂者），每日4~5次。

功效 适用于冻疮。

日常调养

❶对于冻伤患者，首先要脱离低温环境，保暖。治疗的重点在于复温，其次是创面处理。

❷冻伤创面的处理是，轻度未感染的创面，小水疱待其自然干燥吸收，大水疱可用注射器低位抽吸，对已破溃或有感染的坏死上皮应予剪除，并用樟脑软膏或桑寄生软膏油纱布包扎或采用暴露疗法。上述处理应在无菌状态下进行，最好能由医护人员操作。

❸多吃些富含烟酸的食物，如酵母、花生、豆类、香菇、猪肝、牛肉、鲤鱼、芝麻酱等，这对于冻疮复发的预防有很大益处。此外，像韭菜、栗子、狗肉、海参、大枣、山楂、桂花、茴香、葱、姜等抗寒活血的食物也应常吃。

❹采取避寒措施，增强机体抗寒能力，避免疲劳和酗酒，要有充足的睡眠和足够热量的饮食。

烧烫伤

·病·情·介·绍·

烧烫伤亦称灼伤，是指高温（包括火焰、蒸气、热水等）、强酸、强碱、电流、某些毒剂、射线等作用于人体，导致皮肤损伤，可深在肌肉、骨骼，严重的合并休克、感染等全身变化。按损伤深浅分为三度。Ⅰ度烧伤主要表现为皮肤红肿、疼痛。Ⅱ度烧伤主要表现为皮肤焦黑、干痂似皮革，无疼痛感和水疱。Ⅲ度烧伤常常产生感染、脱水、休克、血压下降。

食疗方 Shi Liao Fang

苦瓜汤

配方 鲜苦瓜250克，瘦猪肉100克，精盐适量。

制用法 苦瓜去瓤切块，瘦猪肉切片，同放锅内加适量水煮汤，熟后加适量精盐调味食用。

功效 清热解毒。可作为烧烫伤伴口干、心烦、尿短赤、大便干等里热炽盛者的辅助治疗。

中药方 Zhong Yao Fang

蛇舌草汤

配方 白花蛇舌草、羊蹄草、鸭跖草、野菊花、积雪草各30克。

制用法 水煎服，每日1剂。

功效 清热解毒。治烧烫伤合并感染。

外用方 Wai Yong Fang

外用蘑菇粉

配方 蘑菇、香油各适量。

制用法 蘑菇在砂锅内煅黑存性，研为细粉，以少许香油调拌均匀。用时将蘑菇粉敷于患处，每日2~3次。敷药后约30分钟痛止。

功效 温经，止痛。适用于烫伤、烧伤。

枯矾糊

配方 枯矾、菜油各适量。

制用法 枯矾放入锅内熬至溶化不再冒气泡即成，待凝固再研为细末，装瓶盖封备用。用时根据伤面大小取适量枯矾末，加菜油少许，充分混匀调成糊状，涂敷患处，然后用消毒纱布覆盖包扎。2~3天换药1次。

功效 清热解毒，燥湿收敛。用治水火烫伤，皮肤感染糜烂、溃疡。

黄瓜汁

配方 生黄瓜数斤。

制用法 用冷开水反复洗净，捣烂，取汁，放在事先消毒好的容器中，用消毒棉签蘸黄瓜汁涂于伤面。轻者每天涂3次，重者每天涂6~9次。

功效 适用于烧伤，复原快，愈后无瘢痕。

生石灰外涂方

配方 生石灰250克，麻油63克。

制用法 生石灰加水溶解冷却澄清后，倒入清洁的瓶中，以食用麻油63克缓缓加入，一边以筷子不断搅动，石灰水加入麻油后，因化学作用，会变成乳白色浆糊状，待加进去的麻油不再变色时，就可停加麻油，盖好备用。

此物涂于患处，有冰凉感觉，不须包扎，并可减少组织的破坏与患部的疼痛，较轻微的烫伤，约1周内可自然痊愈。

功效 消肿止痛。治烫伤。

松树皮粉

配方 松树皮粉250克，冰片10克。

制用法 取松树去其外层粗皮，用内层树皮适量，焙干研末，再取冰片研末，将两药细末按上述比例调匀，贮瓶备用。外用，取消毒液（1/5 000过锰酸钾溶液或1%新洁尔灭等）洗净创口，挑破水疱及坏死组织，将本散剂撒于创面上，每日2~3次，直至痊愈。如创面上有渗液，再用消毒水清洗后，撒上药粉，一般半天后，创面渗液被药粉吸收，形成一层干燥的保护膜，患者疼痛明显好转。

功效 胜湿祛瘀，敛疮生肌止痛。适用于烧烫伤。

大黄苦参方

配方 大黄、苦参、黄柏、生石膏、龙骨（煅）各9克，儿茶、地榆炭、琥珀末各6克，青黛12克，三七4.5克，冰片1.2克。

制用法 上药共同研细末。若为水、火烫伤，用香油调敷，若为刀伤、外伤流血，则用干粉末敷。

功效 可用于水疱及火烫伤、刀伤、外伤等伤口的处理。

日常调养

❶加强劳动保护，注意安全操作。

❷开展防火、灭火宣传教育，学会灭火器的使用。

❸教育儿童不要玩火，热油、热粥、热水尽量放置在远离儿童的地方。

❹发生烧伤后，不要急于脱去被烫的衣服等物，而应用凉水将衣物浸湿，再轻轻脱下，以免表皮随衣物被剥脱。

❺烧伤后，注意居室的空气清洁，每日可用食醋熏蒸，以消毒空气，减少感染的发生。

痔 疮

病·情·介·绍

痔疮是指直肠末端、肛管、肛门缘的静脉丛扩大、曲张、瘀血、肥厚而形成柔软的静脉瘤样肿块。由于痔疮的发生部位不同，可分为内痔、外痔、混合痔三种。症状有肛门瘙痒，解便疼痛，解便带血，解便时痔疮脱垂，易伴有便秘。

Shi Liao Fang
食疗方

木耳芝麻散

配方 黑木耳 120 克，黑芝麻 30 克。

制用法 上物各取一半炒熟（木耳炒焦、黑芝麻炒香），然后生熟混合碾碎备用。每次取粗末 10 ~ 15 克，沸水冲泡，代茶频饮。

功效 凉血止血，润肠通便。治血热所致便血、痔疮下血，对兼有大便燥结者尤宜。

牛奶鲫鱼汤

配方 鲫鱼 1 条（约 250 克），牛奶 100 毫升。

制用法 鲫鱼加水清炖，至鱼汤色渐白，加入牛奶一起炖，稍沸，即可去鱼渣饮汤汁。每日可服 2 次。

功效 适于病久体弱，痔核在久行或用力后则露出肛外，不能自行回复。若伴有瘘管，则久不收口，脓水清稀，面色萎黄，心悸气短，舌质淡，苔薄白，脉细弱。治宜补益气血。

炒田螺

配方 田螺 900 克，食用油、葡萄酒（或黄酒）、精盐、酱油、胡椒粉、葱、姜各适量。

制用法 用剪刀把洗净的田螺尖部剪去一点。炒锅上火，倒油烧热，下田螺翻炒，炒至田螺口上的盖子脱落时，加入酒、葱、姜同炒几下，加精盐、酱油，再加适量水焖数分钟，加胡椒粉翻匀出锅即成。连食数日。

功效 除湿解毒，清热利水。用治痔疮、脱肛、子宫脱垂、胃酸过多等。

中药方

Zhong Yao Fang

金钱草汤

配方 鲜金钱草 100 克（干品减半）。

制用法 水煎服，每日 1 剂。

功效 清热解毒消肿。治痔疮，对内、外痔均有疗效。

苦参鸡蛋

配方 苦参 6 克，鸡蛋 2 个，红糖 60 克。

制用法 先将苦参加水 400 毫升，煎煮约 30 分钟，去渣取汁，再将鸡蛋、红糖入汤内同煮，至蛋熟。鸡蛋趁热去壳，连蛋带汤 1 次服食。每日 1 次，4 日为 1 个疗程。

功效 苦参呈长圆柱形，下部常有分枝，表面灰棕色或棕黄色。苦参味苦、性寒，可清热解毒、燥湿止痒。适用于湿热之痢疾、赤白带下、皮肤癣疹瘙痒、恶疮、瘰疬等病症。本方可辅助治疗痔疮。

清热活血汤

配方 椿根白皮 30 克，草红花、当归、灯芯草、竹叶、粉甘草各 10 克，红糖 120 克，黄酒 250 毫升（或白酒 30～50 毫升）。

制用法 上药加水 1200 毫升，煎至 400 毫升，每日早、午、晚饭前 1 小时各服 1 次。

功　效 清热，活血，止血。主治痔出血。

硫黄大枣

配　方 硫黄100克，去核大枣12枚。

制用法 上药共置砂锅，先用文火将硫黄化开，然后再加热，待硫黄烧尽，火灭烟熄时，取出大枣，每天早、晚各服1枚至愈。如此炮制的大枣叫硫枣，连续服36枚，可治愈10年不愈的痔核。

功　效 治痔核。

薏苡蒲公英煎剂

配　方 薏苡仁50克，蒲公英25克，栀子15克，枳壳、防风、黄芩、木通、槟榔各10克，防己、连翘各12克，生甘草7克。

制用法 水煎服，每日2次。同时可用下述药物煎水熏洗患处：荆芥、防风、黄柏、生甘草各10克，苍术15克。每日2次，每次20～30分钟。

功　效 适用于痔、肛裂。

外 用 方

韭菜熏洗方

配　方 韭菜500克。

制用法 韭菜洗净，切6厘米长段，加水煎煮10分钟，倒入盆内，用塑料布盖上，中间剪5厘米直径的圆孔，坐孔上，令气熏患处，待水温时，洗患处数次，每天2次。

功　效 散瘀解毒。治疗痔疮。

无花果叶外洗方

配　方 干无花果叶50克。

制用法 煎汤半盆。趁热熏洗痔疮痛处约半到1小时，每日熏洗1次，一般3天可愈。

功　效 消炎，散肿，止痛。用治外痔肿痛。

生马钱子

配　方 生马钱子数枚，醋适量。

制用法 将生马钱子去皮，放在瓦上用醋磨成汁。敷于患处，每日1～3次。孕妇禁用。

功　效 散结消肿，通络止痛。适用于外痔。

茄子末

配　方 茄子适量。

制用法 茄子切片，烧成炭，研成细末。每日服3次，每次10克，连服10天。

功　效 清热止血。用治内痔。

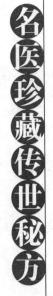

日常调养

❶不吃或少吃辛辣食物，戒酒。多吃蔬菜和水果，保持大便通畅。

❷保持肛门的清洁卫生，经常清洗并保持干燥，选择柔软的便纸，不要用力擦揩，以避免对局部的刺激。

❸从事久坐或久立性工作的人，应每隔一段时间活动一下，或做提肛动作，每次5分钟，每日多次。

❹热水坐浴可促进局部血液循环，预防痔疮的发生。

❺应加强身体锻炼，增强体质，促进全身血液流畅和大便通畅。

疝 气

病情介绍

人体组织或器官一部分离开了原来的部位，通过人体间隙、缺损或薄弱部位进入另一部位，俗称"小肠串气"。中医认为，疝气病是由于老年人体质虚弱、中气不足、寒气、湿气、浊气、怒气乘虚进入导致气血运行受阻不畅滞留，腹腔内产生负压，导致腹腔内气压增大，迫使腹腔内的游离脏器如：小肠、盲肠、大网膜、膀胱，卵巢、输卵管等脏器见孔就钻，也就是说导致疝气的根本原因就是气血不畅。

食疗方
Shi Liao Fang

猪肉茴香丸子

配方 小茴香 15 克，瘦猪肉 200 克。

制用法 茴香研细末，猪肉剁成泥，两者混匀制成肉丸子，加水煮熟，黄酒送服。

功效 顺气，消肿。治小儿疝气、阴囊肿痛。

枳壳蛋

配方 枳壳60 克，鸡蛋2 个。

制用法 将枳壳煎汁去渣，然后将鸡蛋放入药汁内蒸煮，至蛋熟后去蛋壳，药汁与蛋一次顿服，每日1剂。

功效 行气宽中除胀。治腹股沟斜疝。

中药方

附子沉香散

配方 制附子、沉香各30克，川楝子45克，生姜3片，大枣1枚。

制用法 前3味共为细末，每次5克，用水200毫升，加生姜、大枣、少许精盐，煎至150毫升，温服。

功效 温阳行气。治寒疝腹痛。

向日葵秆汤

配方 向日葵秆（陈年者更佳）1棵，红糖适量。

制用法 向日葵秆去皮，取内白心，切碎，加水煎熬。每次饮1碗，红糖冲服。

功效 利尿通淋。适用于治疗小肠疝。

荔枝核疗法

配方 荔枝核、大茴香等份，黄酒适量。

制用法 荔枝核炒黑，大茴香炒焦，捣碎，研末。每服5克，以黄酒送下。

功效 解郁止痛。用治小肠疝气致阴囊肿胀、偏坠、疼痛。

葱衣

配方 葱衣（系葱白的外衣）90克。

制用法 稍加水煮。1次吃完，连服7次。

功效 祛风发汗，解毒消肿。适用于疝气。

丝瓜络

配方 丝瓜络15克，黄酒90克。

制用法 丝瓜络放锅内置火上焙干，研为细末。再用水120克，对入黄酒煎开，将丝瓜络末1次冲服。然后盖被子发汗。

功效 清热利湿，散瘀消肿。治睾丸肿大、牵痛难忍、偏坠，小肠气痛。

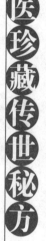

外 用 方

姜汁散

配方 生姜适量。

制用法 姜洗净捣烂，用干净纱布绞取其汁，去渣，将姜汁贮于碗中。阴囊浸入姜汁内片刻即成。

功效 解肌散寒。用治疝气。

丁香肉桂末

配方 丁香4克，肉桂5克，五倍子8克，朴硝40克。

制用法 上述4味药材共研细末，用时取5克，加适量醋调匀做成饼状，贴于脐部，用胶布固定，隔3天换药1次。

功效 适用于婴儿脐疝。

荞麦川乌胡椒

配方 荞麦面100克，生川乌15克，白胡椒9克，白酒适量。

制用法 生川乌、白胡椒研成细末，同荞麦面用白酒拌成泥状，包扎在脚心处。连用1周，每日换药1次。体虚者禁用。

功效 祛风湿，散寒，止痛。用治疝气。

日常调养

❶避免过分劳累及重体力劳动，不要长久站立。

❷避免剧烈运动、咳嗽、便秘等可使腹内压增高的因素。

❸少吃易引起便秘及腹内胀气的食物。

脱 肛

病·情·介·绍

直肠脱垂俗称"脱肛"，是指肛管、直肠甚至乙状结肠下端向外翻出，脱垂于肛门之外。直肠黏膜脱出者称部分脱垂，肠壁完全脱出者称完全脱垂。脱肛的发生与肛周及盆底肌肉薄弱松弛、腹内压长期过高等因素有关。发病早期，排便时有肿物脱出肛门之外，便后可自行还纳，以后脱出的肿物逐渐增大，往往需要用手送回肛门内。严重时，行走、咳嗽等亦可自行脱出。中医把脱肛看成是全身疾病的局部表现，由于中气不足，气虚下陷，不能摄纳所致。

食疗方
Shi Liao Fang

黄花菜木耳汤

配方 黄花菜 100 克，木耳 25 克，白糖 5 克。

制用法 水煎 1 小时，加白糖调服。

功效 治湿热脱肛。

参芪炖猪大肠

配方 党参、黄芪各 30 克，黑糯米 100 克，猪大肠 250 克，精盐适量。

制用法 猪大肠洗净，将黑糯米放入肠内，并将两头扎好，加党参、黄芪及水适量，共炖熟，去党参、黄芪，可加少许精盐调味，吃糯米、猪大肠，喝汤。

功效 补气助阳。治直肠脱垂。

马齿苋猪肉汤

配方 鲜马齿苋 300 克，瘦猪肉 150 克，精盐适量。

制用法 按常法煮汤，加精盐调味食用，每日 1 剂，2 次分服。

功效 清热利湿。适用于脱肛。

中药方
Zhong Yao Fang

姜茶饮

配方 生姜 7 片，茶叶 10 克。

制用法 生姜水煎取汁，冲入茶叶，趁热饮服。每日 2 剂。

功效 温中利湿，涩肠止痢，固脱。用治下痢脱肛。

猪肝散

配方 猪肝 250 克，黄连 3 克，阿胶珠、川芎、艾叶各 6 克，乌梅 12 克。

制用法 把猪肝放入锅内焙干，与上药共研末。每次服 3 克，每日 3 次。孕妇慎用。

功效 养血厚肠，收敛固涩。适用于痢久肛脱不收。

乌梅粉

配方 乌梅 60 克。

制用法 火煨，研细末。每服 3 克，每日2次，饭后白开水冲服。

功效 敛肺涩肠，固脱收肛。治直

肠脱垂。

五倍子黄连

配方 五倍子、地榆、黄连各30克。

制用法 加水煎沸20分钟，不去渣。熏洗坐浴20分钟，每日2次。

功效 适用于脱肛。

生肌膏

配方 冰片、煅龙骨粉各6克，朱砂7.5克，煅炉甘石64克，煅石膏143克，凡士林264克，麻油适量。

制用法 先取冰片及少许煅炉甘石共研成细末。再入煅龙骨粉、朱砂及余下的煅炉甘石，混合均匀，掺入煅石膏，拌匀后倾倒凡士林内充分搅拌，最后加适量麻油调成软膏，备用。肛门局部用红汞消毒后，据肛裂范围，涂满此膏，用纱布盖好，胶布固定。

功效 止血敛疮，封口止痛。

马勃香油敷方

配方 马勃15克。

制用法 焙干研末，香油调。敷患处。

功效 适用于脱肛。

日常调养

❶忌烟、酒、辛辣之物。

❷保持大便通畅，避免久坐、久站。

❸做提肛运动，对防治直肠脱垂有一定作用。

跌打损伤

·病·情·介·绍·

跌打损伤有内伤、外伤之别，可表现为局部或者全身的疼痛、肿胀、伤筋、出血、皮肤青紫、血肿等外伤现象，也包括呼吸时内部刺痛等内脏损伤表现。

食疗方 Shi Liao Fang

葛根炖公鸡

配方 葛根 50 克，小公鸡 1 只，精盐、味精各适量。

制用法 葛根加水 700 毫升煎至 500 毫升，滤过取汁。小公鸡宰杀后去毛、内脏，切块，放锅内用适量油稍炒。兑入葛根药汁、姜丝、黄酒，文火焖烂，调入味精、精盐。佐餐食。

功效 活血解肌，补血壮筋。适用于跌打损伤。

秋海棠栗子粥

配方 栗子肉 100 克，粳米 160 克，冰糖 30 克，秋海棠花 50 克（去梗柄）。

制用法 栗子肉去内皮，切碎米粒，与粳米一同入锅，加清水适量，旺火烧沸后改小火煮至米熟烂，入冰糖、秋海棠花，再用小火熬煮即可。早、晚食用。

功效 适用于跌打损伤。

中药方 Zhong Yao Fang

杜仲活血汤

配方 杜仲 11 克，当归身 9 克，三棱 6 克，莪术 6 克，小茴香 3 克，苏木、乌药、木通各 4.5 克，白酒适量。

制用法 水煎服，每日服 2 次。服时加白酒适量，空腹服。

功效 补肾理气，活血化瘀，温经止痛。主治腰部扭（挫）伤。

解疼汤

配方 白龙须 15 克，钩藤根、当归

尾、伸筋草各 15 克，紫丹参、炙甘草各 20 克，制乳没 6 克，延胡索、续断各 12 克，白芍 35 克，生麻黄、草江花各 3 克，熟地黄 18 克，香附 10 克。

制用法 将上药以水煎煮，取药汁。每日 1 剂，分 2 次服用。

功效 行气活血，舒筋解痉。适用于气血阻滞，脉络不通。

急性损伤方

配方 当归尾、丹参、川芎各 10 克，红花 6 克。

制用法 水煎服，每日 2 次，每日 1 剂。

功效 活血化瘀。治急性损伤早期。

化瘀汤

配方 生地、赤芍、归尾、白术、

泽泻各 9 克，桃仁、苏木、五加皮各 6 克，制没药、荆芥各 4.5 克。

制用法 水煎服。每日 1 剂。

功效 活血化瘀。适用于跌打损伤，蓄瘀作痛。

外 用 方

三七方

配方 三七、黄酒各适量。

制用法 上药研成细末，用黄酒冲服，每次 1～3 克，日服 2 次。另用三七药末和黄酒（或米醋）调成糊状后厚敷患处。包扎好，每日换药 1～2 次，连用数日，直至痊愈。

功效 适用于跌打损伤所引起的皮肤青紫、剧烈肿痛者。

桃仁散

配方 桃仁、赤芍各 10 克，红花 8 克，生地 12 克，川芎、当归各 15 克，酒适量。

制用法 上药共研细末，过 120 目筛，密封瓶贮备用。外用，先以皮肤针叩刺患处，使皮肤微微出血，加火罐吸出少量瘀血。然后取适量桃仁散用酒调成稠糊状，敷贴患处，待药干后换药再敷。

功效 活血祛瘀。适用于急性软组织损伤。

红辣椒膏

配方 红尖辣椒 1 份，凡士林 5 份。

制用法 红辣椒研极细粉末，将凡士林放锅中融解，放入辣椒面拌匀，能嗅到辣椒味即止，迅速冷却成膏。用时以棉花纱布涂上本膏，敷于患处。每日或隔日换药 1 次。

功效 消肿，散瘀。适用于跌打青肿。

丝瓜末

配方 老丝瓜 1 个，白酒适量。

制用法 切片晒干，置铁锅内，用文火焙炒成棕黄色，研末入瓶内备用。凡跌打胸腹部者，用白酒冲服，每次 3 克，每日 2 次，连用 3 日；手脚跌打损伤者，每次加白酒调匀，敷于患处，每日更换 1 次。

功效 活血通络。治跌打损伤。

榕树蓖麻叶方

配方 榕树叶、蓖麻叶各适量，生姜5片，酒精适量。

制用法 树叶洗净，捣烂，加生姜再捣，然后加入少许酒精调拌。按患部面积大小，酌情增减药量。外敷患处，每日1次，3~5次即愈。

功效 活血散瘀，消肿止痛。用治急性关节扭伤和肢体软组织挫伤。

消瘀膏

配方 大黄500克，白芷、姜黄、生乳香、生没药各150克，蜂蜜、凡士林、白酒、白醋各适量。

制用法 将前五味研细末，每100克药粉加凡士林50克、蜂蜜100~150克。先加热溶化凡士林及蜂蜜，后加药粉调匀成膏，贮瓶备用。冬季或陈旧性疾患用时加适量白酒，夏季加适量白醋，加热调匀，视损伤部位大小，将药膏摊于棉垫之上，用绷带包扎。冬季48小时换药1次，夏季24小时换药1次，换药时须先洗净皮肤。

功效 活血化瘀，消肿止痛。治跌打闪挫及其他原因所致局部血肿，四肢关节脱位后软组织肿胀，以及骨折后瘀血。

日常调养

预防跌打损伤，要在生活、运动及工作中各个细节都加以注意。

❶运动前必须做好准备活动，可升高身体和肌肉温度，提高肌肉灵活性，从而提高肌肉抵抗损伤的能力。

❷运动前不要空腹，运动的前中后要饮足够的水。

❸在运动和劳动中学会护腕、护膝，护踝等是必要的。

❹保持有氧运动和无氧运动的锻炼均衡，还要参加一些力量和柔韧练习，防止受伤，动作幅度不宜过大，不要锻炼过度。

❺学会摔倒时的各种自我保护方法，如落地时用适当的滚翻动作以缓冲外力等。

❻平时加强锻炼，提高肌肉力量。

❼除工作及不得已情况外，尽量不要爬高，到危险地方活动。

❽在运动及游戏中注意安全，加强自我保护意识。

❾天气不好(如有雨雪时)及黑夜外出时，走路骑车都加以注意。

肩周炎

· 病·情·介·绍·

肩周炎是以肩关节疼痛和活动不便为主要症状的常见病症。

本病的好发年龄在50岁左右，女性发病率略高于男性，多见于体力劳动者。如得不到有效治疗，有可能影响肩关节的活动功能，妨碍日常生活。本病的症状主要有：早期肩关节呈阵发性疼痛，常因天气变化及劳累而诱发，以后逐渐发展为持续性疼痛，并逐渐加重，昼轻夜重，夜不能寐，不能向患侧侧卧，肩关节向各个方向的主动和被动活动均受限。肩部受到牵拉时，可引起剧烈疼痛。

如果你或者你的家人患有肩周炎，可以尝试运用下面这些偏方、验方、经方治疗。

Shi Liao Fang 食 疗 方

桑枝芪归炖鸡

配方 老桑枝、黄芪各30克，当归20克，老母鸡1只，精盐、生姜各适量。

制用法 前3味用纱布包好，与鸡同入砂锅内，加适量水及精盐、生姜，用小火慢炖2小时，吃鸡肉喝汤，随量食用，3日1剂。

功效 补气养血，祛风通络。治肩周炎体虚风湿阻络者。

山楂丹参粥

配方 山楂、粳米各50克，丹参15克，冰糖适量。

制用法 山楂片、粳米、丹参洗干净，先煎丹参除渣取汁，放入山楂片、粳米、水适量，熬煮成粥，加冰糖。佐餐食。

功效 适用于肩周炎。

茄虾饼

配方 茄子250克，虾皮50克，鸡蛋2个，面粉、植物油、黄酒、生姜、麻油、精盐、白糖、味精各适量。

制用法 将茄子切丝，用精盐腌渍

名医珍藏传世秘方

15 分钟后，挤去水分，加入黄酒浸泡的虾皮，并加姜丝、精盐、白糖、麻油和味精，拌和成馅料。面粉加蛋液、水调成面浆。锅中倒入植物油烧热，舀入一勺面浆，转锅摊成饼，中间放馅，再盖上半勺面浆，双面煎黄。

功效 经常食用，能够补钙，抗骨质疏松，预防肩周炎。

中药方 Zhong Yao Fang

独活防风川芎

配方 独活、防风、川芎、当归各10克，桑寄生、秦艽、杜仲、菟丝子、巴戟天各15克。

制用法 水煎口服。每日1剂，分3次服。孕妇慎用。

功效 治疗肩周炎。

芍蜈散

配方 白芍200克，大蜈蚣10条，姜黄12克。

制用法 上药共研细末，每次12~15克，加水50~70毫升，煮沸待温后服。每日3次。

功效 活血通络。治肩周炎。

小青龙汤

配方 川桂枝5克，赤芍、白芍各12克，法半夏、生姜黄各10克，北细辛3克，生姜2克，生石膏、生葛根、六一散各15克。

制用法 上药以水煎煮，取药汁。每日1剂，分2次服用。

功效 祛风散寒，温经通络。对缓解肩周炎有一定效果。

防风桂枝

配方 黄芪20克，防风、桂枝、赤芍各15克，白术10克。

制用法 水煎口服。每日1剂，分2次服。

功效 治疗肩周炎。

肩凝汤

配方 麻黄、桂枝、威灵仙各15克，白芍25克，穿山龙30克，红花、甘草各10克，生姜3片，大枣5枚。

制用法 水煎服。每日1剂，日服2次。

功效 调和营卫，活血止痛。适用于肩周炎。

外用方

二乌樟脑热敷方

配方 川乌、草乌、樟脑各90克。

制用法 上药研细末，根据疼痛部位大小取药末适量，用醋调成糊状，均匀敷于压痛点，约0.5厘米厚，外裹纱布，用热水袋热敷30分钟，每日1次。

功效 祛风胜湿，散寒止痛。治肩周炎疼痛。

四子熏洗方

配方 薏仁、莱菔子、菟丝子、紫苏子、吴茱萸、精盐各30克。

制用法 精盐炒黄，余药炒至变色。装入布袋熨患处，同时活动肩关节。每日3次，连续2日，第3日将药水煎熏洗患处。15日为1个疗程。

功效 散寒通络止痛。适用于各种肩周炎。

老姜敷贴方

配方 老姜2块，白酒适量。

制用法 将老姜拍碎，放在锅里炒热，再烹入白酒烘炒。起锅后，将姜碎放在宽大的树叶上，稍凉（以不烫为度），敷在肩上约40分钟，连续用2次。

功效 适用于肩周炎。

日常调养

肩周炎是一种慢性疾病，应做到无病早防，预防该病的发生。

❶积极锻炼，持之以恒。跑步、广播操、太极拳、武术、划船、肩关节有关功能活动等，都是很好的预防锻炼方法，能防止或延缓退行性病变的发生。

❷防止持续性过久吹风。汗后肩部外露时，在风扇下或阴凉通风处吹风过久，很容易导致肩周炎的发生。

❸防寒。加强冬季保暖，晚上睡觉时防止肩关节外露。

❹防湿。常居寒湿之地或从事煤矿井下工作，要采取劳动保护措施，防寒防湿，避免过度劳伤肩关节。雨淋后，应立即洗热水澡，以达周身微微出汗为宜。

❺在日常生活中，应小心谨慎，避免外伤。如受外伤，应立即治疗。

❻加强营养，增强体质，提高机体免疫功能。

❼劳动强度不易过大。肩关节运动过度，会导致其周围软组织的劳损，积损成劳、积劳成疾，久而久之，会诱发该病的发生。

❽肩关节部位如有疼痛或不适，要及时就医，尽早治疗。

腰肌劳损

●病●情●介●绍

腰肌劳损是指腰部一侧或两侧或正中等处发生疼痛之症，既是多种疾病的一个症状，又可作为独立的疾病。主要症状为腰或腰骶部疼痛，反复发作，疼痛可随气候变化或劳累程度而变化，时轻时重，缠绵不愈。腰部可有广泛压痛，脊椎活动多无异常。

Shi Liao Fang　食疗方

韭子桃仁汤

配方　炒韭菜子 6 克，胡桃仁 5 个，黄酒适量。

制用法　炒韭菜子、胡桃仁一起放入锅中，加清水 200 毫升，大火煮沸 3 分钟，小火煮 10 分钟，加入少许黄酒，分次食用。

功效　韭菜子为温补强壮养生食品，有温肾壮阳之功。胡桃仁为果中第一补品，亦有温肾阳之效。本方壮阳益肾、温暖腰膝。适用于肾阳虚型腰痛、怕冷、遇寒尤剧者。

杜仲威灵仙猪腰

配方　杜仲 20 克，威灵仙 15 克，猪腰 1～2 个。

制用法　杜仲、威灵仙分别研粉后混匀；再取猪腰剖开，洗去血膜，再放入药粉，摊匀后合紧，共放入碗内，加水少许，用锅置火上久蒸，吃猪腰，饮汤。每日 1 剂。

功效　补肾强骨，除湿止痛。治腰肌劳损。孕妇忌用。

薏苡仁米粥

配方　薏苡仁、粳米各 50 克。

制用法 薏苡仁洗净，置锅中，加粳米，加清水 500 毫升，急火煮开 3 分钟，文火煮 30 分钟，成粥。趁热食用。

功 效 解表散寒，和胃补中，清热利湿。适用于湿热型腰肌劳损、腰部酸痛、小便赤热或发热、全身小关节畸形改变者。

中 药 方

熟地骨脂菟丝子

配 方 熟地、补骨脂、菟丝子各 10 克，杜仲、枸杞了、当归尾、没药、山茱萸、红花、独活、肉苁蓉各 5 克。

制用法 水煎口服。每日 1 剂，日服 2 次，淡盐汤送服。孕妇慎用。

功 效 适用于腰肌劳损。

活血药酒

配 方 丹参、杜仲各 30 克，川芎 20 克，优质高粱酒 750 克。

制用法 上药研粗末，浸酒后密封 1 周。每日饮 2~3 次，饮量酌情自定。

功 效 补肾活血，祛风止痛。治腰肌劳损，症见腰部遇寒酸痛、肌肉僵硬。

壮腰煎

配 方 黄芪 40 克，鹿角霜、白术各 20 克，当归、骨碎补、螃蟹、枸杞子各 10 克，䗪虫、没药各 6 克，生麦芽 15 克。

制用法 水煎服。每日 1 剂，分 2 次服。将热药渣敷腰部，10 日为 1 个疗程。

功 效 补益肝肾，益气活血。适用于肝肾亏损，瘀血闭阻经络之腰肌劳损。

外 用 方

麸皮热敷方

配 方 麸皮 1500 克，食醋 250 毫升。

制用法 在铁锅内炒糊麸皮，再加食醋迅速搅拌均匀，装入自制布袋内，然后放置在腰部位用被子盖好保暖热敷。

功 效 此法能促进腰部血液循环，还能祛风湿、活血通络，对治疗腰肌劳损患者效果良好。

吹鼻疗法

配 方 木香3克，麝香0.3克。

制用法 上药共研细末，吹鼻。

日常调养

❶注意保暖，晚上睡觉时要穿有袖的衣服，避免肩膀受风寒。

❷积极配合肩部的功能锻炼，防止肩关节粘连。

功 效 疏通经络。治腰肌劳损、外伤性腰痛。

颈椎病

▪病▪情▪介▪绍▪

颈椎病，又称"颈椎综合征"，是由于椎间盘变性后，周围骨质、小关节及软组织等产生一系列病理改变，压迫和刺激颈神经根、脊髓、颈动脉等组织而产生的一系列症状。根据临床表现，可分为神经根型、脊髓型、椎动脉型及交感神经型四种。神经根型，主要为颈、肩部疼痛和上肢麻木感；脊髓型，主要为感觉和运动障碍，肢体和躯干麻木无力，以及上运动神经元损害体征；椎动脉型，主要为头晕、恶心、眩晕等椎动脉供血不足症状；交感神经型，主要为多汗或少汗、心跳加速或徐缓等交感神经功能障碍的症状。本病属于中医"痹证"范畴，中医认为本病多因肝肾不足，外受风寒湿邪而致。X线检查显示椎体边缘唇样骨赘形成，椎间隙狭窄，项韧带钙化，以第5、6颈椎多发，对诊断本病有重要价值。

食疗方
Shi Liao Fang

牛肉糯米粥

配 方 牛肉50克，糯米100克，姜、葱、油、精盐各适量。

制用法 牛肉切成肉丁，与糯米一同放入砂锅内煮粥，待肉烂粥熟后，加入姜、葱、油、食盐等调味品服。每

日 1 剂，随意饮用。

功效 补血益气。适用于眩晕型颈椎病。

木瓜陈皮粥

配方 木瓜、陈皮、丝瓜络、川贝母各 10 克，大米 50 克，冰糖适量。

制用法 所有原料洗净，木瓜、陈皮、丝瓜络先煎，去渣取汁，加川贝母、大米煮成粥，最后加冰糖。

功效 木瓜可平肝舒筋、和胃化湿。本方可适用于湿痹拘挛、腰膝关节酸重疼痛、吐泻转筋。本方对痰湿阻络型颈椎病有疗效。

天麻炖鳙鱼头

配方 天麻 10 克，鳙鱼头 1 个，料酒、葱段、姜片、精盐、麻油、味精各适量。

制用法 天麻切成薄片，装入纱布袋中，与洗净、去鳃的鳙鱼头同入砂锅中，加水适量。先用大火烧开，去浮沫，加料酒、葱段、姜片、精盐等调料，用小火煨炖半小时。取出药袋，放入麻油及味精，再烧一沸即成。

功效 祛风散寒，通经活络。治神经根型颈椎病。

Zhong Yao Fang

中药方

赤芍龙胆草煎剂

配方 羌活、胆南星、龙胆草各 6 克，白芷、桃仁、赤芍、延胡索各 10 克，川芎、白芥子各 5 克，威灵仙 15 克，桑枝、葛根各 15～30 克。

制用法 水煎服，随证加减。可配合食疗，方为怀山药 30 克，熟地、枸杞子、莲子肉、党参、黄芪各 15 克，当归 6 克，炖母鸡，间断食用。

功效 适用于颈椎病。

桂枝加葛汤

配方 桂枝、白芍各 18 克，甘草12 克，葛根 25～40 克，生姜 6 克，大枣 6 枚。

制用法 水煎服。每天 1 剂，20 天为 1 个疗程。[局部凉甚加附子；颈项沉困加羌活、独活；手臂麻木加当归、川芎、川牛膝；病程较长加天麻、全蝎、地龙；肾虚者加鹿角霜、山茱萸、威灵仙。]

功效 适用于颈椎病。

加减壮骨丸

配方 黄柏、知母各 10 克，熟地黄、白芍、木瓜各 15 克，龟板、锁阳、白术、陈皮各 12 克，豹骨 6 克。

制用法 将上药以水煎煮，取药汁。每日 1 剂，分 2 次服用。

功效 滋水涵木，调和气血。适用于头晕眼花，耳鸣耳聋，头脑胀痛，失眠多梦，急躁易怒，腰膝酸软，步履蹒跚甚则瘫痪，症见小便淋漓、次数增多或二便失控、便秘、性功能障碍等肝肾不足型颈椎病。

当归红花散

配方 全当归、细辛、三七、红花各等量。

制用法 焙干研细末，每次 3 克，黄酒或温开水送服。每日 1 剂，10 日为 1 个疗程。

功效 散寒祛湿，活血通络。治颈椎病。

疏风养血汤

配方 天麻、桑枝、僵蚕、片姜黄各 10 克，珍珠母、生白芍各 30 克，生甘草、钩藤各 15 克，葛根、秦艽各 12 克，丹参、银花藤各 20 克。

制用法 水煎服。每日 1 剂，日服 3 次。

功效 平肝熄风，清热祛湿。适用于颈椎病。

外 用 方

Wai Yong Fang

荆芥防风乳香

配方 荆芥、防风、乳香、没药、胡椒、川乌、蒲公英、威灵仙各 100 克，细辛 5 克，醋、酒精各适量。

制用法 诸药共研细末，过 80 目筛装瓶备用。首先在疼痛部位以醋涂温，撒铜钱厚药粉，上面盖 6～8 层纱布，用醋浸湿纱布及药粉，稍候用 75% 的酒精均匀撒在纱布上，点燃酒精，至患者有温热感，到忍受极限时，将火吹灭。待无温热度时，再用同样方法操作 3～5 次。

功效 起到活血祛瘀、祛风消炎、促进吸收及镇痛的作用。适用于颈椎病、风湿性关节炎、软组织扭伤、痹症、胸腰椎炎、骨质增生、寒热红肿及脓肿等症。

草药熏洗方

配方 独活、秦艽、防风、艾叶、透骨草、刘寄奴、苏木、赤芍、红花、甲珠、威灵仙、乌梅、木瓜各 9 克。

制用法 上药用水煎后趁热熏洗患处。

功效 适用于颈椎病。

热敷方

配方 羌活、独活、川芎、红花、延胡索、生姜各 20 克。

制用法 加清水煎煮，将药汁倒入盆中，然后用毛巾浸入药汁中，绞干后，温熨患处，待冷后再加温，每次30分钟，每日2~3次，7~10日为1个疗程。

功效 温经散寒，活血通络。治颈椎病。

■日常调养■

❶睡觉时枕头不宜太高，以使颈椎保持平直为准。

❷低头看书和写字不宜一次时间过长，不妨每隔半小时左右休息一会儿。

❸冬季寒冷容易加重颈椎病的病情，因此应注意颈部保暖。

足跟痛

====病·情·介·绍====

足跟痛，是由多种慢性疾患所致脚后跟疼痛，与其劳损和退化有密切关系，足跟痛可能是跟骨上长有骨刺，引起跟骨滑膜无菌性炎症；还有可能是跟腱损伤、跟腱炎引起，或跟腓、跟胫韧带等周围组织损伤等原因。

此病的临床表现主要为足跟跖面疼痛、肿胀和压痛，走路时加重，多发生于中年以后的肥胖者，男性发生率高，一侧或两则同时发病。大多数为慢性起病，常同时患有风湿或类风湿性关节炎、骨性关节炎等。

Shi Liao Fang

食疗方

黑豆薏苡仁汤

配方 黑豆30克，薏苡仁20克，宣木瓜15克，精盐适量。

制用法 将宣木瓜布包，三者加水煮至黑豆、薏苡仁熟后，去宣木瓜，用精盐调味服食。

功效 除湿通络，祛风散寒。治足跟痛。

芍药甘草汤

配方 赤芍、白芍各30克，生甘

草、炙甘草、怀牛膝各 15 克。

制用法 水煎服，每日 1 剂。

功效 补血活血，缓急止痛。治因骨质增生引起的足跟痛。

高粱根煮鸡蛋

配方 高粱根 7 个，鸡蛋 2 个，白糖适量。

制用法 高粱根水煎去渣，用汤煮鸡蛋，加白糖少许服。日常食用。

功效 适用于足跟痛。

枸杞羊肾粥

配方 鲜枸杞叶 500 克，粳米 250 克，羊肾 1 对，葱、姜各适量。

制用法 鲜枸杞叶洗净，羊肾去筋膜，均切碎，加适量水用小火煨烂成粥，加葱、姜等调味。分顿食用。

功效 适用于足跟痛。

外 用 方

灵桃熏洗方

配方 威灵仙、生桃仁、生草乌、生川乌、三棱、莪术、羌活、独活、五加皮、秦艽、茜草、牛膝、透骨草、凌霄花各 30 克，川芎、血竭各 10 克，细辛 15 克。

制用法 上药水煎后置患足于上，熏至足部出汗，至不烫足时浸入。每次 20 分钟，每日 1 次，睡前进行，15 次为 1 个疗程。

功效 活血通络。适用于血瘀型足跟痛。

乳香没药方

配方 乳香、没药各 20 克，苏木、川断、川芎、当归、鸡血藤、秦艽、生薏苡仁、透骨草各 30 克，红花、桃仁、土元各 15 克，白酒 90 毫升。

制用法 上述药物放入铁盆内，加水 8 碗，浸泡 3 小时后用火煎 30 分钟，加入白酒备用。每晚临睡前将药水加热洗足，每次约 20 分钟。

功效 适用于足跟痛。

仙人掌贴

配方 新鲜仙人掌适量。

制用法 将仙人掌两面的毛刺用刀刮去，然后剖成两半，用剖开的一面敷于足跟痛处，外用胶布固定，敷 12 小时后再换另外半片。冬天可将剖开的一面放在热锅内烘 3～4 分钟，待烘热后敷于患处，一般用于晚上贴敷。

功效 行气活血，消肿止痛。治足跟痛。

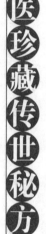

日常调养

❶出现跟痛症后，应减少每天的行走和站立时间，必要时扶杖行走。

❷局部可采用对症治疗，除上述方法外；还可以使用石膏托固定、理疗、湿敷等。无效者可考虑手术治疗。

名医珍藏传世秘方

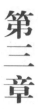

第三章

五官科疾病奇方，完美五官秀出来

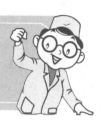

牙 痛

☞病☞情☞介☞绍☜

牙痛是指牙齿出现急性或慢性疼痛的一种症状。又称齿痛或牙齿痛。牙痛可见于各种牙病，急性牙痛可发生于急性牙龈炎，多伴有牙龈肿胀、发热等症状，若形成牙龈脓肿，则疼痛急剧、龈肿固定显著。急性牙髓炎可在没有任何刺激情况下急剧疼痛。龋病深度时可由温度、化学刺激、食物嵌入而出现剧烈牙痛，牙齿色、形、质均发生不同程度变化。慢性牙痛可见于慢性牙龈炎、牙周病、慢性牙髓炎、中度龋病等。

Shi Liao Fang 食疗方

绿豆鸡蛋糖水

配 方 绿豆100克，鸡蛋1个，冰糖适量。

制用法 绿豆捣碎，用水洗净，放锅里加水适量，煮至绿豆烂熟，放入冰糖，把鸡蛋打入绿豆汤里，搅匀，稍凉后一次服完，连服2～3日。

功 效 适宜风热牙痛、口腔红肿热痛的风热牙痛者食用。

生姜粥

配 方 生姜10克，粳米50克。

制用法 先用粳米煮粥，粥熟后加入生姜片，再略煮片刻。空腹趁热食用。

功 效 辛温散寒。治疗寒凝牙痛。

枸杞瘦肉汤

配 方 枸杞子30克，猪瘦肉适量。

制用法 上物加水同煮食。

功 效 补肾滋阴。治肾阴虚牙痛，症见牙齿隐隐作痛或微痛，牙龈微红微肿，久则龈肉萎缩，牙齿浮动，咬物无力，可兼有腰酸痛、舌红少苔、脉细数。

蜂房鸡蛋

配 方 黄蜂房1个，鸡蛋1个。

制用法 蜂房放火上煨后，再与鸡蛋一齐加水煮至蛋熟，吃蛋喝汤。

功 效 清热解毒，杀虫止痛。适用于龋齿牙痛。

鸭蛋牡蛎肉粥

配 方 咸鸭蛋2个，干牡蛎肉100克，大米适量。

制用法 鸭蛋打碎，三者同煲粥，连吃2~3日。

功 效 鸭蛋具有滋阴清肺的作用。适用于病后体虚、燥热咳嗽、咽干喉痛等病患者食用。本方适用于牙痛、牙龈红肿的虚火牙痛。

中 药 方

止痛方

配 方 旱莲草、侧柏叶各15克，细辛6克，海桐皮30克。

制用法 水煎服，每日1剂。

功 效 滋阴降火，消肿止痛。治牙龈肿痛、牙痛、牙周炎。

白玉汤

配 方 生地、麦冬、花粉各15克，知母、牛膝各10克，石膏（先煎）30克，元参18克，大黄9克，甘草6克。

制用法 水煎服，每日1剂，日服2次。

功 效 清胃泻火，通腑润肠。适用于牙痛。

石膏清热汤

配 方 生石膏30克，黄芩、黄柏、牛蒡子、知母各10克。

制用法 水煎服，每日1剂，分2次服。

功 效 清热泻火。用治胃火牙痛、口臭、便干。

知母升麻汤

配 方 知母10克，细辛4克，石膏10克，升麻10克。

制用法 水煎服，日服2次。

功 效 清胃泻火，消肿止痛。主治牙痛。

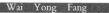 Wai Yong Fang

外用方

细辛樟脑液

配方 细辛、薄荷、樟脑各2克。

制用法 上药入锅加水150毫升，用小火煎熬30分钟后去渣过滤，药液装瓶备用。用消毒棉球蘸药液放在牙痛处，闭口30分钟后吐出棉球，一般3~5分钟即可止痛。

功效 适用于牙痛。

石膏细辛丹发散

配方 生石膏15克，细辛、升麻、大黄各3克，丹皮4克，黄连5克，生地黄6克。

制用法 上7味药研为细末，每次取药末6克，用水调成糊状备用。敷于脐部，然后用消毒纱布覆盖，再用胶布固定，每日换药1次。

功效 清胃火，通便。适用于胃火牙痛、牙龈肿痛、大便干结。

六神丸外用方

配方 六神丸1~2粒。

制用法 取玻璃棒1根蘸上患者唾液，放上六神丸1~2粒，置于痛牙之齿龈上，再用玻璃棒拨动药丸，使之与唾液混合，稍加压力，药丸溶化，平涂于牙龈表面上，经5~10分钟，局部出现麻木感，牙痛随之减轻或消失。每日用药1次。亦可将药丸用温开水3~4滴研成糊后涂敷患处。

功效 清热解毒，消肿止痛。适用于牙痛。

霜梅乳滑散

配方 白信、川黄柏、甘草各5克，红枣50克，青黛10克，硼砂20克，乳香、没药各2.5克，冰片7.5克。

制用法 红枣去核切片，白信研末加入拌匀于瓦上，以炭火炙至信枣烟尽为度，取出候冷研细，其他各药则分别研细（除冰片外）皆调匀后收藏。先将患部洗净，然后把收藏的药加入冰片后，取少许撒敷患处，每日5~6次。

功效 清热解毒，化瘀止痛，祛腐生肌。适用于牙疳。

白萝卜末外敷

配方 白萝卜适量。

制用法 白萝卜切成碎末状，然后用干净的纱布将白萝卜末包起来，敷于牙痛的部位，待牙痛症状缓解之后取下即可。

功效 白萝卜具有活血化瘀、消肿止痛的功效，可以有效缓解牙痛症状。

日常调养

❶每半年进行一次口腔检查，不要等到牙齿出了问题才想起去看牙医。发现蛀牙要及时治疗。对于可能引起牙痛的其他疾病要及早治疗，减少并发症。

❷睡前不要吃糖、饼干等淀粉之类的食物。

❸应多吃清胃火及清肝火的食物，如南瓜、西瓜、荸荠、芹菜、萝卜等。

❹勿吃过硬食物，少吃过酸、过冷、过热食物。

❺忌酒及热性动火食品。

❻保持大便通畅，防止粪毒上攻。

❼做到早晚刷牙、饭后漱口，尤其是睡前刷牙更为重要，可以减少食物残渣的存积和发酵。

❽选用顶端磨圆的软毛保健牙刷，保证在清洁牙齿的同时不会磨损牙齿；用正确的方法刷牙，避免刷牙力度过大、时间过长对牙齿造成的损伤。

❾保持良好的情绪。脾气急躁、容易动怒会诱发牙痛，要心胸豁达，情绪宁静。

牙周炎

●病●情●介●绍●

　　牙周炎是牙周较深层组织的受累，是一种慢性破坏性的疾病。以牙龈出血或龈间溢脓、牙齿松动、影响咀嚼为主要症状。缓慢起病，逐渐加重，严重者可发展为全口牙齿松动。病程中可有急性发作的牙周脓肿，局部红肿热痛，脓液量多，伴有发热。中医认为，本病是以龈肉萎缩、牙根宣露、牙齿松动、经常渗出血液或脓液为特征。

食疗方
Shi Liao Fang

酒烧蛋

配方 普通白酒 100 克，鲜鸡蛋 1 个。

制用法 把白酒倒入大碗中，用火柴点燃后立即打入鸡蛋。不要搅动，待火自熄，晾凉后食用。每次 1 剂，日服 2 次，连服 3 日。

功效 清心降火，可治疗牙龈疼痛红肿，舌苔粗黄。适用于胃肠实火型牙周炎。

花生炖猪皮

配方 连衣花生米 50 克，猪皮 150 克，葱花、姜末、精盐、味精各适量。

制用法 花生洗净；猪皮洗净，去毛，入沸水中焯过捞出，切小块。同入砂锅，加水适量，大火煮沸，加少量料酒，改小火煮 1 小时，加葱花、姜末、精盐、味精各少许，煨沸，佐餐食用。每日 1 剂，时时服食。

功效 适于腰膝酸软、纳少乏力属脾肾两虚型牙周病，牙龈出血者尤宜。

苔黄腻、腹胀、便溏者不宜食用。

银耳柿饼羹

配方 水发银耳、柿饼各 50 克，红糖 10 克。

制用法 银耳洗净；柿饼去蒂，洗净，切小丁。同入砂锅，加水适量，煮沸后小火煨至酥烂，红糖调味服食。每日 1 剂，分早、晚 2 次服食。

功效 适于口渴咽燥、舌红便艰溲赤属阴虚胃热型牙周病。纳呆、苔腻、便溏、恶寒者不宜服食。

豆腐石膏汤

配方 生石膏 50 克，豆腐 200 克，精盐适量。

制用法 先把生石膏放入锅内，加水煎煮约 1 小时，再加入豆腐煮约半小时，加精盐少许调味。饮汤吃豆腐。分 2 次温服。

功效 清泻胃热，解毒润燥。适用于牙周炎胃热、牙痛、牙龈红肿、口臭心烦。

中药方
Zhong Yao Fang

黄连竹叶煎剂

配方 黄连、竹叶各 6 克，生地、连翘各 12 克，丹皮、升麻、当归、大黄各 10 克，生石膏 30 克（先下），天花粉 15 克。

制用法 每日 1 剂，水煎服。

功 效 清热降火。适用于牙周病。

白虎汤

配 方 知母、石斛、麦冬各 10 克，甘草 6 克，山药 20 克，生地、枣仁各 12 克，生石膏、旱莲草各 30 克。

制用法 上述中药水煎服。连服 10 日。

功 效 适用于牙周炎。

清胃散

配 方 生地黄、天花粉各 20 克，丹皮、连翘、当归各 15 克，升麻、黄连、竹叶、大黄、虎杖各 10 克，生石膏 30 克。

制用法 上药以水煎煮，取药汁。每日 1 剂，分 2~3 次服用。

功 效 适用于牙周炎之牙龈红肿热痛。

辛甘绿茶方

配 方 绿茶 1 克，细辛 4 克，炙甘草 10 克。

制用法 后 2 味加水 400 毫升，煮沸 5 分钟，加入茶叶即可，分 3 次饭后服，每日 1 剂。

功 效 本方适用于牙周炎、龋齿。

外 用 方

桃柳树皮

配 方 桃树皮、柳树皮各 4 克，白酒适量。

制用法 砂锅放入白酒，以小火煎煮桃、柳树皮，趁热含酒液漱口。当酒液含在口中凉后即吐出，口漱数次。

功 效 清热止痛，祛风散肿。适用于风火牙痛和牙周发炎。

红枣梅片外搽方

配 方 大红枣 1 个，正梅片 0.6 克，盐适量。

制用法 将红枣入火内烧过存性，以不见烟为度，取起入盐内埋之候冷。取出后加入正梅片捣成细粉。先用薄荷叶煎水洗患处，然后用棉蘸药搽患处，日搽数次。忌辛辣、鱼腥等物。

功 效 治牙周炎。

蒜泥热敷方

配 方 大蒜适量。

制用法 大蒜去皮，捣烂，放火炉上温热后外敷疼处。连续多次效果显著。

功 效 适用于牙周炎、牙痛。

芥菜根

配 方 芥菜根 15 克。

制用法 烧存性研末，频敷患处。

功 效 适用于牙周病。

月黄散

配 方 老月黄 10 克，雄黄 5 克。

制用法 上药共研细末，装瓶备用。在患处擦少许即可，勿口服。

功 效 适用于牙周炎。月黄即藤黄，据《中国医学大辞典》记载，月黄"味酸、涩、寒，有毒，功用止血化毒、杀虫，治虫牙齿黄"。

日常调养

❶饮食应增加蛋白质和维生素含量。多食新鲜水果和瓜类。应多食富含氟、钙、磷食品，如牛奶、胡萝卜、鸡肉、蛋、莴苣、薯类、麦粉、蹄筋、肉类、豆类和豆制品。需多食粗糙食物和纤维丰富耐磨食品。适当多食补肾固齿之品，如动物肾、脊髓、甲鱼、乌龟、淡菜、鸽蛋、核桃仁、黑大豆、栗子等。宜多饮茶。

❷忌食辛辣、香燥刺激性食品。不宜多食油腻、糖果甜点，限制脂肪和糖的摄入量。不可挑食偏食，不应过饥过饱、过热过冷。不可过食温热之物。禁烟酒。

口腔溃疡

● 病● 情● 介● 绍 ●

口腔溃疡，又称为"口疮"，是发生在口腔黏膜上的表浅性溃疡，大小可从米粒至黄豆大小，成圆形或卵圆形，溃疡面为口腔溃疡凹、周围充血，可因刺激性食物引发疼痛，一般 1～2 个星期可以自愈。中医认为，本病主要因情志过激，郁而化火，心火上攻；或久病火热灼阴津而发病。口腔溃疡分为心火亢盛、阴虚火旺两种证型。临床上多选用下列方药调整。

名医珍藏传世秘方

食疗方

绿豆羊肉汤

配方 羊肉 120 克，绿豆 30 克，生姜 5 片，大枣 10 枚。

制用法 加水炖烂取服，每日 1 次。

功效 温阳健脾，甘寒解毒。治复发性口腔溃疡。

枣泥红糖茯苓包

配方 大枣 500 克，红糖 150 克，茯苓粉 250 克，面粉适量。

制用法 大枣煮熟去皮、核，加入红糖调匀；茯苓粉和面粉调和，放碱发面，包成糖枣包，蒸熟后食用。

功效 温中健脾。适用于口腔溃疡。

鸭头汤

配方 咸鸭头 1 个。

制用法 清水浸泡干咸鸭头，洗净，放入小砂罐中，加水适量，先用大火煮沸改用小火慢炖 30 分钟左右。

制用法 每日 2 次。

功效 清热泻火。适用于阴虚内热、或内有湿热蕴积、火热上冲之口腔溃疡。

猪蹄汤

配方 鲜猪蹄 1 只，白芷、黄芪、当归、蜂房、羌活、赤芍、甘草各 15 克。

制用法 上 7 味药入药袋，备用；将猪蹄去毛、洗净，放入锅中，加适量水煮沸，去油渣留清汤，再将药袋入汤内，小火煎 30 分钟，去渣留汁。温热服用，在口中含 2～3 分钟后咽下。

功效 本方适用于阴虚火旺型口腔溃疡。

中药方

绞股蓝汤

配方 生绞股蓝 9 克。

制用法 上药放入杯中，加沸水 150～200 毫升浸泡 20 分钟，待凉温后一次饮完，儿童酌减，然后再浸泡 1 次待下次饮用，每日 2～3 次。

功效 清热，补虚，解毒，敛疮。治复发性口腔溃疡。

知母黄柏煎剂

配方 知母、黄柏、泽泻各 10 克，山豆根 15 克，甘草 5 克。

制用法 水煎。每日 1 剂，分 2 次口服。

功效 治疗口腔溃疡。

半夏泻心汤

配方 半夏、党参、黄芩各 10 克，干姜、黄连各 3 克，甘草 6 克，大枣 4 枚。

制用法 水煎服或制成丸。发作期每日 1 剂水煎服。间歇期，制成蜜丸，每丸 6 克，每日 1~3 次口服，用 2~3 个月。

功效 适用于口腔溃疡。

绿豆方

配方 绿豆适量。

制用法 取适量绿豆放入陶罐内，冷水浸泡 20 分钟，再放到火上煮沸，沸至 4~5 分钟，取一鸡蛋打入碗中调成糊状，舀绿豆水冲之，趁热饮下，每日早、晚各 1 次。

功效 对复发型口腔溃疡有显著疗效。

玄参麦冬汤

配方 玄参 30 克，麦冬、生地各 24 克，花粉 9 克，竹叶、木通各 6 克，黄连 3 克。

制用法 水煎服。每日 1 剂。另取消毒干棉签擦去溃疡分泌物，然后涂上 1% 碘酒即可，不必脱碘。每日涂 2~3 次，一般 2~3 天即可痊愈。

功效 用治复发性口腔溃疡。

外用方
Wai Yong Fang

白矾膏

配方 白糖 4 克，白矾 6 克。

制用法 上述 2 味放入瓷器皿内，置于文火上加热，待其溶化成膏后，稍冷即可使用。若遇到凝固时可再加温溶化后使用，用时以棉球蘸白矾膏涂于溃疡面上，每日 1~2 次。

功效 清热解毒，生肌止痛。适用于顽固性口腔溃疡。

六神丸

配方 珍珠粉、牛黄、麝香各 4.5 克，冰片、蟾酥、雄黄各 3 克。

制用法 上药共研为细末，用酒化蟾酥与药末调匀为丸，以百草霜为衣。先用黄连、甘草等份煎汤漱口，六神丸研为细末，吹于溃疡面上。每日 2 次。

功效 适用于口腔溃疡。

冰片甘蔗渣饮喷方

配方 甘蔗渣 30 克，冰片 1 克。

制用法 鲜甘蔗榨去汁，晒干后炒黑研为细末（30 克甘蔗渣炒黑后约有 12 克），后入冰片同研匀，装瓶备用。每次 0.1~0.2 克，吹喷患处，每日 6~7 次。

功效 清热解毒。治口腔溃疡。

茵陈漱口疗方

配方 茵陈 30 克。

制用法 用水洗净切碎，放入瓷缸内，加水 300 毫升，浸泡 24 小时后，每天取水漱口数次。

功效 清热燥湿，泻火解毒。适用于口腔溃疡数目较多、较痛，且伴有心中烦热者。

萝卜藕汁

配方 萝卜 5 个，鲜藕 500 克。

制用法 所有材料洗净，共捣烂取汁，以汁漱口，每日数次，连用有效。萝卜可散瘀血、消积滞、除热毒。

功效 本方适用于口舌生疮、口腔溃烂有灼痛、口臭、便秘等。

青黛硼砂

配方 牛黄、冰片各 1 克，青黛、硼砂各 5 克。

制用法 上药共研为细末，瓶装备用。用时将药粉涂于患处。每日 4 次，3 日为 1 个疗程。孕妇慎用。

功效 有清热消炎之功，对口腔溃疡有显著疗效。

日常调养

❶患溃疡者需按时服药，口疮严重者可用板蓝根、大青叶、甘草、金银花各等份，煎汤代茶，频频含漱。

❷多饮开水，实火口疮者的饮食宜清淡，多吃新鲜水果蔬菜，不宜吃鱼腥类燥热之品，忌烟酒。阳虚者则需戒生冷瓜果及寒凉之品。

❸根据口疮轻重，选用流质、半流质或软质饮食，避免服食过热、过咸及粗硬食物。

❹保持大便通畅，有习惯性便秘者，宜经常服食蜂蜜，或多饮淡盐水。

❺生活起居要有规律，劳逸结合，保证充足的睡眠，避免过劳而损伤正气。

咽喉炎

▪病▪情▪介▪绍▪

咽喉炎包括咽炎、喉炎，因常同时出现，故可通称咽喉炎，有急性与慢性之分，慢性一般由急性治疗不彻底转化而来。急性咽炎是咽部黏膜、黏膜下组织的急性炎症，以咽痛、咽痒、咽干、咽部有异物感、痰黏、刺激性干咳为特征。急性喉炎是喉部黏膜特别是声带黏膜的急性炎症，以喉痛及声音嘶哑，甚至失声为特征。慢性咽炎是指咽部黏膜急性充血，或增厚、萎缩，主要表现为咽喉异物感，痒而作咳，无痰，声音或嘶哑或变调。慢性喉炎是喉部黏膜及声带弥漫性血肿，或增厚、萎缩，以长期声嘶、喉部干燥、有黏痰不易咳出为特征。

Shi Liao Fang 食疗方

橄榄粥

配 方 鲜橄榄 50 克，大米 100 克，白糖适量。

制用法 鲜橄榄洗净，去核榨汁；取橄榄渣水煎取汁，加大米煮粥，待熟时调入橄榄汁、白糖等，再煮一两沸即成。每日 1 剂，连用 3～5 日。

功 效 清肺利咽。治急慢性咽喉炎。

枇杷蒸冰糖

配 方 鲜枇杷 150 克。

制用法 去皮核，放于大瓷碗中，加入冰糖和清水 200 毫升，隔水蒸熟。分 1～2 次食果喝汤。

功 效 清热润喉。适用于慢性咽炎。

白糖海带

配 方 柿霜、乌梅炭各 3 克，硼砂 0.3 克，大青盐适量。

制用法 上药共为细末，含化之。

功 效 适用于慢性咽炎。

黄瓜鸡蛋汤

配 方 黄瓜 200 克，鸡蛋 1 只，葱花、精盐、麻油各适量。

制用法 黄瓜洗净切片，放于碗中，加少许精盐，拌匀，腌渍 10 分钟，挤去盐水。清水 250 毫升，烧开，打入鸡蛋，打散，再放黄瓜片和精盐，煮熟，下葱花和精盐，淋麻油。

功效 适用于慢性咽炎、咽喉肿痛、声音嘶哑、心烦失眠。

中药方

益胃汤

配方 沙参9克，麦冬、生地黄各15克，冰糖3克，玉竹4.5克（炒香）。

制用法 上药加水500毫升，煮取300毫升。所余药渣，再煮取200毫升。每日1剂，分2次服用。

功效 滋阴润燥，益胃生津。适用于慢性咽炎。

清胃利咽汤

配方 诃子、金银花、连翘各10克，桔梗、蝉蜕、生甘草各6克。

制用法 水煎服，每日1剂。

功效 清热解毒，宣肺利咽。治急性咽喉炎、慢性咽喉炎急性发作。

消炎茶

配方 蒲公英、金银花各400克，薄荷200克，甘草100克，胖大海50克，淀粉30克。

制用法 先取薄荷、金银花、蒲公英各200克，与甘草、胖大海共研为细末，过筛，再将剩下的蒲公英、金银花加水煎2次，合并药液过滤，浓缩成糖浆状，与淀粉浆混合在一起，煮成糊状。再与上述备用药粉和匀，使之成块，过筛制成粒，烘干。每次10克，每日3次，开水泡饮。

功效 适用于风热所致急性咽炎。

鲜酢浆草茶

配方 鲜酢浆草30克。

制用法 水煎汁，代茶饮。

功效 治疗急性咽喉炎。

芝麻叶

配方 鲜芝麻叶6克。

制用法 取鲜芝麻叶用凉开水洗净，放入口中嚼烂，慢慢吞咽，每日3次。轻者2~3日可愈。重者5~6日可愈。

功效 清热，养阴，生津。适用于慢性咽炎、咽干燥、咽痒者。

外用方

西瓜白霜

配方 大西瓜1个。

制用法 在蒂上切1个小孔，挖去瓜瓤，装满朴硝，将蒂部仍旧盖上，用绳绑好，悬于通风处，等析出白霜，用鹅毛扫下，研成细末存于瓶中。

功效 用时以白霜吹喉部。

山豆根含漱方

配方 山豆根适量。

制用法 用醋磨汁，噙之。病重不能言者，频以鸡翎扫入喉间，引涎出。

功效 清热解毒，利喉消肿。治咽喉炎，症见喉中发痛，红肿疼痛。

日常调养

❶ 咽喉炎急性期注意休息，可用盐开水漱洗口腔咽部。

❷ 饮食宜清淡，忌食辛辣刺激性食物，戒烟酒。

❸ 多饮水，保持大便通畅。

❹ 说话时间勿过长，声调勿过高。

❺ 平时宜积极参加体育锻炼，增强体质，及时增减衣物，预防感冒。

口 臭

病·情·介·绍

口臭是指因机体失调导致口内出气臭秽的一种病症。多表现为呼气时有明显臭味，刷牙漱口难以消除，含口香糖、使用清洁剂均难以掩盖，是一股发自内部的臭气。

口臭常是某些慢性病变的一种症状，口腔、鼻咽、呼吸和消化系统及一些全身疾病，都能引起口臭。此外，不注意口腔卫生或不良的饮食习惯等，也可发生口臭。中医认为口臭多由于口齿疾患、胃火旺、胃积热及胃有宿食，或湿浊蒸腾所致。

食疗方
Shi Liao Fang

可可粉蜂蜜

配方 可可粉60克，蜂蜜1000克。

制用法 取10克可可粉、适量蜂蜜调成糊状。每天3~4次，每次5克放入口中慢慢含咽，连用3~4天。

功效 适用于口臭。

咸鱼豆腐汤

配方 咸鱼头 1 个，豆腐数块，生姜 1 片。

制用法 咸鱼头洗净，斩块，稍煎后与生姜同入锅内，加适量清水，猛火滚半小时，放入豆腐，滚沸 20 分钟即可。佐餐食用。

功效 适用于口臭。

老丝瓜汤

配方 鲜老丝瓜 1 根，精盐适量。

制用法 丝瓜洗净，连皮切段，加水煎煮，半小时后放精盐，再煮半小时即成，每日 2 次。

功效 清热洁齿，除口臭。治口臭。

中 药 方
Zhong Yao Fang

连翘丸

配方 连翘适量。

制用法 研末糊丸。食大蒜、韭菜之后，用清茶送服 6~9 克。

功效 化浊气为清气。可消除食大蒜、韭菜之口臭。

三香汤

配方 木香 10 克，公丁香 6 克，藿香 11 克，葛根 30 克，白芷 12 克。

制用法 上药用冷水煎汤。每日 1 剂，多次漱口。

功效 芳香化湿，生津除臭。木香、公丁香、藿香芳香化湿，生津除臭，葛根、白芷升举阳气，使津液上承。

泻白散

配方 桑白皮、桔梗、地骨皮、知母、黄芩、麦冬各 9 克，五味子 6 克，甘草 4.5 克。

制用法 水煎服。每日 1 剂，7 剂为 1 个疗程。

功效 适用于肺热偏盛型口臭。

祛臊方

配方 黄连、枸杞子、生甘草各 5 克，焦山楂、钩藤各 15 克。

制用法 以上几种类型辨证方药，每日 1 剂煎服；配合清爽冲剂，每服 1 包，每日 2 次。治疗 10 日为 1 疗程。[后本方由药厂制成冲剂，定名为清爽冲剂（原方剂量分装 2 袋）。肝火上亢型用天麻钩藤饮加龙胆草；胃火炽盛型用罗谦甫加减泻白散出入；湿浊中阻型用平胃散加减；肝脾气滞型用金铃子散和戊己丸。]

功效 除口臭。

外 用 方

黑矾枇杷叶漱方

配方 黑矾1克，枇杷叶3克，诃子2克。

制用法 上药研成粗粉煮后滤去药渣，用药水漱口，每日3~5次。

功效 治疗口臭、口腔糜烂、口腔溃疡、牙周炎，疗效满意。

薄荷敷脐方

配方 薄荷脑适量。

制用法 薄荷脑研成细末，然后将患者脐中进行局部清洗和常规消毒，再将薄荷脑纳入肚脐中，外用胶布固定。第2日，口腔会有清凉舒适的感觉。3~6日换药1次。连用2~3次即可。

功效 适用于各型口臭。

桂花含漱方

配方 桂花6克。

制用法 上药浸泡在500毫升蒸馏水中，24小时后漱口用。

功效 温肺化饮，芳香除口臭。

日常调养

❶注意口腔卫生，保持口腔清洁。

❷饮食宜清淡，富于营养。戒烟酒。

❸多饮水，保持大便通畅。

❹避免劳思过度、睡眠不足。

扁桃体炎

●病●情●介●绍●

扁桃体炎分为急性和慢性两类。中医称为"乳蛾"的范畴，急性扁桃体炎相当于"风热乳蛾"，慢性扁桃体炎相当于"虚火乳蛾"。急性扁桃体炎常由溶血性链球菌所致，葡萄球菌、肺炎球菌、非溶血性链球菌、流行性感冒杆菌等也可引起本病。多经飞沫、食物或接触传染。有些患者，先是病毒感染，然后继发上述细菌感染。起病较急，畏寒发热，体温较高，常在 39℃ 以上，并伴头痛、四肢酸痛、便秘等。双侧咽痛，吞咽时加剧，颌下淋巴结常肿大，有压痛。患者急性病容，面红。咽部检查可见咽部充血，扁桃体明显红肿，炎症较重时，扁桃体表面有黄白色渗出，脓点或融合成片状。在患过急性扁桃体炎后，链球菌、葡萄球菌等常积聚在扁桃体隐窝内，以后每遇全身抵抗力降低时，病菌繁殖，诱发慢性扁桃体炎。

食疗方

石龙子蒸鸡蛋

配方 石龙子 1 条，鸡蛋 1 只，麻油、姜丝、精盐、味精各适量。

制用法 石龙子剖腹去内脏，洗净，剁成茸，放于大瓷碗中，打入鸡蛋，下麻油、姜丝、精盐和味精，拌匀，隔水蒸熟。每日 1 剂，连服 3 日。

功效 适用于慢性扁桃体炎。

青果糖水

配方 鲜青果 10 个，冰糖适量。

制用法 取鲜青果捣烂，加冰糖和清水 500 毫升，水煎，去渣。每日 1 剂，分 2 次温服。

功效 清热解毒，生津解渴，清肺利咽。适用于兼感冒症状扁桃体炎。

苋茶汁

配方 苋菜 110 克，白糖 50 克。

制用法 苋菜洗净，捣烂取汁，加白糖调匀。日服 2 次。

功效 用治咽喉痛、扁桃体炎。

蒲公英橄榄粥

配方 蒲公英 15 克，萝卜 100 克，橄榄、粳米各 50 克。

制用法 蒲公英、橄榄、萝卜共捣碎，用纱布包好，加水适量，水煎 20 分钟，去渣后与淘洗干净的粳米一同煮粥。顿服，每日 2 次。

功效 清热解毒，消肿止痛。对扁桃体炎有较好的疗效。

中药方

柴葛蓝草汤

配方 板蓝根、葛根各 30 克，白花

蛇舌草 20 克，柴胡 10 克，连翘 15 克，浙贝 12 克，射干、荆芥各 10 克。

制用法 水煎服。每日 1 剂，日服 2 次。

功效 清热解毒，利咽消肿。适用于急性扁桃体炎。

清热解毒方

配方 白桦叶、老鹤草各30克，柴胡、板蓝根、山豆根各20克，黄芩、黄连、野菊花、蒲公英各15克，甘草10克。

制用法 水煎取药汁500毫升。每日1剂，分4次服用。

功效 清热解毒，利咽消肿，止痛。适用于急性扁桃体炎。

黄瓜霜

配方 成熟大老黄瓜1条，明矾（或芒硝）适量。

制用法 老黄瓜切开顶端，挖去瓜瓤及瓜子不用，填满明矾（或芒硝），仍以原盖盖上，用竹签插牢，用绳拴住瓜体，挂在阴凉通风处，数天后，瓜上出现一层白霜，用洁净的鹅毛轻轻扫下，装入瓶中备用。需要时用笔管将黄瓜霜吹入咽部，每日数次，唾液可以吞咽。

功效 清热，消肿。用治扁桃体炎、咽部发炎肿痛。

金银花煎剂

配方 金银花30克，山豆根15克，甘草6克，硼砂1.5克。

制用法 前3味药煎煮，冲服硼砂，每日2次，每天1剂。

功效 金银花既能宣散风热，还善清解血毒。本方适用于各种热病，治疗扁桃体炎。

外用方

五倍子敷方

配方 五倍子50克，白糖适量。

制用法 加白糖3克，炒片刻待完全熔化为度，倒出晒干，和枯矾共研为细末，用香油调为糊状。涂患处。

功效 适用于扁桃体炎。

冰蝎散

配方 冰片5克，全蝎10克，菜油2毫升。

制用法 先将前2味药研细末，再调入菜油拌匀，做成如5分钱币大小的药饼备用。用胶布置药饼贴于外廉泉穴，24小时调换1次。

功效 清疏风热，通络散结，消肿解毒。对急性扁桃体炎有疗效。

洋葱白矾蜜方

配方 洋葱5克，白矾10克，蜂蜜适量。

制用法 先将洋葱捣烂，白矾研细，调入蜂蜜适量，使成糊状，备用。涂敷患处。

功 效 清热解毒。适用于急性扁桃体炎。

日常调养

❶患扁桃体炎后须在医生指导下服用或注射抗生素，以及选用清热解毒的中草药，中西药合用疗效会更好。

❷卧床休息，多饮水，进食易于消化、营养丰富的流质或半流质饮食，如牛奶、豆浆、面片、粥等。慢性期应禁忌辛辣刺激及肥腻厚味之品，以免生痰助火，引起急性发作。注意保持口腔清洁卫生。

❸对于多次反复发生急性扁桃体炎，特别是发生并发症者，应待炎症消退后施行扁桃体切除术。而慢性扁桃体炎，亦应行手术摘除术，不过应在急性炎症治愈后3~4周施行手术。

鼻出血

病·情·介·绍

鼻出血，又称"鼻衄"，是临床常见的一种症状，可由多种原因引起，如外伤、鼻中隔偏曲、肿瘤及全身性疾病等。出血部位多发生在鼻中隔前下部，轻者仅涕中带血，重者大量出血，甚至引起休克，反复出血还可发生失血性贫血。中医认为鼻衄多由肺胃热盛，肝火上逆，肝肾阴虚所致，依此进行辨证施治，对止血将有所帮助。

Shi Liao Fang 食疗方

桑菊薄荷饮

配 方 冬桑叶10克，菊花5克，薄荷3克。

制用法 开水冲泡，约5分钟后即可饮服。不拘时，不拘数。

功　效 清泻肺热，凉血止血。

甘蔗雪梨汁

配　方 甘蔗汁 500 毫升，雪梨汁 250 毫升。

制用法 上 2 味混合均匀即成。每日 2～3 次分服。

功　效 清热凉血。治鼻出血。

猪蹄黑枣汤

配　方 猪蹄 1 只，黑枣 500 克，白糖 250 克。

制用法 猪蹄洗净，入黑枣同煮，加糖。分数天食完，连服 2～3 剂。

功　效 健脾益气，养胃止血。适用于肝阴肾虚型鼻出血。

生鸡蛋萝卜汁

配　方 鲜生鸡蛋 1 枚，白萝卜 240 克，白糖 120 克。

制用法 鲜生鸡蛋于中午 12 时生服；萝卜切碎，放白糖浸泡，取汁内服。

功　效 止血。主治鼻出血。

丹芍茅花汤

配　方 粉丹皮、生白芍药、黄芩各 9 克，白茅花、蚕豆花、仙鹤草、旱莲草各 12 克。

制用法 水煎服。每日 1 剂，分 3 次服。

功　效 清热敛阴，平肝抑阳，化瘀止血。适用于热证型鼻出血。

Zhong Yao Fang

中药方

茅根止血汤

配　方 白茅根 30 克，生地黄 15 克，丹皮 10 克。

制用法 上药加水 400 克，煎取药汁。每日 1 剂，4 剂为 1 个疗程。血虚者加阿胶 5 克，阴虚者加地骨皮、银柴胡各 10 克，血热者加黄芩 10 克。

功　效 清热凉血止血。适用于鼻出血。

木贼液

配　方 木贼适量。

制用法 木贼水煎成浓液，往鼻腔内滴注。

功　效 适用于经常鼻出血。

西红柿拌鸡蛋

配　方 西红柿 500 克，熟鸡蛋黄 2 个，白糖适量。

制用法 西红柿洗净，放入沸水锅中烫一下，余入凉水，捞出后削去皮，切成半月形块，装在盘中。将蛋黄放在西红柿块中央，将白糖撒在蛋黄和西红柿块上。每日 1 剂。

功效 适用于鼻出血。

藕粉菊花汤

配方 菊花、旱莲草各15克，藕粉30克。

制用法 前2味煎汤，趁热冲藕粉，加白糖调服。

功效 适用于鼻衄肝火上扰证。

萱草姜茶

配方 生姜汁1份，萱草根汁2份。

制用法 上药混合，每次15毫升，每日2次，温开水送服。

功效 适用于阴虚火旺型鼻衄，症见鼻中出血、咽干口渴等。

外用方

Wai Yong Fang

石膏知母散

配方 生石膏30克，知母、麦冬各15克，黄芩、牛膝各12克。

制用法 以上5味共研细末，备用。用时取药末适量，用凉开水调和成糊状敷于脐部，然后用消毒纱布覆盖，再用胶布固定，隔日换药1次。

功效 清泄肺胃，止血生津。适用于鼻出血，症见血色鲜红，鼻干口渴，烦躁便秘，舌红苔黄，脉数。

大黄乌贼骨粉

配方 大黄2份，乌贼骨1份。

制用法 大黄炒炭存性后同乌贼骨一块研为细末。用时取此粉3～5克，黏附于油纱条上，填塞患侧鼻腔。出血较少、部位明显者，隔日换药；出血较多、部位不明显者，可3天换药

1次。

功效 止血生津。治鼻出血。

葱泥外敷方

配方 香葱1把。

制用法 上药捣烂，敷涌泉穴。左鼻出血敷右侧涌泉穴，右鼻出血敷左侧涌泉穴。

功效 引热下行。治鼻出血。

葫芦子酒

配方 苦葫芦子（捣碎）30克，白酒150毫升。

制用法 葫芦子置于净瓶中，用白酒浸之，经7日后开口，去渣备用。用时，取少量纳鼻中，每日3～4次。

功效 清胃泻热，凉血止血。适用于血热引起的鼻出血。

日常调养

❶不要常用手指挖鼻孔，它会使鼻毛脱落，黏膜受伤，血管破裂，引起出血。

❷鼻子干燥不舒服时，可用毛巾或棉花蘸温开水轻擦一下，也可以用开水的蒸气熏一熏。

❸要避免外伤及头部、鼻部的强烈震动和冲撞。

❹平时要多喝开水，多吃新鲜蔬菜、水果，使鼻黏膜保持湿润，增加抵抗力。少进或忌食烟、酒、辛辣刺激性食品。体热者，少食辛热食品如芥、韭、雪里红、榨菜之类。

❺有鼻衄史者，尤其为时令性发作的，要注意工作与生活环境，不能过于干燥、高温及有灰尘。

鼻窦炎

●病●情●介●绍●

鼻窦炎是鼻窦黏膜的非特异性炎症，临床分急性和慢性两种。急性鼻窦炎多继发于急性鼻炎，以鼻塞、流脓涕和头痛为主要症状。慢性鼻窦炎多因急性鼻窦炎迁延不愈转化而来，主要表现为鼻塞、流涕、头痛及嗅觉障碍等。本病属于中医学"鼻渊"范畴。

Shi Liao Fang
食疗方

辛夷鱼腥草粥

配方 辛夷10克，鲜鱼腥草50克，粳米100克。

制用法 辛夷、鱼腥草水煎取汁，入粳米煮粥，分1~2次食用。

功效 清热解毒，散风通窍。治鼻窦炎。

辛夷花鸡蛋

配方 辛夷花15克，鸡蛋2只。

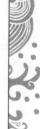

制用法 辛夷花放入砂锅内，加水 2 碗煎至 1 碗，去渣取汁，备用。鸡蛋煮熟，去壳，刺小孔 10 余个，加入药汁锅内，煮沸 10 分钟即可服食。

每日 1 剂，常服有效。

功效 通窍，止脓涕，驱风止痛。治慢性鼻窦炎之流脓涕、体弱不胜寒凉。

Zhong Yao Fang 中药方

干丝瓜蒂冲服方

配方 干丝瓜蒂 5 个，药酒适量。

制用法 烧炭研为细末。用药酒冲服，每日 2 次，连服 10 天。

功效 适用于急性鼻窦炎。

六味鼻渊汤

配方 苍耳子、辛夷、白芷各 12 克，藿香 15 克，败酱草 20 克，甘草 6 克。

制用法 水煎服，每日 1 剂。

功效 疏风解表，清热解毒，除湿排脓。治慢性鼻窦炎。

羊睾丸

配方 羊睾丸 1 对，黄酒适量。

制用法 羊睾丸洗净，放砂锅内焙黄（不可炒焦炒黑），研为细末，用黄酒送下，每日 1 剂，2 次分服，连服 2～3 剂。

功效 通阳，益肺。用治慢性鼻窦炎。

清热通窍方

配方 桔梗、黄芩、苍耳子散（苍耳子，辛夷、白芷、薄荷）、花粉各 10 克，甘草 3 克。

制用法 上药以水煎煮，取药汁。每日 1 剂，分 2 次服用。3 周为 1 个疗程。

功效 清热通窍。适用于小儿慢性鼻窦炎。

枸杞甘草饮

配方 枸杞子 60 克，生甘草 9 克。

制用法 水煎代茶饮。连服 1 月以上。

功效 滋补肝肾。适用于慢性鼻窦炎久治不愈者。

Wai Yong Fang 外用方

白芷末吹鼻方

配方 白芷 30 克。

制用法 研末，每次服 3 克，另取少许吹鼻腔，每日 1～2 次。

名医珍藏传世秘方

功 效 适用于鼻窦炎。

青苔塞鼻方

配 方 新鲜青苔适量。

制用法 将青苔洗干净，用纱布包好，备用。使用时将青苔塞入鼻腔，10余小时更换新鲜青苔。若双侧鼻窦炎者应两侧交替使用。

功 效 消炎排脓。适于鼻窦炎。

日常调养

❶应适当卧床休息，彻底治疗，以免延误成慢性，可给予足量磺胺类药物或抗生素配合治疗。

❷局部热敷、短波透热、红外线理疗等，均可改善局部的血液循环，促进炎症吸收。

❸上颌窦穿刺冲洗法应在全身症状消退及局部炎症基本控制后施行。穿刺冲洗后，可于窦腔内注入抗生素药物治疗。

鼻 炎

病·情·介·绍

鼻炎是鼻腔黏膜和黏膜下组织的炎症。从发病的急缓及病程的长短来说，鼻炎可分为急性鼻炎和慢性鼻炎。依据鼻炎的种类不同，鼻炎症状也有所不同，鼻炎症状主要有鼻塞、流涕、打喷嚏、头痛、头晕等，但仅靠这些症状是不能诊断鼻炎的，还要由耳鼻喉科医生进行详细的检查才能确诊。鼻炎发病的临床症状各异，危害极大，当影响鼻腔的生理功能时，就会出现呼吸障碍，引发血氧浓度降低，影响其他组织和器官的功能与代谢，而出现头痛、头晕、记忆力下降、胸痛、胸闷、精神萎靡等症状。因此，当有鼻炎症状时，一定要及时就医治疗。

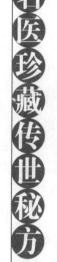

食疗方

丝瓜藤煮瘦肉

配方 取近根部之丝瓜藤一段（90～150厘米），猪瘦肉60克，精盐适量。

制用法 丝瓜藤洗净，猪瘦肉切碎，同放锅内煮汤，至熟加少许精盐调味，饮汤吃肉。5次为1个疗程，连用1～3个疗程。

功效 清热解毒，通窍。治慢性鼻炎急性发作，萎缩性鼻炎鼻流脓涕、脑重头痛。

辛夷花乌鱼汤

配方 辛夷花3朵，鲜乌鱼1尾（约500克），豌豆苗50克，鸡汤、鸡油、精盐、味精、葱、姜、酒等各适量。

制用法 辛夷花切成丝。洗净的乌鱼两侧各剁直刀，放入沸水中煮沸，去皮，再入油锅略煸，加入鸡汤，入调味品煮熟，再撒上辛夷花，淋上鸡油即可。吃鱼喝汤。

功效 健脾补虚，通鼻窍。适用于慢性鼻炎。

辛夷百合粥

配方 粳米100克，百合20克，白糖适量。

制用法 上料用大火烧开，转用小火慢熬至粥将成时，加入辛夷20克（焙干研末）和白糖，调匀，继续熬至糖溶粥成。分2次空腹服。

功效 适用于慢性鼻炎。

中药方

杏仁苏叶汤

配方 杏仁、苏叶、桔梗、前胡、甘草各6克。

制用法 水煎服。每日1剂，2次分服。

功效 用治过敏性鼻炎。

薄荷连翘煎剂

配方 薄荷（后下）、石菖蒲各6克，桔梗、牛蒡子、辛夷各9克，荷叶、连翘各12克，细辛3克，元参15克。

制用法 水煎服。

功效 适用于慢性鼻炎风火证。

苍耳子散

配方 白芷30克，薄荷、辛夷各15克，炒苍耳子7.5克。

制用法 上药共研为细末。每次服 6 克，饭前用葱汤或凉开水送服。

功　效 散风寒，通鼻窍。治慢性鼻炎。

棉花根

配　方 棉花根 20 克，丝瓜藤 10 克，

辛夷 10 克。

制用法 水煎。每日 1 剂，分 2 次口服。

功　效 适用于慢性鼻炎。

Wai Yong Fang 外 用 方

鹅不食草膏

配　方 鹅不食草适量。

制用法 上药研为细末，加入凡士林制成 10% ~ 20% 的软膏，做成药膏纱条。放入鼻腔，每日 1 次，每次 1 小时。

功　效 适用于慢性鼻炎。

克敏灵

配　方 白芥子 2 份，玄胡、甘遂、丁香、白芷、细辛各 1 份。

制用法 上药共研成细末，过 80 目细筛，用新鲜生姜汁调匀成糊状，贮罐备用。用小匙取出一定量药膏放于 4 厘米×4 厘米的纱布棉垫中央，贴敷于大椎、肺俞（双）、膏盲（双）、肾俞（双）、膻中穴上，用胶布固定。每次贴敷 3 小时，5 天贴 1 次，3 次为 1 个疗程。

功　效 散寒逐饮，理气化痰，祛风抗敏。治过敏性鼻炎。

鼻炎灵

配　方 苍耳子、白芷、辛夷各 60 克，冰片粉 6 克，薄荷霜 5 克，芝麻油 500 克，石蜡油 100 克。

制用法 芝麻油、苍耳子、白芷、辛夷同放锅内，浸泡 24 小时，加热，待苍耳子、白芷、辛夷炸成焦黄色捞出，再下冰片粉、薄荷霜、石蜡油搅匀，冷后过滤，分装瓶内备用。滴鼻，每次 1 ~ 2 滴，每日 1 ~ 2 次。

功　效 祛风通窍。适用于慢性鼻炎、鼻塞、流涕、嗅觉减退等症。

鱼脑石冰片喷鼻方

配　方 鱼脑石 3 克，冰片 0.3 克。

制用法 鱼脑石火中煅成灰色，研细粉，加冰片研和。患者坐椅上，头尽量后仰，将药粉 0.06 ~ 0.12 克喷入鼻腔，每日 1 次，9 日为 1 个疗程，间隔 7 日再做下 1 个疗程。

功　效 理气化痰。适用于鼻炎。

❶饮食宜清淡，忌食辛辣刺激性及燥热食物，戒烟酒。

❷坚持体育锻炼，提高机体的抵抗力。

❸及时增减衣物，预防感冒。

耳鸣耳聋

▶病•情•介•绍◀

中医认为，耳鸣多为暴怒、惊恐、胆肝风火上逆，以至少阳经气闭阻所致，成因外感风邪，壅遏清窍，或肾气虚弱，精气不能上达于耳而致，是耳科疾病中的常见症。然而，耳聋是指不同程度的听力减退，按发病时间可分为先天性耳聋和后天性耳聋；按病变性质可分为器质性耳聋和机能性耳聋；按病变的部位可分为导音性耳聋、感音性耳聋和混合性耳聋。

Shi Liao Fang
食 疗 方

猪肾薤白粥

配方 猪肾1对，薤白7枚，人参0.6克，防风0.3克，粳米120克，葱白2根。

制用法 猪肾去膜洗净切片；3味共研为末。以米、葱与上诸药同煮粥食。

功效 主治耳聋。

枸杞羊肾粥

配方 枸杞叶250克，羊肾1副，羊肉60克，大米60～100克，葱白2根，精盐适量。

制用法 先煮枸杞叶，取汁去渣，与羊肾、羊肉、大米、葱白同煮成粥，加精盐适量即成。每日1剂，分2～3次服用。

功效 益肾填精。适用于肾虚引起的耳鸣、耳聋等症。

百合大枣汤

配方 百合60克，大枣30克。

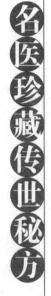

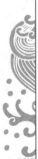

制用法 加适量水炖熟，饮汤吃枣及百合。每日 1 剂，7 日为 1 个疗程。

Zhong Yao Fang
中 药 方

蔓荆子酒

配方 蔓荆子 1000 克，酒 5000 克。

制用法 上药研为末，绢袋盛，以酒浸 7 宿即成。温服 150 克，每日 3 服。

功效 主治耳聋。

清脾胃痰火方

配方 黄芩、沉香，半夏、茯苓各 9 克，礞石 20 克，大黄、橘红、甘草、生姜、乌梅各 10 克。

制用法 将上药以水煎煮，取药汁。每日 1 剂，分 2 次服用。

功效 清热化痰。适用于脾胃痰火所致的耳鸣，症见两耳鸣响，胸脘痞闷，呕吐黄黏痰涎，舌红，苔黄腻，脉象滑数。

香附散

配方 香附、莱菔子各等量。

制用法 炒脆研末，开水吞服。每日 3 次，每次 3 克。

功效 疏肝解郁。治急性耳聋。

黄芪丸

配方 黄芪 50 克，羌活、白蒺藜（去刺）各 25 克，黑附子（大者）1 个，羖羊肾 1 对，酒、葱盐汤各适量。

制用法 羖羊肾焙干，白蒺藜瓦上炒，共研为细末。用酒调为丸，如梧桐大。每服 30～40 丸，空腹，煨葱盐汤服下。

功效 适用于肾虚耳鸣。

葛根甘草汤

配方 葛根 20 克，甘草 10 克。

制用法 上药水煎 2 次，每次用水 300 毫升煎半小时，2 次混合。分 2 次服。

功效 改善脑血流，增加内耳供血。适用于突发性耳聋。

功效 益气养阴，宁心安神。治药源性耳聋。

Wai Yong Fang
外 用 方

天麻芷蚕洗方

配方 明天麻、防风、白芷、炒僵蚕、藁本各 6 克，南薄荷 4.5 克，全当归 10 克。

制用法 用以上 7 味加水煎汤，去渣待温备用。用药汁温洗头部。

功 效 适用于神经性耳鸣。

石菖蒲乌头末

配 方 乌头(烧灰)、石菖蒲各等份。

制用法 上药共研细末，每取适量用纱布包药塞在耳内，一日 2 次，至愈为度。

功 效 通窍复聪。主治耳鸣，或耳骤然闭塞不能听声。

日常调养

❶注意耳部卫生，戒除挖耳习惯。

❷保持心情舒畅，勿大喜大怒，避免情绪激动。

❸尽量不用或少用对听神经有损害的药物，如链霉素、庆大霉素。

❹游泳前外耳道口塞以涂有凡士林的棉球，如有水灌入，应耳口朝下，单足跳跃，使耳内积水倒出。

中耳炎

病·情·介·绍

中耳炎是细菌感染所致的中耳黏膜的炎症。中耳炎发病的原因有多种，最常见的原因是急性上呼吸道感染、咽淋巴环的急性炎症，导致咽鼓管阻塞，鼓膜内陷，鼓室黏膜血管扩张、渗出，鼓室积液、积脓。鼓室内压力增加到一定程度，即发生鼓膜穿孔。

按病情缓急可分为急性中耳炎和慢性中耳炎。按炎症发展的不同阶段，可分为非化脓性中耳炎（又称卡他性中耳炎）和化脓性中耳炎。

急性化脓性中耳炎常为上呼吸道感染的并发症，是由鼓膜及血行感染所致。特点是发病急、发展快、疼痛剧烈、听力损失严重、鼓膜病变明显。常有感冒史，突发耳堵、耳痛，伴有寒战、高热，早期鼓膜充血、肿胀，向外轻度膨隆。鼓膜穿孔后流脓，耳痛减轻。

慢性化脓性中耳炎的特点是耳内反复流脓、鼓膜穿孔和不同程度的耳聋。

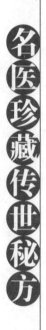

食 疗 方

白茯苓粥

配方 白茯苓 15 克，粳米 50 克。

制用法 白茯苓研细末，与粳米入砂锅内，加水 500 毫升，煮成稠粥。每日 2 次，分早、晚温热服食。

功效 健脾渗湿。适用于化脓性中耳炎，症见脾虚湿困、上犯耳窍，耳内流脓，量多而清稀，缠绵日久，头晕头重，倦怠乏力，纳少腹胀，大便溏，面色萎黄无华等。

枸杞首乌粥

配方 枸杞、知母、何首乌各 12 克，龟板 15 克，粳米 50 克，红糖适量。

制用法 药材以纱布包裹，煎汤去渣后加入粳米煮粥，入适量红糖调味食用。每日 1 ~ 2 剂，连用 10 ~ 15 日。

功效 滋养肾阴。治化脓性中耳炎。

扁豆药汤

配方 白扁豆、薏苡仁各 30 克，淮山药 20 克，红糖适量。

制用法 同煮烂熟，红糖调味服食。每日 1 剂，连食 1 ~ 2 周。

功效 适于脾虚湿阻之慢性化脓性中耳炎。急性期发热者不宜服食，慢性期便艰者或舌光红者亦不宜多食。

中 药 方

黄柏苍耳子饮

配方 黄柏 9 克，苍耳子 6 克，绿茶 3 克。

制用法 上药共研为粗末，沸水冲泡 10 分钟，代茶饮用，每日 1 剂。

功效 适用于中耳炎。

通气银翘散

配方 银花 20 克，连翘、赤芍各 15 克，桔梗、柴胡各 6 克，石菖蒲 30 克，川芎 15 克，香附、泽泻、菊花各 10 克。

制用法 上药以水煎煮，取药汁。每日 1 剂，分早、晚 2 次服用。

功效 疏肝清热，行气活血，利湿通窍。适用于非化脓性中耳炎。

小柴胡汤

配方 柴胡、清半夏各 20 克，黄芩 15 克，人参、甘草、生姜各 10 克，大枣 12 枚。

制用法 水煎服，每日 2 次，每日 1 剂，5 日为 1 个疗程。

功 效 和解表理。治外感引起的急性、亚急性卡他性中耳炎。

化痰祛瘀方

配 方 桃仁、川芎、陈皮、茯苓、柴胡、石菖蒲、香附各 12 克，红花、半夏、僵蚕各 9 克，赤芍 15 克，甘草 6 克。

制用法 上药以水煎煮，取药汁。每日 1 剂，分早、晚 2 次服用。

功 效 化痰祛瘀，通利经脉。适用于非化脓性中耳炎。

生地麦冬汤

配 方 生地、白芍、白术、大枣、磁石、生牡蛎、麦冬各 10 克，甘草 3 克，葱白 6 克。

制用法 每日 1 剂，水煎 2 次，分 2 次服。

功 效 健脾益气，养血和营，滋阴潜阳。适用于慢性化脓性中耳炎。

外 用 方

黄连液滴耳方

配 方 黄连 40 克。

制用法 上药研碎末，加凉开水 100 毫升，浸泡 24 小时后，以文火煮沸 5 ~ 10 分钟，加研细之硼砂于煎液中，溶解后过滤，将研细之冰片少许加入滤液中，再加凉开水至 100 毫升，装瓶备用。用时先用 3% 双氧水将患耳耳道洗净，再将上液滴入耳内，每日 2 次，每次 3 ~ 5 滴。

功 效 适用于中耳炎。

蛇蜕枯矾

配 方 蛇蜕 5 克，冰片 1.5 克，枯矾 1.5 克。

制用法 上药共研为细末，瓷瓶装备用。用时先以双氧水洗净患耳，将药粉吹入耳内。孕妇慎用。

功 效 治疗化脓性中耳炎有明显疗效。

日 常 调 养

❶按照具体症状要多吃具有清热解毒、消肿止痛、祛腐生肌、清肝降火、拔毒排脓、清营凉血等作用之食品，如马齿苋、橄榄、蕹菜、绿豆、萝卜、丝瓜、豆腐、海蜇、胡桃、黄鳝等。

❷高热期宜多吃半流质或软食，恢复期和慢性者可予普通饮食。食物需清淡、易消化而富于营养，尤宜有充足蛋白质和丰富维生素主食物，并应给予适量糖、脂肪和无机盐。宜适量多饮水和清凉饮料。

❸忌食生冷、肥腻、坚硬、辛辣之品。忌游泳及洗澡、洗头时污水入耳。禁烟酒。

急性结膜炎

●病●情●介●绍●

急性结膜炎又叫红眼病，是一种急性传染性眼炎。根据不同的致病原因，可分为细菌性结膜炎和病毒性结膜炎两类。急性结膜炎可通过接触传染，它多是双眼先后发病。患病早期，患者感到双眼发烫、烧灼、畏光、眼红、自觉眼睛磨痛，像进入沙子般地滚痛难忍，紧接着眼皮红肿、眼屎多，怕光、流泪，早晨起床时，眼皮常被分泌物粘住，不易睁开。中医认为本病多因风热之邪外袭，风热相搏，上犯于目而突然发病。本病病因以风热为主，辨证多属实证、热证。治疗以疏风解毒、清泻肺与大肠实热为原则。

食疗方 Shi Liao Fang

明目粥

配方 白菊花、枸杞子各10克，决明子15克，粳米50克，冰糖适量。

制用法 上药水煎，弃渣留汁。药汁中加水适量，再加入粳米煮粥。煮至粥将熟时，加入冰糖，再煮片刻即可食用。

功效 疏风清热，明目平肝。可作为急性结膜炎的辅助治疗。

苦瓜炒胡萝卜

配方 鲜苦瓜2个，胡萝卜150克，精盐、味精、葱花各适量。

制用法 苦瓜去瓤，洗净，切片；胡萝卜洗净，切片。调以精盐、味精、葱花，急火炒至熟。佐餐食用，每日1剂，连食3~5日。

功效 适于目赤、目痛、怕光流泪、

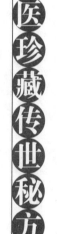

睑浮多眵之急性结膜炎。形寒、腹痛、泄泻属脾胃虚寒者不宜多食。

鲜藕荸荠汁

配方 鲜藕、荸荠各 250 克，白糖 30 克。

制用法 鲜藕、荸荠分别洗净，去皮，切丝。之后再用洗净纱布挤绞汁液，汁液中加入白糖和适量开水，搅拌均匀即成。常饮用。

功效 清热解毒，凉血止渴。适用于热毒壅盛之急性结膜炎。

中 药 方

虎杖板蓝根饮

配方 虎杖、蜂蜜各 30 克，板蓝根 20 克。

制用法 虎杖、板蓝根洗净，入锅，加适量水，大火煮沸，改小火煎煮 30 分钟，取汁，待药汁转温后加入蜂蜜搅匀即成。每日 1 剂，分早、晚 2 次服用。

功效 平肝泻火，清热解毒。适用于急性结膜炎。

板蓝根连翘煎剂

配方 板蓝根 20 克，蒲公英、地丁、连翘各 15 克，黄芩 12 克，大黄、黄连各 10 克。

制用法 水煎，每日 1 剂，2 次分服。

功效 清热，明目。治急性结膜炎。

归尾赤芍

配方 夏枯草 15 克，归尾、生地、菊花各 12 克，赤芍、薄荷、荆芥、防风各 9 克，甘草 3 克。

制用法 水煎服，每日 3 次。

功效 清热明目，祛风止痒。适用于过敏性结膜炎。

决明子菊花汤

配方 决明子、菊花各 9 克，蔓荆子、木贼各 6 克。

制用法 水煎服，每日 1 剂。

功效 疏风清热。治急性结膜炎。

金灵散

配方 金银花 15 克，白僵蚕、宣木瓜各 13 克，薄荷（后下）、杭菊花各 10 克，防风、重楼、天麻、川芎各 8 克，生山栀 7 克，龙胆草 6 克。

制用法 水煎服。每日 1 剂，日服 2 次。

功效 宣解风热，化湿活络，平肝泻脾。适用于急性结膜炎。

外用方

归连赤芍洗眼方

配方 当归尾、赤芍、防风、杏仁各10克，黄连12克。

制用法 将以上5味加水煎汤，去渣备用。熏洗眼部。

功效 清热化瘀，退赤明目。适用于急性卡他性结膜炎、流行性出血性结膜炎。

乌头僵蚕丸

配方 川乌头、白僵蚕（去嘴）各7枚，硼砂2克，荆芥、艾叶各30克，皂角1茎，猪胆汁适量。

制用法 前3味研为末，用猪胆汁和药成软块，摊碗内，以荆芥、艾叶、皂角（小者）共置一处，烧烟，将药碗覆熏之，常将药膏拌匀，又摊又熏，以皂角、荆芥、艾叶尽为度。搜成块，用油纸裹，入地中出火毒，冬天2日夜，夏天1夜，春秋1日夜，取出，做成小丸，如针头大。每次用1丸纳眼中，日2~3次。有奇效。

功效 祛风止痒。适用于急性结膜炎。

硼砂冰片

配方 硼砂30克，冰片1克。

制用法 上药共研细末，用玻璃棒蘸药末点眼，每日3次。

功效 芳香开窍，祛瘀明目，消肿止痛。适用于急性结膜炎。

日常调养

❶患者需要进行隔离治疗，滴眼液需一人一瓶。单眼患者需采用侧卧位，即患眼最低位，以防止污染健眼，并勿用手揉眼，以防止交叉感染。

❷患者用过的手帕、毛巾等个人用品，每日须用开水烫洗。生活用品切勿与周围人共用，以防传染。

❸注意休息，不熬夜，防止用眼过度。

❹忌食葱、韭菜、大蒜等辛辣刺激性食物，戒烟酒。

❺多饮水，保持大小便通畅。

麦粒肿

麦粒肿是眼睑腺的急性化脓性炎症，俗称"偷针眼"。麦粒肿分为内外两种：眼睑皮脂腺或睫毛毛囊的感染为外麦粒肿，睑板腺感染称内麦粒肿。麦粒肿起病时，眼内有摩擦感、痒、胀痛。接着眼睑红肿，在睫毛根部或眼边上出现麦粒大的红色硬疙瘩，压之疼痛。一般经过 3～5 天硬疙瘩逐渐变软，出现黄色脓头，有的会自行穿破排出脓液，红肿消退而痊愈。

中医称本病为"针眼"，认为是外感风热毒邪过食辛辣，脾胃蕴积热毒，热毒上攻而致病。

Shi Liao Fang
食疗方

蚌肉金针菜汤

配方 蚌肉 200 克，金针菜 100 克。

制用法 金针菜洗净，与蚌肉同煮汤，加入调料。日常食用。

功效 清热，泻火，解毒。适用于麦粒肿症属热毒上攻型，眼睑局部红肿，硬结较大，灼热疼痛，口渴喜饮，便秘溲赤。

菊花米粥

配方 干菊花 15 克，粳米 50 克，冰糖少许。

制用法 干菊花水煎，去渣取汁备用。

粳米加水煮粥，粥成加入冰糖及菊花汁，再煮一两沸。稍温服食，每日 2 次。

功效 疏风清热，消肿解毒。治睑腺炎。

栀子粳米粥

配方 栀子仁 5 克，粳米 50 克。

制用法 栀子仁研成细末备用。将粳米淘净，加水煮粥，待熟时调入栀子仁末，再稍煮即可。每日早、晚各食 1 剂，连食 3 日。

功效 适用于口渴目赤、急性结膜炎、麦粒肿。

中药方

防风散结汤

配方 防风、陈皮各 8 克，白芷、前胡、黄芩、花粉、浙贝母、赤芍各 10 克，元参 12 克，桔梗 6 克。

制用法 水煎服。每日 1 剂，日服 2 次。

功效 祛风清热，化痰散结。适用于麦粒肿。

菊花川芎煎剂

配方 白菊花、川芎、青皮各 6 克。

制用法 上药用水煎服。每日 2 剂。孕妇慎用。

功效 治疗眼睑疖肿，红肿疼痛。

黄芩薄荷汤

配方 黄芩 6 克，薄荷 3 克。

制用法 取黄芩加水 400 毫升用武火煎沸 20 分钟后，加入薄荷同煎 10 分钟，每日 1 剂，分 2 次服。

功效 疏风清热。适用于麦粒肿，属风热外袭型。眼睑局部红肿痒痛，有小硬结，触之疼痛。

生地银花煎剂

配方 甲珠、金银花、天丁各 12 克，僵蚕、白芷、丹皮各 9 克，酒洗全蝎、甘草各 6 克，生地 15 克，细辛 3 克。

制用法 水煎服，每日 1 剂。风热重加连翘 12 克，牛蒡子 9 克；口渴加花粉 15 克，葛根 12 克；大便干结加大黄 6 克，枳实 6 克；小便赤烫加栀子、木通各 9 克。

功效 适用于麦粒肿。

双花汤

配方 野菊花 30 克，红花 10 克。

制用法 上药共水煎，代茶饮用。每日 2 剂。

功效 清热解毒，消炎明目。适用于麦粒肿、眼睑局部红肿疼痛。

外用方

乳香没药方

配方 乳香、没药、血竭各 9 克，朱砂、樟脑各 3 克，黄连 2 克，冰片 0.5 克，鸡蛋清、白糖各适量。

制用法 上药共研为细末，以鸡蛋清、白糖适量调和涂患处，每日 3 次。

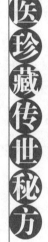

名医珍藏传世秘方

功效 清热解毒，活血止痛，排脓。适用于红肿热痛较甚之麦粒肿。

黄连方

配方 黄连3克，乳汁适量。

制用法 黄连捣烂置于瓶内，加乳汁浸没药物为度，浸泡1日，滤出其汁，涂患处，每日3次。

功效 清热解毒。适用于早期麦粒肿。

鸭跖草方

配方 新鲜鸭跖草一段（3厘米）。

制用法 上药洗净，用手挟持呈45度角，置于酒精灯（或矿烛）火上燃烧上段草茎，即可见下段有水珠泡沫液体滴出，将此液体涂于患处及其周围，每日3~5次。

功效 疏风清热，清肝明目。治睑腺炎。

日常调养

❶经常保持眼部的清洁，不要用脏手揉眼。

❷早期可行热敷，促使炎症消散，每天早晚洗脸时用热毛巾敷15~20分钟。

❸严重者或合并眼睑蜂窝组织炎时，应加用抗生素口服或肌注，局部滴用抗生素眼药水。对已形成脓肿者应切开排脓，切勿用手挤压，以免使炎症扩散。

白内障

病情介绍

白内障是因晶状体变混浊引起视力下降或丧失的一种常见眼病。多发生于50岁以上的中老年人。双眼同时或先后发病，是常见的致盲原因。初期视物模糊，眼前有黑点或黑影，视力逐渐下降，最后可发展为视力仅有光感。

本病常见病因是随着年龄的增长，在全身代谢紊乱的基础上，晶状体蛋白被蛋白分解酶所分解，发生蛋白变性，由透明变得混浊，形成老年性白内障。此外，先天发育障碍可引起先天性白内障。全身性疾病，如高血压病、糖尿病等可造成并发性白内障。眼部其他疾病，如青光眼、视网膜脱离、高度近视等均可导致并发性白内障。头部或眼部外伤可造成外伤性白内障。

食疗方

羊肝韭菜

配方 羊肝、韭菜各 125 克，胡萝卜半个。

制用法 羊肝切片；韭菜切段，胡萝卜切片或切丝均可。以快火炒熟加以调味即可趁热食用。1 天吃 1 盘。吃 10 ~ 15 日。

功效 消炎止痛。适用于白内障。

女贞枸杞炖甲鱼

配方 甲鱼 1 只（重约 500 克），女贞子 15 克，枸杞子 30 克，精盐适量。

制用法 甲鱼宰杀后去内脏，洗净，入锅，加适量水，煮沸 5 分钟后剥去

外壳，与洗净的枸杞子、女贞子一同入锅，用小火炖至甲鱼肉烂后加少许精盐即成。佐餐食用。

功效 本方可滋补肝肾。适用于早期老年性白内障。

羊肝菊花汤

配方 羊肝 60 克，谷精草 10 克，菊花 10 克，精盐适量。

制用法 羊肝洗净切片，谷精草、白菊花用纱布包好，一同入锅，加水煮汤，去药袋，加精盐调服。每日 1 剂，分 2 次服。

功效 清肝明目。用治白内障、头晕、视物不清。

中药方

蛴螬拌白糖

配方 蛴螬 50 个，白糖 500 克。

制用法 蛴螬焙干研为细末，与白糖拌匀。饭后每次服 12 克，每日服 3 次，数日即愈。

功效 明目。治白内障。

黄精珍珠母

配方 黄精 15 克，珍珠母 18 克，菊花 3 克，枸杞子 9 克，陈皮 9 克，红糖适量。

制用法 水煎服，每日 2 次。

功效 补益肝肾，明目。适用于老

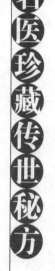

年性白内障。

谷精草决明方

配方 干地黄、夜明砂、决明子、沙蒺藜各 15 克，酒白芍、刺蒺藜、

枸杞子各 12 克，谷精草 18 克，密蒙花、菊花各 9 克，炙甘草 3 克。

制用法 水煎服。

功效 治白内障初期。

外 用 方

薄荷液

配方 薄荷脑 25 克。

制用法 每次取薄荷脑少许，放入小酒杯中，以温开水溶化为液体，备用。用脱脂药棉蘸薄荷脑药液涂擦印堂穴和双侧太阳穴，然后将棉球放在鼻孔下嗅其气，每日 3 次。

功效 通窍明目。适用于白内障。

麻根麝香敷方

配方 麻黄根 37.5 克，当归

3.8 克。

制用法 上药共炒黑研末，加麝香少许，每次敷入鼻孔少量，疗效佳。

功效 适用于眼内外障翳。

蜂蜜水蛭方

配方 水蛭 7 条，蜂蜜 30 克。

制用法 水蛭浸入蜂蜜中 20 天。用浸后的蜂蜜点患处，每日 2 次。

功效 适用于白内障。

日常调养

❶注意用眼卫生，读书、写字时应尽量避免直射的强光，外出或室内有强光时，可适当戴有色眼镜来保护眼睛。

❷宜多食富含多种维生素及微量元素锌、硒等食物，保持大便通畅。

❸对 50 岁以上的老年白内障患者来说，应定期复查，密切观察白内障的发展情况和视力被影响的程度，以便及时采取措施。

❹药物治疗的同时还应注意视力和眼压的变化，因肿胀的晶状体可能阻塞前房角导致青光眼的发作。

夜盲症

●病●情●介●绍●

夜盲就是在暗环境下及夜晚视力很差或完全看不见东西，俗称"雀蒙眼"。夜盲症分为暂时性夜盲症、获得性夜盲症、先天性夜盲症。一般来说，前两种类型是由于饮食中缺乏维生素 A 或因某些消化系统疾病影响维生素 A 的吸收，致使视网膜杆状细胞没有合成视紫红质的原料而造成的。通常来说，这种夜盲是可以通过食疗和方剂疗法治愈的。

食疗方
Shi　Liao　Fang

胡萝卜炖猪肝

配方 猪肝 50～100 克，胡萝卜 200 克，精盐适量。

制用法 猪肝、胡萝卜洗净，切片，共放碗内，加精盐和水适量，煮熟食。食肝、胡萝卜，饮汤，日服 2～3 次，每日 1 剂。

功效 适用于夜盲症、视力减退。

菠菜炖羊肝

配方 菠菜 500 克，羊肝 1 个，谷精草 15 克。

制用法 菠菜、羊肝洗净，与谷精草一同加水煮熟。食肝饮汤，每日 1 剂，连服 3～4 剂。

功效 适用于夜盲症。

酱油蘸兔肝

配方 鲜兔肝 1～2 具，酱油适量。

制用法 开水中烫至半熟，以酱油蘸食，每天 1 次，也有奇效。

功效 适用于夜盲症。

中药方
Zhong　Yao　Fang

黑枣青葙子液

配方 黑枣 500 克，蜂蜜 500 毫升，青葙子 100 克。

制用法 青葙子加水煎煮 3 次，每次煎煮 20 分钟，将 3 煎药液合并，放入黑枣煮至极烂，待药汁将干时，加入蜂蜜调匀，待凉，装瓶备用。每次

名医珍藏传世秘方

食用 15 克，每日 2 次。

功 效 适用于夜盲症。

消盲汤

配 方 苍术 10 克，枸杞子 15 克，女贞子、精谷草各 12 克。

制用法 水煎服。随量服。

功 效 适用于夜盲症。

鸡眼草猪肝汤

配 方 鸡眼草 10 克，猪肝适量。

制用法 鸡眼草炒黄，研末，拌猪肝炖服。

功 效 对夜盲症有效。

Wai Yong Fang 外 用 方

决明茅术散

配 方 决明子（炒煅）15 克，茅术片（盐水拌，晒干），车前子各 5 ~ 10 克，猪肝 150 克（不落水）。

制用法 上药共研细末，把猪肝切一条缝，纳入上药，用线扎住，放饭锅上煮熟。用时先令患者两目趁热熏之，然后食猪肝。通常情况下，轻症 1 剂即可见效，重者 3 剂即可见效。以上系成人剂量，儿童酌减。

功 效 决明子养肝明目；茅术片、车前子利水除湿且有明目之功；猪肝富含维生素 A，是缓解夜盲症的专药，所以本方能养阴明目。适用于夜盲症。

滴眼药水方

患了夜盲症，平时要注意适当滴入一些眼药水。如消毒的鱼肝油滴眼液，0.25% 的氯霉素滴眼液，0.5% 的红霉素眼膏或金霉素眼膏都可以，这样能防止继发感染，减缓症状。

日常调养

❶维生素 A 的缺乏是造成夜盲症的主要因素，所以除了注意营养均衡外，治疗"夜盲症"就必须补充维生素 A。多吃含有维生维 A 的食物，如牛奶、鱼类、蔬菜等，以预防维生素 A 不足。而胡萝卜含丰富 β - 胡萝卜素，人体可将 β - 胡萝卜素变成维生素 A。

❷多喝茶。茶树鲜叶中含有丰富的维生素 A 原：β - 胡萝卜素，其含量为每 100 克干茶含 17 ~ 20 毫克，这种含量水平可与胡萝卜和菠菜的含量相比拟。胡萝卜素被人体吸收后，在肝脏和小肠中可转变为维生素 A，而维生素 A 可与赖氨酸作用形成视黄醛，增强视网膜的辨色力。因此，多饮茶，尤其是绿茶，对夜盲症有一定预防效果。

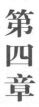

第四章　皮肤科疾病奇方，外在美让您多一份自信

带状疱疹

●病●情●介●绍●

带状疱疹是一种由水痘－带状疱疹病毒引起的皮肤病，俗称"蜘蛛疮"。疱疹按支配神经走向分布成条状或带状，好发于额、面、胸、背、腰和四肢近侧。发生在颜面、躯干者横行排列，而在四肢则为纵行。水疱密集成簇，周围发红，可以融合成大疱或转为脓疱，单个水疱间或成群水疱间有外观正常的皮肤。常有神经痛，可伴有淋巴结肿大。极少复发。中医称本病为"缠腰火丹""蛇串疮"等，多由心、肝火盛或脾肺湿热蕴结所致。

食疗方　Shi Liao Fang

红小豆粥

配方 红小豆 50 克，粳米 100 克，白糖适量。

制用法 红小豆、粳米淘洗干净加水浸泡一段时间，再一起放入锅中加适量水煮成粥，最后加白糖调味即可。代主食食用。

功效 清热利湿，活血消肿。适用于肝胆湿热和脾虚湿蕴型带状疱疹患者。

豨莶草根炖猪蹄

配方 豨莶草根 60 克，猪蹄 1 只，黄酒 100 毫升。

制用法 豨莶草根用布包裹，与猪蹄一同放入瓦煲中，加酒及水适量，文火炖至猪蹄熟烂，调味后，饮汁吃肉，每日分 2 次服。

功效 通络止痛。治带状疱疹疼痛

明显者。

马齿苋薏苡粥

配方 薏苡仁 30 克，鲜马齿苋 60 克，红糖适量。

制用法 马齿苋、薏苡仁洗净，加适量水熬至薏苡仁快熟时，加入红糖调味服食。每日 1 剂，连食 1～2 周。

功效 适于湿热型带状疱疹见皮疹呈水疱、苔腻等。疱疹已干枯结痂、舌光红者不宜食用。

凉拌黄瓜

配方 新鲜黄瓜 2 根，精盐、香油、味精、白糖各适量。

制用法 黄瓜削皮后洗净切滚刀块，放入碗中加精盐、味精拌匀，腌 10 分钟左右，然后倒掉汁水，加白糖调味，最后淋上香油即可。当菜佐食。

功效 清热利湿，祛邪发散。适于带状疱疹初起者。

Zhong Yao Fang 中药方

化带解毒汤

配方 马齿苋，大青叶各 15 克，黄连、苦参、泽泻、黄芩、丹皮、柴胡各 10 克，金银花 30 克。

制用法 将上药水煎煮，取药汁 2 次。每日 1 剂，早、晚 2 次分服。

功效 清热解毒，祛湿止痛。适用于带状疱疹。

板蓝根柴胡煎剂

配方 板蓝根 30 克，柴胡、荆芥各 6 克，龙胆草、赤白芍、车前子、炒牛子各 9 克，生甘草、青黛各 3 克。

制用法 加水煎服，每日 1 剂，日服 2 次。

功效 清热解毒。适用于带状疱疹。

虎杖解毒汤

配方 虎杖 15 克，板蓝根 20 克，丹皮、赤芍各 13 克，蝉蜕 10 克，甘草 5 克。

制用法 水煎服，每日 1 剂。

功效 清热解毒。治带状疱疹。

马齿苋青叶

配方 大青叶（或板蓝根）、蒲公英各 15 克，马齿苋 60 克。

制用法 水煎服，日服 2 次。

功效 清热解毒。治带状疱疹。

茯苓茶

配方 茯苓 20 克。

制用法 加水煎服。代茶饮。

功效 利水渗湿，健脾补中。适于脾虚湿蕴的带状疱疹患者。

菊花赤芍煎剂

配方 野菊花、赤芍、乌蔹莓、鱼腥草各30克，四季青60克，紫草、大青叶、连翘、贯众、漏芦各15克。

制用法 水煎服。

功效 适用于带状疱疹，水疱尚未溃破者。

外用方

升麻外敷方

配方 升麻30~50克。

制用法 浓煎汁，用纱布蘸药汁湿敷患部，保持局部湿润。

功效 清热解毒。治带状疱疹。

蜈蚣散

配方 蜈蚣、香油各适量。

制用法 将蜈蚣置于瓦片上，以文火焙干，研为细粉，加少许香油调成糊状，备用。用时涂搽患处，一般每日3~5次。

功效 解毒，镇痛。用治带状疱疹。

大小蓟牛奶膏

配方 大蓟、小蓟等量，牛奶适量。

制用法 药物浸泡牛奶中，泡软后，捣烂成膏，涂抹患处。大蓟、小蓟均可散瘀、解毒、消痛。

功效 适用于带状疱疹。

日常调养

❶饮食要清淡，吃些易于消化的食物，宜多吃蔬菜水果，忌食鱼腥、辛辣刺激性食物和煎炒油炸食品。

❷要保持皮肤衣被清洁，最好穿棉布旧内衣，以免皮肤受摩擦刺激。

❸注意保暖，气候变化时应注意及时添减衣物，以免感冒。

❹生活要有规律，注意劳逸结合，特别要避免精神受刺激，保持开朗乐观的心情；并加强体质，提高机体免疫能力，以减少患病率。

❺发病期间，患者要避免与儿童、孕妇接触，以免传染他人。

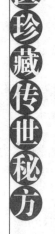

荨麻疹

●病●情●介●绍●

荨麻疹是一种过敏性皮肤病，以皮肤出现瘙痒性风团，发无定处，骤起骤退，消退后不留痕迹为特征。根据病程的长短可分为急性和慢性两种。急性者经一周左右就可痊愈，慢性者可反复发作数月，甚至数年，本病属中医学"瘾疹"范畴，俗称"风疹块""风团"。

食疗方
Shi Liao Fang

芪桂鳗鱼汤

配方 黄芪30克，桂枝、杭白芍各15克，野生鳗鱼150克，精盐、酒、生姜各适量。

制用法 加水适量及生姜、食盐、老酒各少许，炖服。

功效 调和营卫，补气溢血。治急慢性荨麻疹。

山楂红花肉丁

配方 生山楂50克，红花10克，玫瑰花20克，猪瘦肉250克。

制用法 山楂洗净，猪瘦肉切丁。油炸红花、玫瑰花，加入肉丁煸炒，加佐料后入山楂，炒熟即可佐餐服食。

功效 入心养血。治荨麻疹、疮痘。

南瓜炒牛肉

配方 牛肉300克，南瓜500克。

制用法 牛肉炖至七成熟，捞出切条。南瓜去皮、瓤，洗净切条，与牛肉同炒至熟。佐餐食。

功效 补益脾胃。适用于荨麻疹伴恶心呕吐、腹胀腹痛者。

韭菜大葱汤

配方 韭菜150克，大葱50克，白酒30毫升。

制用法 将韭菜、大葱切段后加白酒，水煎，口服。每日服2次。

功效 适用于荨麻疹。

红枣山药汤

配方 大红枣10枚，山药250克。

制用法 将大红枣与山药一同烧汤。分顿食用，连用 1~2 周。

功效 健脾利湿，养血祛风。适用于荨麻疹伴气血不足、面色不华、周身乏力、纳少便溏者。

中药方

蝉衣蛇蜕汤

配方 蝉蜕、蛇蜕各 10 克，五味子 3 克。

制用法 水煎服，每日 1 剂。

功效 祛风止痒。治慢性荨麻疹。

祛风凉血汤

配方 蝉衣、僵蚕、丹皮各 10 克，防风 9 克，炒黄芩、生地各 15 克。

制用法 每天 1 剂，煎 2 遍和匀，每日 2~3 次分服。大便秘结加生大黄 5~9 克。

功效 蝉衣、防风、僵蚕祛风止痒；黄芩清肺热；丹皮、生地凉血。

大全大补汤

配方 黄芪、地肤子各 30 克，肉桂、制附子各 6 克，党参、白术、茯苓、赤芍、白芍、当归各 12 克，熟地黄 15 克，川芎、乌梢蛇、炙甘草各 9 克。

制用法 上方水煎，每天 1 剂，分早、晚 2 次服。服药 5 剂后症状减轻者，为药症相符，可继续服；反之，则为本方力所不及。

功效 适用于荨麻疹。

苍白荆芥汤

配方 苍术 5 克，白术 30 克，茯苓、荆芥、丹皮、丹参、龙骨各 15 克，防风 9 克，白蒺藜 12 克，僵虫、黄芩各 10 克。

制用法 上药水煎，服用，每日 1 剂。

功效 健脾利湿，祛风止痒。适用于慢性荨麻疹。

地肤子汤

配方 地肤子 30 克，蛇床子 12 克，蒲公英 20 克，皂角刺 9 克。

制用法 水煎服。每日 1 剂，2 次分服。

功效 祛湿止痒，解毒和营。用治荨麻疹。

疏风凉血汤

配方 水牛角、生石膏、生地黄炭、玄参、麦冬、白僵蚕、连翘各 15 克，丹皮 30 克，知母 12 克，大黄、龟板各 6 克，麻黄根、防风、薄荷各 9 克，刺蒺藜 20 克。

制用法 上药以水煎，取汁 200 毫升。每日 1 剂，分早、晚 2 次服用。5 日为 1 个疗程。

功效 清热疏风，凉血清营。适用于胆碱能型荨麻疹。

外用方

百部酊

配方 百部 300 克，75% 酒精 600 毫升。

制用法 百部碾碎，放入酒精中，浸泡 7 个昼夜，过滤去渣，取出浸液，用棉棒、毛巾等蘸涂患处。

功效 解毒杀虫，祛风止痒。治荨麻疹、神经性皮炎等瘙痒性皮肤病。

菜子油

配方 生菜子油。

制用法 外擦患处。每日数次。

功效 解毒，消肿，祛湿。适用于无名肿毒、风疹、湿疹及老年皮肤瘙痒。

荨麻疹洗方

配方 夜交藤 200 克，苍耳子、白蒺藜各 100 克，白鲜皮、蛇床子各 50 克，蝉蜕 20 克。

制用法 以上 6 味加水 5000 克，煎煮 20 分钟，去渣备用。趁热先熏患处，待温后用消毒纱布蘸药液洗患处。药液放阴凉处，用时煮热，每剂可连用 3～5 次。一般多在熏洗 2 小时后可见效。

功效 祛风解毒，消肿止痒。适用于荨麻疹。

日常调养

❶室内应保持清洁、干燥，禁放花卉，也不应该喷洒来苏、敌敌畏等化学物品，以免过敏。患者平时要注意观察过敏原，如发现某种食物或药物过敏时，应立即停用，对可疑过敏原应尽量避免接触。患者应尽量避免搔抓，以免引起皮损增加，瘙痒加剧，不用热水烫洗，不滥用刺激强烈的外用药物。患者应卧床休息，宜食清淡、富含维生素的食物，如新鲜蔬菜和水果。

❷禁食辛辣刺激性食物及鱼、虾、蟹、羊肉、酒类等食品，不饮酒。多饮水，注意保暖，保持大便通畅。床单被褥要清洁，室内保持安静。

湿 疹

●病●情●介●绍●

　　湿疹是由多种内、外因素引起的变态反应性皮肤炎症性疾病。中医有"黄水疮""浸淫疮"等称，局部湿疹更有"面游风""旋耳风""乳头风""脐疮""绣球风""肾囊风""四弯风""湿臁疮""肛门圆癣"等名。其特点是对称分布，剧烈瘙痒，皮损多有潮湿和流水，常反复发作。临床上按其发病缓急，可分为急性、亚急性和慢性三期。

Shi Liao Fang
食疗方

绿豆海带粥

配方 绿豆 30 克，海带 15 克，粳米 50 克，白糖适量。

制用法 将海带洗净切丝，和绿豆、粳米一起，加水常法煮粥，食用时可加少量白糖调味。每日早、晚温热服食，连食数周。

功效 适用于局部渗液多者。皮损干燥、结痂脱屑者不宜食用。

冬瓜粥

配方 冬瓜 60 克，粳米 30～60 克。

制用法 冬瓜连皮洗净，切成小块，同粳米煮粥。空腹食用，每日 1～2 次。

功效 清利湿热。治湿疹。

竹节菜粥

配方 竹节菜 50 克（干品 30 克），粳米 100 克。

制用法 竹节菜加水煎汤，去渣后入粳米，再加水煮稀粥。每日早、晚分 2 次，温热顿服。

功效 清热利湿除风。适用于皮肤湿疹、阴部瘙痒等症。

鲤鱼赤豆汤

配方 鲤鱼 1 条（约 500 克左右），赤小豆 30 克，精盐适量。

制用法 先煮赤小豆 20 分钟，加入洗净的鲤鱼同煮。待鱼熟豆烂后，加入精盐即可。

功效 健脾除湿，滋阴润燥。适用

于湿疹。

炒油菜

配方 油菜 300 克，菜油、味精、精盐、油各适量。

制用法 油菜洗净切成段。炒锅上火，加油烧至六成热，放入油菜翻炒，有汤汁出来时加精盐调味，即可出锅。当菜下饭，常食有效。

功效 清热利湿，散血消肿。适用于湿热型湿疹患者。

中 药 方

Zhong Yao Fang

浮萍汤

配方 浮萍 30 克，苦参、茯苓、生地各 10 克。

制用法 水煎后分 2 份，内服、外洗各 1 份，每日 1 剂。

功效 发汗解表，祛湿清热。治湿疹。

除湿健脾汤

配方 苍术、厚朴、陈皮、猪苓、泽泻、赤茯苓、白术、滑石、防风、川楝子、木通各 3 克，肉桂、甘草各 1 克。

制用法 上药用水煎煮，取药汁。每日 1 剂，空腹服用。

功效 健脾利湿。适用于脾虚型湿疹患者。

乌蛇苦参汤

配方 苦参 9 克，乌梢蛇 20 克（婴儿减 2/3）。

制用法 乌梢蛇单独文火炖一会，再放入苦参共煎，将药液滤出与乌梢蛇汤同服，每日内服 2 次。

功效 燥湿止痒。适用于急、慢性湿疹。

泻心汤

配方 大黄 10 克，黄连、黄芩各 5 克。

制用法 用水煎服。每日 1 剂，顿服。

功效 清热除湿。适用于湿热壅盛的急性湿疹患者。

赤芍泽泻煎剂

配方 赤芍、当归、泽泻、茯苓各 9 克，苍术、白术、厚朴、橘皮各 6 克，桂枝 5 克。

制用法 水煎服。

功效 适用于慢性湿疹。

外用方

仙鹤草洗剂

配方 鲜仙鹤草250克（干品50～100克）。

制用法 上药加水适量，用砂锅煎煮，用毛巾或软布条浸药液烫洗患处。每日早、晚各1次，每次20分钟。

功效 适用于渗出型湿疹。

苦参百部汤

配方 苦参60克，蛇床子、百部、益母草各30克。

制用法 每日1剂，每剂可煎2～3次，洗涤湿疹。

功效 清热解毒，除湿杀虫。适用于皮肤湿疹。

明矾茶

配方 茶叶、明矾各60克。

制用法 茶叶、明矾入500毫升水中浸泡30分钟，然后煎煮30分钟即可。外用，每次用此茶水浸泡患处10分钟，不用布擦，使其自然干燥。

功效 清热利湿。适用于急性湿疹，痒痛兼作，伴有口苦、尿短、便结等症。

蛋黄油擦方

配方 鸡蛋适量。

制用法 取新鲜鸡蛋洗净煮熟，去掉蛋白，将蛋黄放入铁勺内于炭火上熬炼出油，去渣后将蛋黄油直接擦抹患部，每日1～2次。一般用药后局部发红、渗液、瘙痒等症状会明显减轻，经3～5次后即可痊愈。

功效 止痒，消肿。适用于皮肤瘙痒。

黄柏五倍子

配方 黄柏、五倍子各12克，青黛3克，鸡蛋适量。

制用法 前3味药共研成细末，用鸡蛋黄调和成糊状，敷于患处。

功效 适用于阴囊湿疹患者。

日常调养

❶避免易致敏或刺激性食物，忌食辛辣、酒、浓茶和鱼、虾、蟹、海味等。可多吃些清热利湿解毒之品，如绿豆、赤小豆、苋菜、蒲公英、马齿苋、马兰、冬瓜、黄瓜等。

❷避免各种外来刺激，内衣要宽大清洁，不用毛、丝及化纤物品，不

要穿得过暖，以免出汗加重瘙痒。

❸皮疹局部保持清洁，痂皮与鳞屑用植物油或液状石蜡清除，不要强行剥离。热水烫洗、用力搔抓、外用碱性强的肥皂和不合适的外用药常使皮疹恶化，必须尽力避免。

疣

疣由人类乳头瘤病毒选择性感染皮肤或黏膜所引起的表皮良性赘生物。临床分为四型，即寻常疣、扁平疣、跖疣及尖锐湿疣。寻常疣俗称"刺瘊""千日疮"。皮疹为黄豆大或更大的灰褐色、棕色或正常皮色的丘疹，表面粗糙，角化过度，坚硬，呈乳头状，好发于手背、手指、足缘等处。

跖疣是发生于足底的寻常疣，足跟最为常见。初起为角质小丘疹，逐渐增至黄豆大或更大，因在足底压而形成角化性淡黄或褐黄色胼胝样斑块或扁平丘疹，表面粗糙不平，中央微凹，边缘绕稍高的角质环，疼痛明显。

扁平疣是一种病毒性皮肤病，好发于青少年。皮疹为帽针头至黄豆大小扁平光滑丘疹，呈圆形或椭圆形，肤色正常或淡褐。皮疹数目较多，散在或密集分布。病程呈慢性经过，多数患者需1～2年或更久方自行消退，但可复发。

尖锐湿疣是由人类乳头瘤病毒感染所致的生殖器、会阴、肛门等部位（少数发生在腋窝、乳房、口腔、耳朵、咽喉等部位）的表皮瘤样增生。尖锐湿疣常无自觉症状，易糜烂出血。有肝脏病变或女性患者妊娠期间，疣体迅速增大，皮损长期不愈。

食疗方

Shi Liao Fang

黄豆芽汤

配方 黄豆芽适量。

制用法 黄豆芽入锅内，加水适量，煮熟即可，吃豆芽喝汤。

功效 适用于寻常疣。

糯米莲花粥

配方 糯米 100 克，莲花 5 朵，冰糖 15 克。

制用法 先将糯米洗净放入锅中，加水适量，煮至粥将熟时，加入冰糖和莲花，待冰糖溶化为度。每日 1 剂，代早餐服，连食数周。

功效 适于各种扁平疣。

生苦瓜

配方 生青苦瓜适量。

制用法 苦瓜剖开去子，放入酸菜水中浸泡 1 周后取出切碎，在油锅中爆炒 1 分钟，盛盘中作菜食用。每日 3 次，每次 100 克，连续食用半月左右。

功效 清热解毒，消疣。治扁平疣。

白果薏苡仁粥

配方 白果 8 ~ 12 枚，薏苡仁 70 克，冰糖适量。

制用法 将薏苡仁洗净与白果同入锅，加适量水煮成粥，然后放入冰糖调匀即可食用。早、晚服用。

功效 长期食用可预防青年扁平疣。舌光红、便艰者不宜多食。

中药方
Zhong Yao Fang

消疣方

配方 生薏苡仁 60 克，刺蒺藜 30 克，大青叶 15 克，黄柏、苍术各 6 克。

制用法 水煎服，每日 1 剂。

功效 清热解毒，消疣。治寻常疣、扁平疣。

桃仁百部煎剂

配方 赤芍、桃仁、三棱、莪术、百部、茯苓各 9 克，红花、干蟾皮、甘草各 4.5 克，生地、生薏苡仁各 12 克。

制用法 水煎服，每日 1 剂。疣体发痒者加防风、僵蚕各 9 克；疣体色白由软变坚者加桂枝 4.5 克，山甲 9 克。

功效 破血行瘀。治扁平疣。

红花茶

配方 红花 6 克。

制用法 沸水冲泡。代茶饮，每日 1 剂，连服 10 日为 1 个疗程。

功效 去瘀止痛。治各种疣。

马齿苋紫草汤

配方 马齿苋 60 克，败酱草 15 克，紫草 15 克，板蓝根（或大青叶）15 克。

制用法 水煎服，日服 2 次，7～14

剂为 1 个疗程。

功效 清热利湿，凉血解毒。主治扁平疣。

外用方

鱼香草外擦方

配方 鱼香草、75％ 酒精各适量。

制用法 先用酒精消毒疣体及周围皮肤，用消毒刀片将疣的表面削去一部分，后取适量鲜鱼香草（土薄荷）搓茸擦疣体表面，每日 3 次。

功效 适用于寻常疣。鱼香草有散风热、消肿毒之功。

苍耳子酊剂

配方 苍耳子 10 克，75％ 酒精 50 毫升。

制用法 苍耳子浸泡于酒精内，密闭 7 日，滤渣取液备用，或药仍浸泡于药液中。用棉球蘸药液涂抹患处，每日数次。寻常疣用药 10 日，扁平疣用药 7 日。停药 15～20 日后，其疣可自行脱落。

功效 解毒消疣。治寻常疣、扁平疣。

冰片青叶热敷

配方 冰片（另包）、玄明粉（另包）、桃仁、红花各 10 克，苦参、板蓝根、大青叶、鱼腥草各 30 克。

制用法 先将冰片、玄明粉共研极细粉备用；然后将余药煎汤取浓汁，待冷却至皮肤可耐受温度时，用毛巾或棉球蘸药水于患处反复擦洗 15～20 分钟；再把备用冰片、玄明粉用冷开水调成糊状（用多少调多少），反复擦涂患处 15～20 分钟，用力以不擦破表皮为限度。上药每日 1 剂，分 2 次外用，5 日为 1 个疗程。

功效 适用于寻常疣。

木贼外洗方

配方 木贼、银花、香附各 30 克，白芷、桔梗、红花、甘草各 10 克。

制用法 上药加水 2000～2500 毫升，泡 10～20 分钟，煮沸后以温热适度洗之。①洗时可用纱布或毛巾在患处稍用力搓之，以促使药物向疣组织内渗透，每次洗 20 分钟或药液凉为止。②洗时其疣表面微红为佳，洗后片刻即可看到疣之表面的药迹，7 天左右结痂（疣）脱落，不留任何痕迹而痊愈。

功效 适用于消疣。

日常调养

①忌用手搔抓、剔刮或挤压疣体，以防损伤皮肤继发感染。

②清淡饮食为宜，不吃辛辣刺激性食物，多吃些新鲜蔬菜和水果。

皮肤瘙痒症

●病•情•介•绍●

皮肤瘙痒症是一种以皮肤瘙痒为主而临床上无原发损害的神经功能障碍性皮肤病。由于瘙痒难忍，患者会不断搔抓，因而出现抓痕、血痂、色素沉着及苔藓样变化等继发损害。皮肤瘙痒症通常分为泛发性和局限性，前者发病之初瘙痒仅局限于一处，然后逐渐扩展至大部分身体或全身，后者则只发生于身体的某一部位，如肛门、阴囊、头部等。

本病中医称为"风瘙痒"，多为血虚风燥、肌肤失养而致病；或因风湿蕴于肌肤，不得流泄而诱发。西医认为，皮肤瘙痒症可由某些疾病、药物、寒冷、毛织品过敏等刺激而发生。

食疗方

SHI LIAO FANG

泥鳅大枣汤

配方　泥鳅150克，大枣9枚，精盐适量。

制用法　泥鳅宰杀，去肠杂，洗净，大枣洗净，一同放入砂锅内，加水炖汤，用精盐调服。每日1剂，连服10～15剂。

功效　补血柔肝。用治血虚肝火上炎所致的皮肤瘙痒症。

芹菜大枣汤

配方　鲜芹菜250克，大枣90克。

制用法　按常法煮汤服。每日1剂。

功效　养血清肝。治皮肤瘙痒症。

苦菜煮大肠

配方　猪大肠、绿豆、苦菜干（即败酱草干）、精盐各适量。

制用法　绿豆先煮20分钟，然后装入

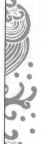

洗净的猪大肠内，两端用线扎牢，同苦菜干一起煮熟，用精盐调味，分顿食用，隔1~2日服1剂。

功效 适用于风热所致的皮肤瘙痒。

姜桂红枣汤

配方 干姜9克，红枣10枚，桂枝

6克。

制用法 以上食材加水煎汤。每日1剂，连服10日。

功效 温经散寒，祛风止痒。适于皮肤瘙痒症患者。

中 药 方

当归首乌汤

配方 当归、防风各10克，首乌、生地、熟地各15克，鸡血藤、刺蒺藜各30克。

制用法 水煎，日服2次。

功效 治疗皮肤瘙痒症，尤其适用于风湿蕴阻型皮肤瘙痒，这种类型以中青年多见，皮肤瘙痒，但不干燥，因搔抓可见有湿疹样改变。

二味消风散

配方 薄荷叶、蝉蜕（去头、足）各等量。

制用法 上药研细末，每次6克，空腹用温酒调下，每日3次。

功效 祛风止痒。治皮肤瘙痒不能忍者。

消风散

配方 当归、生地、防风、蝉蜕、

知母、苦参、胡麻仁、荆芥、苍术、牛蒡子、石膏（先煎）各6克，甘草、木通各3克。

制用法 水煎服。空腹服。

功效 疏风养血，清热除湿。适于皮肤瘙痒症患者。

加味四物汤

配方 熟地黄、首乌、当归、白芍、川芎、威灵仙、刺蒺藜各12克，地肤子20克，蛇蜕1克，防风、全蝎各6克，白鲜皮15克。

制用法 将上述药物加冷水浸泡半小时后煎煮，取汁150毫升，2煎后混匀。分早、晚2次温服。每日1剂。

功效 养血润燥熄风，祛风除湿止痒。适用于单纯性老年皮肤瘙痒症。

首乌熟地煎剂

配方 何首乌20克，桑葚子、熟地

名医珍藏传世秘方

各 15 克，女贞子、天冬、麦冬、酸枣仁、防风、蒺藜各 12 克。

制用法 水煎服，每日 1 剂，连用 10 剂。

功效 适用于皮肤瘙痒症。

外用方
Wai Yong Fang

马鞭草洗液

配方 马鞭草 150 克。

制用法 水煎，每晚入睡前洗浴。

功效 活血凉血，清热解毒。治老年性皮肤瘙痒症。

蛇床子苦参黄柏

配方 蛇床子 30 克，苦参、黄柏、百部、地肤子各 15 克，川椒、白矾、生艾叶、菖蒲各 9 克。

制用法 水煎，擦洗。每日 1～2 次。

功效 适用于皮肤瘙痒，也可用于燥湿杀虫、清热止痒。

密陀僧粉

配方 密陀僧、醋各适量。

制用法 将密陀僧放炉火中烧红后，立即投入醋中，待冷后将药捞取。如此反复 7 次后，将药研为细末。同时加茶油调匀，涂患处。

功效 适用于皮肤瘙痒兼有血虚证者。

日常调养

❶提倡清淡饮食，多吃些新鲜蔬菜、水果及高纤维食物，如白菜、西红柿、黄瓜、萝卜、苹果、柑橘、香蕉等。多饮水，保持大便通畅，忌烟、酒及辛辣刺激食物。

❷保持皮肤清洁卫生，经常洗澡，不用碱性肥皂，尤忌热水烫洗，洗后在瘙痒部位涂擦护肤油或激素软膏。

❸穿棉织品内衣，以宽松柔软、舒适合体为宜，经常洗换。居室温、湿度要适当，寒流来时尽量少出门。

名医珍藏传世秘方

皮　炎

皮炎有神经性皮炎、接触性皮炎、脂溢性皮炎等。神经性皮炎是皮肤神经功能障碍性皮肤病，以剧烈瘙痒和皮肤苔藓样变为特征。好发于头、眼睑、颈、肘、膝、股内侧、会阴部等处。接触性皮炎是皮肤接触某些物质而引起的炎症性皮肤病。脂溢性皮炎是发生于皮脂腺丰富部位的慢性皮肤炎症，多发于头皮、眉弓、鼻翼两侧、腋窝、胸和背等，特点是皮肤上出现黄红色斑片，覆盖着灰白色皮屑或油腻性鳞屑或痂皮，伴有不同程度的瘙痒。

食疗方
Shi Liao Fang

芹菜粥

配方 新鲜芹菜60克，粳米50克。

制用法 芹菜洗净切碎；粳米淘洗干净放入砂锅内，加水800毫升煮沸，然后加芹菜煮至米烂成粥。早、晚餐温热服食。

功效 清热活血，平肝熄风。适于神经性皮炎。

鸽子发菜汤

配方 鸽子1只，发菜10克，红枣15枚，精盐、味精各适量。

制用法 鸽子去内脏洗净，切块；发菜洗净，红枣去核。共炖熟，再加适量精盐、味精调味。每日1剂，连食

数日。

功效 适用于皮肤干燥、增厚、瘙痒之神经性皮炎。

生地黄粥

配方 生地黄汁50毫升，粳米60克，生姜3片。

制用法 粳米煮沸后，加入生地黄汁和生姜，待粳米熟后即成。每日1剂，分2次服食。

功效 解毒消暑，滋肺养胃。适用于脂溢性皮炎。

油菜粥

配方 鲜油菜50～100克，粳米100克，精盐适量。

制用法 油菜洗净、切碎备用；粳米洗净入砂锅内，加水 1000 毫升，熬粥，待米快熟时放入油菜，加少许精盐，煮沸 3 ~ 5 分钟菜烂即可食用。

早、晚餐服食，7 日为 1 个疗程。

功 效 养血利湿，调和阴阳。治神经性皮炎。

中药方

青蒿柴胡方

配 方 青蒿、柴胡、黄芩、丹皮、橘叶、川楝子各 10 克，金钱草 30 克。

制用法 水煎，每日 1 剂，分 3 次服。

功 效 清肝胆风火。治脂溢性皮炎、神经性皮炎、湿疹、女性外阴瘙痒、带状疱疹等。

生地汤

配 方 生地 30 克，当归、苦参、白鲜皮、地肤子各 9 克，生甘草 6 克。

制用法 水煎服。每日 1 剂，分 2 次服。

功 效 凉血润燥，祛风止痒。适用于泛发性神经性皮炎、皮肤瘙痒症、丘疹性湿疹。

苍耳子防风煎剂

配 方 苍耳子 15 克，防风 9 克，乌梢蛇、当归、赤芍、白蒺藜各 9 克，丹皮 9 克，鸡血藤 15 克，生地、地肤子、白鲜皮各 18 克，蝉衣 6 克。

制用法 水煎服。

功 效 适用于神经性皮炎。

菖蒲酒方

配 方 菖蒲 500 克，大米 200 克。

制用法 菖蒲切细，加入清水 1.5 升，煎煮至剩 0.3 升，过滤去渣，取药液，然后放入大米，如常法酿酒。每天饭前温饮 20 毫升。

功 效 养血祛风。常用于治疗血虚风燥型皮炎，症见患处剧痒、皮损渐呈苔藓样等。忌食生冷食品。

赞绿珠

配 方 绿豆 30 克，赤小豆 15 克，百合 13 克。

制用法 绿豆、赤小豆、百合洗净，加入清水 500 毫升，微火煎至 300 毫升即可。每次服 50 ~ 100 毫升，每日早、晚各 1 次。

功 效 润肺养肤，和血通脉。可缓解脂溢性皮炎症状。

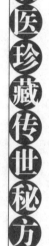

名医珍藏传世秘方

外 用 方

硫黄白矾水蛭

配方 水蛭12克，白矾30克，硫黄30克，菖蒲20克，斑蝥6克，高度白酒2500毫升。

制用法 将药浸于白酒中，泡半个月后滤渣封存备用。用温水洗净患处皮肤，待干后，摇匀药液，用棉签蘸药反复涂擦患部直至局部微热。每日3～4次，用药至局部症状消失、肥厚皮损痊愈。

功效 适用于神经性皮炎。

生姜汁

配方 鲜生姜250克。

制用法 捣碎，用布包拧取汁盛杯内备用。用10%盐水1000毫升洗净患处，擦干，然后用棉签蘸姜汁反复涂搽，到姜汁用完为止。每周1次。

功效 散寒解表，降逆止呕，解诸毒。治脂溢性皮炎。

松树皮膏

配方 水浸松树皮、醋适量。

制用法 采集水浸松树皮（去粗皮，最好用浸在水中的年久的松树桩皮），研极细末，调醋擦患处。

功效 清营凉血，消风止痒。适用于血热风盛所致的顽固皮炎。

日常调养

❶衣物穿着上要注意避免对皮肤产生刺激的材质，不穿高领衣服，应穿着宽松的全棉内衣。

❷保护好患处皮肤，不要用热水及肥皂洗擦。经常修剪指甲，感到瘙痒时不要搔抓划破皮肤，以免引起皮肤继发感染。如使用抗生素药物，应在医生指导下进行。

❸在饮食上，神经性皮炎患者要避免饮酒、喝茶及食用辛辣食品，应以清淡为主，宜食有安神定志作用的食物。

手足癣

名医珍藏传世秘方

━●病●情●介●绍●━

　　手足癣是由霉菌感染而致手或足部的一种顽固性皮肤疾病。其病因可能与变态反应有关。手癣见于掌心、手指，日久累及指甲、手背。初起为散发小水疱，渐至脱屑、损害增多扩大，融合成片，边缘有环状鳞眉，皮肤变厚，冬季可裂隙。足癣见于趾间、足底、足跟或足侧。分鳞屑型、水疱型、浸渍型和糜烂型四型：鳞屑型是最多见，不断发生鳞屑；水疱型次之，鳞屑与水泡交替发生；浸渍型又次之，趾间潮湿发白；重者皮肤脱落呈糜烂型，此型可引起霉菌疹或丹毒。丹毒为复发性，可致象皮腿，冬季裂隙，足跟尤多，常有痒感，裂隙时有痛感。

Shi Liao Fang 食 疗 方

海带煮猪肉

配方 海带、猪肥肉各120克。

制用法 把海带浸泡洗净，切丝。把猪肥肉切成薄片，与海带丝共入白开水煮熟，不能放油盐等调味品。每日1剂，分2次，于饭后约1小时，将海带丝、猪肉连汤同食。10日为1个疗程。

功效 散瘀润燥。治手足癣。

赤小豆冬瓜

配方 赤小豆150克，冬瓜300克。

制用法 加水煎汤服食。每日1剂，2次分服。

功效 清热解毒，利水消肿。适用于治脚气肿痛。

皂荚炖乳鸽

配方 乳鸽1只（250克），皂荚5克。

制用法 乳鸽去肠杂，将皂荚纳入鸽腹内，同煮食。

功效 祛风痰，除湿毒。治手足癣。

中药方

紫菜车前子煎剂

配方 紫菜、车前子各25克。

制用法 水煎。每日服2次。

功效 适用于湿性脚癣。有利湿清热的功效。

生地当归煎剂

配方 生地60克，当归15克。

制用法 水煎服，也可煎液浸泡患处。

功效 适用于手足癣。

陈酒木香汤

配方 陈酒、木香、干姜各适量。

制用法 以上材料加水煎。每日服用3次。

功效 治疗手足癣。

外用方

苦杏仁涂搽剂

配方 苦杏仁100克，陈醋300毫升。

制用法 二者放入搪瓷容器内煮沸后，文火继续煮15～20分钟（使药液浓缩至150毫升为宜），冷却后装瓶备用。用时先用温水将足洗净晾干，再涂药液，每日3次。

功效 清热解毒，散瘀消肿。治足癣有奇痒难忍、搔破流水者。

黄柏明矾泡方

配方 黄柏50克，明矾30克。

制用法 先将黄柏研碎，加水煮15分钟成500毫升药液，滤渣后，再加入明矾，趁热泡患部。每日2次，每次

20～30分钟。

功效 适用于手癣和脚癣。

荸荠洗手方

配方 荸荠、米醋各适量。

制用法 荸荠去皮，切片，浸醋中，小火煎10分钟，待醋煎干后，将荸荠捣烂，用适量洗患手，每天1次。

功效 解毒杀虫散瘀。治疗手足癣。

鸦胆子仁外敷方

甲癣病俗称"灰指（趾）甲"，大多为手脚癣蔓延所致。因此，治疗甲癣首先要治疗手脚癣，否则难以根治。治疗甲癣可先用热水泡软病甲，然后用小刀将增厚的指（趾）甲刮薄，再涂10%冰醋酸，或30%醋酸，

或 5% 碘酒，每日 1~2 次。亦可将指甲刮薄后放上一粒鸦胆子仁，挤压出油涂在指甲上，每日每指甲一粒。如果甲癣不太严重的话，一般是比较容易治愈的，但要坚持 2~3 个月。

复方藿香洗剂

配方 藿香 25 克，生大黄 2 克，黄精、明矾各 10 克，白醋 500 克。

制用法 以白醋浸泡上药 24 小时，经煮沸冷却后，将患部浸洗 3~4 小时。用药期间，5 天内不用肥皂或接触碱性物质，一般 1~2 剂即可治愈。

功效 治手、足癣。

日常调养

❶要保持手足的清洁干燥。足汗较多的人应穿透气较好的鞋子，并应每日清洗足及更换袜子。

❷饮食方面除忌食辛辣刺激及含酒精的饮料外，新鲜蔬菜、高蛋白、低脂肪、适量糖饮食为理想选择。

银屑病

●病●情●介●绍●

银屑病乃系非感染性的一种红斑鳞屑性慢性皮肤疾病。为皮肤科难治病之一。病程漫长，可反复发作，常迁延几年甚至数十年。迄今病因未明，可能与自体免疫功能低下和神经内分泌功能失调有关。无传染性，但有遗传性。临床表现一般有五型：一是寻常型：早期为冬发夏愈或冬重夏轻，后期无规律性；分布于头皮及四肢伸面间，或仅见于头皮或四肢屈面；损害为皮肤表面带白色基底呈红色丘疹，渐可融合成片，边缘明显，上覆多层银白色鳞屑，刮去有发亮薄膜，抓之有点状出血；皮损形态有点滴状、钱币状、盘状、地图状等不一；皮损活动有进行期、静止期、退行期；慢性易复发，组织病理有诊断价值。二是脓疱型：多发生于手掌足跖，严重者可波及全身；损害为脓疱，指甲病变较常见；可先有寻常型或伴有关及全身症状。三是渗出型：

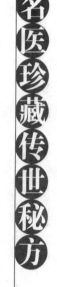
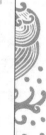

皮肤损害同寻常型，但炎症明显而有渗液和结痂，多伴有关节病变。四是关节炎型：多侵及小关节，间或侵及肘膝等大关节，颇似类风湿性关节炎，重者发生关节僵硬，虽有上述皮肤损害，但以渗出型和脓疱型多见。五是红皮病型：病损表面受刺激或处理不当，可发展为其他型。

食疗方

赤小豆茅根牛角粥

配方 赤小豆、大米各50克，鲜茅根、水牛角各100克，红糖适量。

制用法 将茅根、水牛角加水2000毫升，煎至1000毫升，加大米、赤小豆煮粥，每日1剂。

功效 清热解毒，凉血消斑。治银屑病。

赤小豆绿根粥

配方 赤小豆、绿豆各30克，鲜芦根10克，大米50克。

制用法 鲜芦根洗净，与二豆、大米煮为稀粥服。每日早、晚各食1次。

功效 清热解毒，利湿润燥。治银屑病。

中药方

紫草青黛汤

配方 青黛10克，丹参、紫草各15克，甘草6克。

制用法 水煎服，每日2次，每日1剂。

功效 凉血解毒化瘀。治银屑病，疹色暗红、经久不退者。

滋血熄风汤

配方 生、熟地各20克，何首乌、银花藤、赤芍、川牛膝、当归各30克，威灵仙、蚤休、山豆根、白鲜皮、紫草、苦参、僵蚕、广地龙、火麻仁、车前子各10克，大黄3~6克，蝉衣6克。

制用法 每日1剂，水煎3次，分2次服。90剂为1个疗程。或制丸服。进行期服汤剂，静止期服丸剂。

功效 清热解毒，滋血熄风。

生地青叶汤

配方 生地、丹参、玄参、麻仁、大青叶、白鲜皮、草河车各15克，北豆根、连翘各10克。

制用法 水煎服。早、晚各服1次。

功效 养血润燥，清热解毒。

消银解毒汤

配方 板蓝根25克，银花15克适用于银屑病，赤芍20克，苦参10克，水牛角片、地丁、生地、白鲜皮、土茯苓各30克，全蝎6克，海桐皮12克。

制用法 水煎2次，早、晚各服1次（饭后服）。

功效 凉血化斑，清热解毒，佐以化湿消风。适用于银屑病血热型（进行期）。症见皮疹全身泛发，多呈点滴或斑片状，色鲜红，银屑多，瘙痒重，新疹不断出现、扩大；伴口干喜凉饮、小便黄赤，苔黄舌红赤，脉弦滑或滑数等。

外 用 方

Wai Yong Fang

苦参凡士林膏

配方 苦参100克，凡士林400克。

制用法 调匀成膏。外敷患处。

功效 适用于牛皮癣静止期。

野芹菜擦方

配方 野芹菜适量。

制用法 将新采集来的野芹菜之茎和叶揉搓成团，在皮肤患处反复揉擦，使药汁完全染湿患处，每天早、晚各1次，每次2~3分钟。进行期患者不宜揉擦，可将茎、叶捣汁外涂。

功效 适用于银屑病。

消屑汤

配方 当归、生地、乌蛇、玉竹、蝉蜕、刘寄奴各20克，苦参、白鲜皮、黄芪各30克，地肤子、蜂房各50克，防风25克，羌活、独活各15克。

制用法 大枫子、黄柏、白矾各30克，苯甲酸、水杨酸各15克，冰片、狼毒各10克，均制细粉，加白凡士林50克混合调匀即得，外用。内服药每剂水煎3次，混合浓缩至450毫升，每天早、午、晚服，每次服150毫升。病灶处涂上消屑膏，用蜡纸或薄纸严密敷盖，并用绷带包扎紧实。每隔1周换药1次。如癣灶面积大，可分次涂消屑膏治疗。

功效 治银屑病。

日常调养

❶解除思想顾虑，寻找并去除各种诱发因素，如避免精神创伤，防止链球菌感染或皮肤外伤等，忌酒及辛辣刺激食物。

❷经常温水洗澡，尽量去掉鳞屑，但不要用碱性大的肥皂。外涂药物时，要用力揉搓，促进药物的吸收，减轻瘙痒，并使皮屑干燥，易于脱落。

❸饮食宜清淡并易于消化，可多吃些富含维生素A、胡萝卜素和维生素B_2的食物，如动物肝脏、奶类、胡萝卜、苋菜、菠菜、荠菜等。多吃些新鲜水果，防止便秘，保持良好的消化功能。芥末、花椒、辣椒、酒等刺激性食物应当禁忌。

白癜风

病情介绍

白癜风是一种常见的后天性表皮色素脱失性皮肤病，中医称为"白癜"或"白驳风"，在皮肤上可出现大小不等的圆形或椭圆形白斑，边界清晰，边缘色素较深。白癜风好发于皱褶及暴露部位，易诊断难治疗，且影响美观。中医认为，肺主气，主白色。白斑是由于气血不足，使皮肤不得营养而变白。

近代研究表明，白癜风除皮肤外，还会累及眼、耳等，该病发生于任何年龄、性别和人种，其中以20～30岁的青年人为多见，一般发病率为0.5%～4%，近年来有逐年上升的趋势。下面介绍一些缓解白癜风的有效验方。

食疗方

马齿苋韭菜包子

配方 马齿苋、韭菜、面粉、葱、姜、熟猪油、酱油、精盐、鸡蛋各适量。

制用法 将马齿苋、韭菜分别洗净，阴干2小时，切成碎末；将鸡蛋煮熟去壳，捣碎。将马齿苋末、韭菜末、鸡蛋渣拌在一起，加入精盐、酱油、熟猪油、味精、葱末、姜末作馅。和面与馅制成包子，放在蒸笼里蒸熟。随量吃，每日1次。

功效 清热祛湿，散血解毒。

清炖蛇肉

配方 乌梢蛇1条（约500克），陈皮6克，生姜3片，清水1000毫升，精盐适量。

制用法 乌梢蛇去内脏，洗净，与陈皮、生姜同放入砂锅内，加入清水共炖。待蛇肉熟烂后加入精盐即可。饮汤吃肉。

功效 祛风通络，除湿止痛。适用于风寒湿痹型白癜风。

中药方

首乌防风汤

配方 首乌、桑葚子各30克，白蒺藜18克，赤芍12克，三棱、防风各15克。

制用法 每日1剂，水煎服，早、晚分2次口服。

功效 活血祛风，调和气血。适用于白癜风。

如意黑白散

配方 旱莲草90克，白芷、何首乌、沙苑蒺藜、刺蒺藜各60克，紫草45克，重楼、紫丹参、苦参各30克，苍术24克。

制用法 上药研细末，收贮勿泄气，每天服3次，每次服6克，开水送下。另用肉桂30克，补骨脂90克，水酒各半，浸泡1周，温水沐浴后，外搽患处。

功效 治白癜风。

沙苑子川乌煎剂

配方 沙苑子、女贞子、黑芝麻、白蒺藜各15克，覆盆子、枸杞子、赤芍、白芍、川芎、首乌、当归、地黄各10克。

制用法 水煎服。

功效 适用于白癜风。

红花当归饮

配方 红花、当归各 10 克。

制用法 水煎，口服。每天 1 剂，分 2 次服。孕妇禁用。

功效 有活血化瘀的作用。适用于白癜风。

沙苑蒺藜猪肝

配方 沙苑蒺藜 60 克，猪肝 1 副。

制用法 沙苑蒺藜研末；将猪肝煮熟，切片。将猪肝蘸沙苑蒺藜食用，每日 1 次。

功效 养肝补血，通经活络。适用于白癜风。

Wai Yong Fang 外用方

青核桃皮

配方 青核桃皮（未成熟的核桃青皮）1 个，硫黄 5 克。

制用法 青核桃皮洗净，捣烂如泥，加入硫黄再捣，调匀。搽抹白癜处。每日搽之。

功效 用治白癜风。

生大黄擦方

配方 生大黄末 30 克。

制用法 加甘油少许，酒精混合为糊状。涂擦患处。

功效 治白癜风。

补骨脂末

配方 补骨脂适量。

制用法 研成细末，配成 20% 的酊剂。贮存 7 天后外擦患处，每日 1 次。

功效 适用于白癜风。

日常调养

❶生活要有规律，尽量避免经常处于紧张和焦虑的精神状态之中。

❷适当增加日晒时间，但切忌过度，以防晒伤。

❸尽量避免皮肤外伤，以免发生同形反应。

❹要避免用刺激性强的化妆品和外用药。

❺最好采用中西药结合、饮食、精神疗法等综合疗法治疗。

痤 疮

病·情·介·绍

痤疮俗称青春痘、粉刺、暗疮。中医称"面疮""酒刺"。是皮肤科常见病、多发病，多见于青年人。痤疮是一种发生于毛囊皮脂腺的慢性皮肤病，多发于头面部、颈部、前胸后背等皮脂腺丰富的部位。一般认为，在青春期，因性激素分泌过于旺盛，使皮脂腺分泌增多，同时皮肤的毛囊口角化过度，影响了皮脂端出现黑点。通常痤疮并不发炎，但有时因细菌侵入毛囊可引起毛囊周围炎症，表现为红色丘疹、脓疮、结节、脓肿等。痤疮消退后可留有暂时性色素斑，或小的坑凹状疤痕。本病可分三期：红斑期、丘疹脓疮期、鼻赘期。痤疮痊愈后，一般会留下深色的斑点。因为长青春痘的时候，病菌会刺激青春痘附近的色素细胞，所以青春痘痊愈后会留下深色的斑点，这种反应叫炎症色素沉积症。

食疗方

Shi Liao Fang

米仁绿豆粥

配方 绿豆 20 克，米仁 50 克，冰糖适量。

制用法 绿豆和米仁一起入锅，加清水适量，煮成粥，粥成加冰糖调服。每天 1~2 次。

功效 清热利湿。适用于痤疮。

绿豆百合粥

配方 绿豆 100 克，百合 50 克，粳米、冰糖各适量。

制用法 绿豆洗净加水煮至开裂后，加入粳米煮成粥，加入百合煮片刻，放入冰糖调匀即可。随时食用，每日分 2 次服完。

功效 清热解毒，利水消肿。适用于湿热蕴结型痤疮、皮疹红肿、脓疮、口臭口干、舌红者。

苦瓜汤

配方 苦瓜半个。

制用法 切丁，加水熬至苦瓜稀烂且水呈淡黄色为止，勿放精盐、白糖或油之类，当饮料频饮。

功效 清热解毒。治痤疮。

中药方

名医珍藏传世秘方

消疮方

配方 红小豆 20 克，细辛、甘草各 6 克，麻黄，红花各 3 克，银花 10 克，泽泻、车前子各 8 克，茯苓、神曲各 15 克。

制用法 上药以水煎煮，取药汁。代茶饮，每日 1 剂，并用药液清洗患部，早、晚各 1 次。

功效 清热解毒，活血祛湿。适用于痤疮患者。

赤麻饮

配方 赤小豆 20 克，细辛、甘草各 6 克，麻黄 3 克，银花 10 克，泽泻、车前子各 8 克，神曲、茯苓各 15 克，红花 3 克。

制用法 煎汤。代茶，每日 1 剂。

功效 有消脂化痰之功。

去痘羹

配方 金橘 500 克，槟榔 20 克，鲜橘皮 50 克，连翘、夏枯草各 20 克，蜂蜜 50 克。

制用法 金橘洗净去核；槟榔碾碎研成面；鲜橘皮切细丝。先将连翘、夏枯草加水 1500 毫升煎煮 30 分钟，滤去药渣，用药液再煮金橘、橘皮丝和

槟榔面，煎煮至金橘烂熟，药液不足可再适量加水。待水将耗干时，放入蜂蜜，再煎煮 20 分钟，收汁即停火。贮存于瓶罐中，每日食 3 次，每次 10～15 克。

功效 适于治疗肝郁气滞型痤疮。

痤疮平

配方 金银花、蒲公英各 15 克，虎杖、山楂各 12 克，炒枳壳、酒大黄各 10 克。

制用法 水煎服，每日 1 剂。

功效 清热解毒，通腑祛脂。治痤疮、酒渣鼻。

丹紫黄白汤

配方 丹参 20 克，紫草 10 克，大黄 9 克，白花蛇舌草 20 克，神曲 15 克。

制用法 每天 1 剂，煎 2 遍和匀，早晚分服。〔脓疱严重者加野菊花 15 克，连翘 15 克，清热解毒，黄芪 20 克，消毒排脓；痒者加蝉衣祛风止痒；同时外涂冰片三黄散：冰片 3 克、川黄连 10 克、生大黄 10 克、硫黄 10 克，研极细末，香油调涂之，每日 2 次。〕

功效 适用于痤疮。

外用方
Wai Yong Fang

芦荟汁

配方 鲜芦荟叶片适量。

制用法 绞取汁液，涂搽患处，或将汁液加入普通膏剂化妆品中，早、晚各擦用 1 次。

功效 清热解毒。治痤疮。

苦参百部擦剂

配方 苦参 30 克，百部 50 克。

制用法 用 75% 酒精 300 毫升浸泡一周后涂擦患处，每日 3 次以治愈为止。

功效 治痤疮。

日常调养

❶注意个人卫生，经常洗脸，保持面部清洁。

❷饮食宜清淡，少食或不食辛辣、油腻、热性食物，戒烟酒。

❸禁止用手挤压痤疮，以防继发感染。

❹多饮水，保持大便通畅。

白 发

病情介绍

　　白发不包括老年性自然衰老后所致的白发，而指因遗传因素或某些疾病所致的早年性白发症。现代医学认为，白发症主要是毛发黑素形成减少，由黑素细胞形成黑素的功能减弱，酪氨酸酶的活动减低所致。凡情绪过度紧张、用脑过度、忧虑、神经外伤等都可能造成白发，此外，生慢性消耗性疾病时也可能出现白发。

食疗方
Shi Liao Fang

黑芝麻糖

配方 黑芝麻 500 克，白糖适量。

制用法 芝麻拣净，放入铁锅用文火炒香后待凉、捣碎，装入瓦罐内备用。每次 2 汤匙，放入碗中，再加白糖适量，用开水冲服。

功效 补阴血，养肝肾，乌须发，长肌肉，填精髓。治肝肾阴虚、头发早白芰老人便秘等症。

桂圆莲子粥

配方 桂圆肉、莲子、大枣、粳米各适量。

制用法 上述原料同煮成粥。每日 2 次，连服 15～30 日。

功效 滋补气血，使头发变黑。

猪肾核桃汤

配方 猪肾 1 对，核桃肉 30 克。

制法 上述原料加适量水，在旺火上煮 30 分钟后，改文火炖至猪肾熟烂。食猪肾及核桃肉，饮汤。每日 1 剂，连服 7 日。

功效 治疗肾阴虚所致的白发。

中 药 方

二至丸

配方 旱莲草、女贞子各等量。

制用法 上药研细末，炼蜜为丸。每服 9 克，白开水送下，每日 2 次。

功效 滋养肝肾。治肝肾阴虚、须发早白、腰酸。

瓜子松子末

配方 瓜子 500 克，松子、白芷、当归、川芎、炙甘草各 60 克。

制用法 上药共研为末。每次 3 克，日服 3 次。

功效 适用于白发。

菊花茯苓丸

配方 巨胜子、菊花、茯苓各 1000 克，蜂蜜适量。

制用法 上药研末，以蜂蜜为丸如绿

豆大。吞服，每日 3 次，3 个月为 1 个疗程。

功效 本方治疗白发患者有一定效果。

天门冬熟地黄丸

配方 天门冬、熟地黄各 200 克，酒适量。

制用法 上药共研为细末，加蜜做成梧桐子大小丸剂。每日饭前以酒服下 30 丸。

功效 对辅疗须发早白有效。

地黄当归煎剂

配方 熟地黄 18 克，黑芝麻、当归各 12 克，红枣 12 枚，甘草 3 克。

制用法 水煎服。

功效 治少白发血虚证。

外用方

侧柏叶酊剂

配方 侧柏叶 40 克，白酒 100 毫升。

制用法 侧柏叶研粗末，浸入白酒中，每日用酒搽头 3 次。

功效 乌发。治少年白发。

乌发膏

配方 当归、甘松、石膏、滑石、酸石榴皮、母丁香、白檀香、没石子、白芨、米醋各适量。

制法 上药研末，用米醋调成膏状，涂于头发上，用荷叶包紧，次日早晨洗去。

功效 对头发早白有一定的疗效。

果豆米醋糊

配方 黑大豆 250 克，米醋 500 毫升。

制法 大豆用醋煮，去豆再煎如糊状。染发。

功效 治女性白发。

日常调养

❶注意饮食营养。主食可常食紫珠米、黑豆、赤豆、青豆、黑芝麻、核桃等；蔬菜类可以常食胡萝卜、菠菜、紫色包心菜、香菇、黑木耳等；动物类多吃一些乌骨鸡、牛羊猪肝、甲鱼、深色肉质鱼类、海参等；水果类可以吃些大枣、黑枣、柿子、桑葚、紫葡萄等。总之，凡深色食物都含有自然界的植物体与阳光作用而形成的色素，可以补充人体的色素，对头发色泽的保健十分有益。

❷要注意多摄入富含酪氨酸的食物。现代医学研究表明，酪氨酸缺乏也会造成少年白发。平时应多摄入含酪氨酸丰富的食物，如鸡肉、瘦牛肉、瘦猪肉、兔肉、鱼及硬果类食物等。

❸保持精神放松。如果精神过于紧张，就会导致大脑中儿茶酚胺释放增加，使酪氨酸酶活性减少，从而影响黑色素的代谢，使头发中的黑色素合成减少。平时一定放松心情，保持平和的精神状态，切忌大喜大悲。

❹日常洗发也很重要。平时要定期洗头，一般每周 1~2 次，夏季可适当增加洗发次数。洗发后，不要湿着头发睡觉，这样易受风寒，会早生白发。

脱　发

脱发分为两种类型：生理性脱发和病理性脱发。我们这里所说的是病理性脱发，其症状是头发油腻，如同擦油一样，亦有焦枯发蓬，缺乏光泽，有淡黄色鳞屑固着难脱，或灰白色鳞屑飞扬，自觉瘙痒。

中医认为本病有两个原因：

一是血热风燥，血热偏胜，耗伤阴血，血虚生风，更伤阴血，阴血不能上至巅顶濡养毛根，毛根干涸，或发虚、脱落。

二是脾胃湿热，脾虚运化无力，加之恣食肥甘厚味，伤胃损脾，致使湿热上蒸巅顶，侵蚀发根，发根渐被腐蚀，头发则表现黏腻而脱落。

Shi Liao Fang 食疗方

何首乌大枣粥

配方 何首乌30克，大枣（去核）5枚，大米50克，冰糖适量。

制用法 何首乌加水适量煎取浓汁后去药渣，然后放入大米、大枣和冰糖，煮粥食用。

功效 养血生发。治脱发。

芝麻大米粥

配方 黑芝麻25克，大米50克。

制用法 大米洗净，与黑芝麻按常法煮作粥。经常佐餐食用。

功效 补肝肾，养血脉。用治须发早白。

Zhong Yao Fang 中药方

女贞子桑葚汤

配方 女贞子、桑葚、白术、白鲜皮各15克，赤石脂、熟地黄、首乌各20克，川芎10克。

制用法 上药以水煎煮，取药汁备用。

每日 1 剂，分早、晚 2 次服用。同时外用生发剂。

功效 适用于脱发，一般 1 周左右可见效。

枸杞沉香酒

配方 枸杞子、熟地各 60 克，沉香 6 克，白酒 1000 毫升。

制用法 上药研细末，浸入白酒中，密封，每日摇动 1 次，10 日后即可饮用。每次服 10 毫升，每日 3 次。

功效 补肝肾，益精血。治脱发、斑秃。

外 用 方
Wai Yong Fang

核桃柏叶液

配方 核桃 2 个，榧子 3 个，侧柏叶 30 克，冰水适量。

制用法 前三味共捣烂，用冰水（或雪水）浸泡 3 周即成。梳洗时，用梳子蘸冰水梳头。

功效 防脱发，久用能令发不落。

生发汤

配方 制首乌 20 克，生地黄、菟丝子各 15 克，当归、天麻各 10 克，白芍 15 克，川芎 6 克，蛇蜕 8 克（无蛇蜕可用蝉蜕 10 克代之，效果稍逊）。头皮刺痒重者加百部、地肤子、白鲜皮各 10 ~ 15 克；头皮脱屑多者加白蒺藜 15 ~ 20 克；阴虚内热重（五心烦热或女子月经先期）加牡丹皮 8 克，地骨皮 12 克，女贞子 10 ~ 15 克，旱莲草 10 克。

制用法 每剂药煎 3 次，前 2 次煎液内服，第 3 次煎液洗头。每天 1 剂。

功效 治青年脱发。

辣椒涂搽方

配方 晒干的红辣椒（朝天椒为佳）10 克。

制用法 切碎，浸于 50 毫升 60 度白酒中，浸泡 10 日左右，滤出药液，涂搽患处，每日 3 ~ 4 次。

功效 温中，散寒，除湿。外用治斑秃。

生姜醋汁

配方 生姜、醋各适量。

制用法 用生姜蘸醋磨汁，频搽患处。

功效 杀虫止痒，生发。用治斑秃。

日常调养

❶解除思想顾虑，保持良好心态。

❷饮食宜清淡，避免辛辣刺激性食物。

❸注意休息，保证充足睡眠。

腋 臭

•病•情•介•绍•

腋臭，俗称狐臭，是分布在体表皮肤如腋下、会阴、背上部位的大汗腺分泌物中产生散发出的一种特殊难闻的气味。

腋臭中医学属于"体气""狐臭""狐气"。中医认为，本病多与先天禀赋有关，禀于先天，承袭父母腋下秽浊之气，熏蒸于外，从腋下而出；或因过食辛辣厚味之品，致使湿热内蕴；或由天热衣厚，久不洗浴，使津液不能畅达，以致湿热秽浊外壅，熏蒸于体肤之外而引起。

食疗方
Shi Liao Fang

银杷绿豆汤

配方 金银花20克，枇杷叶30克，绿豆50克，白糖适量。

制用法 金银花、枇杷叶加水适量，文火煎汁，去渣，加入绿豆煮汤，放白糖调味。

制用法 每日1剂，分2次服用。

功效 滋肺养胃，清热祛毒。适用于肺胃热盛型腋臭。

中药方
Zhong Yao Fang

木香白芷煎剂

配方 木香、檀香、藿香、佩兰各12克，香薷、炒苍术、白芷各15克，草蔻9克。

制用法 水煎服。

功 效 除狐臭。

香贝养荣汤

配 方 白术、土贝母、柴胡、当归、青陈皮各9克、炒白芍、制香附、黄

芩、地丁各12克，夏枯草30克，银花15克，僵蚕1条。

制用法 水煎。每日1剂，分2次内服。

功 效 清热利湿，芳香化浊。适用于湿热熏蒸型腋臭。

外 用 方
Wai Yong Fang

田螺疗方

配 方 大田螺1个，巴豆1粒。

制用法 田螺放在清水中养至其盖张开后，立即用针头将1粒巴豆放进田螺腔内，再将其置于杯中。约1小时后，田螺即化成水。用此水涂双腋部多次。

功 效 消除狐臭。

灶心土

配 方 灶心土（即烧柴草的土灶内久经烧煅的黄土块）。

制用法 灶心土捣碎，研细末，过筛。敷抹腋下，每日数次。

功 效 敛腋汗，除腋臭。

冰片酒精液

配 方 冰片3克，75%酒精20毫升。

制用法 冰片放入酒精中密封，让其自行溶解。将腋窝洗净擦干后，用药

液涂擦患处，每日早、晚2次。10日为1个疗程。

功 效 杀菌除臭。治疗腋臭。

腋香粉

配 方 正檀香、煅龙骨、滑石各等量。

制用法 上药研极细末，瓶贮备用，淋浴后扑腋窝等处，每日1～2次。

功 效 洁体生香，止汗护肤。治狐臭。

复方陀僧散

配 方 密陀僧30克，冰片6克，枯矾30克。汗出过多者加五倍子20克同研。

制用法 上药研极细末，用有色玻璃瓶收贮。每日2～3次，先用水洗净腋窝，拭干，将药粉涂于局部揉擦片刻，秋冬不出汗时，每日涂2次。20日为1个疗程，间隔5～6日后再用。

功 效 密陀僧燥湿敛汗，枯矾收敛

止痒，冰片抑菌防腐、消毒除臭。三药合用能抑制局部腺体之分泌、敛汗、消毒除臭，故为治疗腋臭对症之良方。

蜘蛛散

配方 蜘蛛10~20个，轻粉、冰片各3克。

功效 取蜘蛛入瓦罐密封，煅存性，加入轻粉、冰片，共研匀备用。使用时先将腋部洗净，睡前以棉球蘸药扑涂之。每日2次，5日为1个疗程，间隔2天再进行下1疗程，连用3个疗程。

功效 对狐臭有效。

日常调养

❶经常洗澡，换洗内衣和鞋袜，保持皮肤清洁、干燥。

❷腋臭严重者，可经医生检查并做手术治疗。

酒渣鼻

·病·情·介·绍·

酒渣鼻，是一种好发于鼻部中央的慢性炎症性皮肤病。多见于中年人，女性多于男性，但男性患者病情较重，皮损好发于面部中央，对称分布。早期鼻部出现红色的小丘疹、丘斑疹和脓包，鼻部毛细血管充血严重，肉眼可见明显树枝状的毛细血管分支，最终鼻子上出现大小不等的结节和凹凸不平的增生，鼻子肥大不适，严重影响患者的美观。一般认为发病原因主要是螨虫感染，也有人认为与油性皮肤有关。中医认为：酒糟鼻是因饮食不节，肺胃积热上蒸，外感风邪，血瘀凝结所致。

食 疗 方

山楂饮

配方 生山楂20克。

制用法 加水煎，每日分次饮，连饮数周。

功 效 活血化瘀。适用于瘀血型酒渣鼻。胃酸过多嘈杂者不宜多饮。

茭白红糖饮

配 方 茭白50克，红糖适量。

制用法 茭白洗净切片，加水400毫升，小火煮熟，调红糖溶化后取汁当茶饮。每日1剂，连服5~7日。

功 效 清热生津。治酒渣鼻红斑期红斑扩散、持久不退、伴口渴烦热者。

赤小豆薏苡仁粥

配 方 赤小豆、薏苡仁各30克。

制用法 2味同煮粥，每日早、晚温热服食，每日1剂，连食数周。

功 效 适用于油脂分泌旺盛之红斑型酒渣鼻。便艰、舌光红者不宜多食。

中 药 方 Zhong Yao Fang

枇杷叶蜜

配 方 鲜枇杷叶5千克，蜂蜜适量。

制用法 鲜枇杷叶洗净去毛，加水40升，煎煮3小时后过滤去渣，再浓缩成膏1.5千克，兑入蜂蜜，混匀，贮存备用。每次服10~15克，每月2次。常用有效。

功 效 本方适用于酒渣鼻。

三花茶

配 方 玫瑰花10克，野菊花6克，凌霄花3克。

制用法 将三花加水煎汤，以汤代茶，频饮，每日1剂。

功 效 清热解毒，活血散瘀。治酒渣鼻鼻赘期。

外 用 方 Wai Yong Fang

百部雷散

配 方 用百部、苦参、雷丸各适量。

制用法 研成极细末，然后以5:2:2的比例混合，搅匀后取药粉15~20克，与雪花膏80~85克混合，制成15%~20%的药物雪花膏。每晚睡前，用硫黄皂清洗面部，然后外搽，翌晨洗去。20日为1个疗程，可连用2~3个疗程。

功 效 治酒渣鼻。

桑白皮银花汤

配方 桑白皮15克，紫草9克，红花9克，银花30克。

制用法 水煎服，日服2次，同时配用外擦方（樟脑15克，核桃仁、紫草各9克，共捣烂如泥，布包之），涂擦患部，日涂3~4次，至愈为度。

功效 泻肺解毒，凉血散血。主治酒渣鼻。

橘核核桃仁散

配方 橘核（末）3克，核桃仁1个。

制用法 橘核微炒至黄，晒干，研为末，核桃仁也研碎为末，共调以温酒。敷于鼻子上。

功效 养血生津。用治酒渣鼻。

大黄百部方

配方 生大黄、生百部各100克，

95%酒精200毫升。

制用法 将上药浸于酒精中，5~7日后取出滤液搽患处。

功效 清热活血，杀虫止痒。治酒渣鼻。

牵牛花子

配方 牵牛花子、蛋清各适量。

制用法 上药研成细粉，用蛋清调匀。每晚涂敷于患处，白天洗去。孕妇禁用。

功效 适用于酒渣鼻。

轻粉杏仁方

配方 轻粉6克，杏仁、硫黄各12克。

制用法 先将轻粉研细，次加杏仁同研，最后共研和匀。可用手指或棉签蘸药搽患处。

功效 适用于酒渣鼻、痤疮。

日常调养

❶避免精神紧张，避免局部过冷过热刺激，防止便秘。

❷饮食方面，可多吃些宣泄肺热，凉血化瘀，清热解毒之品，如萝卜、白菜、黄瓜、茄子、马齿苋，银耳、枇杷、西红柿、橄榄等，禁食辣椒、大葱、大蒜、酒等刺激之物。

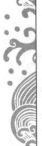

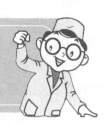

第五章　男科疾病奇方，做个健康好男人

前列腺炎

名医珍藏传世秘方

●病●情●介●绍●

前列腺炎是指前列腺特异性和非特异感染所致的急慢性炎症，从而引起的全身或局部症状。前列腺炎可分为非特异性细菌性前列腺炎、特发性细菌性前列腺炎、特异性前列腺炎（由琳球菌、结核杆菌、真菌、寄生虫等引起）、非特异性肉芽肿性前列腺炎、其他病原体（如病毒、支原体、衣原体等）引起的前列腺炎、前列腺充血和前列腺痛。

按照病程分，又可分为急性前列腺炎和慢性前列腺炎。其中急性前列腺炎是由细菌感染而引起的急性前列腺炎症，有恶寒、发热、乏力等全身症状；局部症状是会阴或耻骨上区域有重压感，久坐或排便时加重，且向腰部、下腹、背部及大腿等处放射，若有小脓肿形成，疼痛加剧而不能排便；尿道症状为排尿时有烧灼感、尿急、尿频，可伴有排尿终束血尿或尿道脓性分泌物；直肠症状为直肠胀满、便急和排便感，大便时尿道口可流出白色分泌物；慢性前列腺炎分为细菌性前列腺炎和前列腺病。慢性细菌性前列腺炎常由急性前列腺炎转变而来；前列腺病常由病毒感染、泌尿系结石、前列腺慢性充血等引起。性交中断、性生活频繁、慢性便秘均是前列腺充血的原因。

Shi Liao Fang
食 疗 方

泥鳅炖豆腐

配方 泥鳅鱼500克，豆腐250克，

精盐、葱、姜、黄酒、味精、生粉各适量。

制用法 泥鳅去腮，内脏洗净，放入锅内，加精盐、葱、姜、黄酒、清水适量。用武火烧沸后，转用温火炖至泥鳅鱼成熟时，加味精、生粉调味，再炖至鱼熟烂即可。佐餐食用，每日1次。

功 效 适用于慢性前列腺炎。

荸荠饮

配 方 荸荠150克。

制用法 洗净、切碎后捣烂，加温开水250毫升，调匀后滤去渣皮，饮汁服。每日2次，连服2周。

功 效 解热通淋。治前列腺炎小便涩痛。

番茄苹果汁

配 方 番茄200克，苹果100克，芹菜30克，柠檬汁30毫升，白糖适量。

制用法 将番茄洗净，用沸水烫一下后剥皮，用榨汁机或消毒纱布把汁挤出；苹果、芹菜洗净，苹果削皮切块，芹菜切段，一起放入榨汁机中搅打成汁；苹果、芹菜汁兑入番茄汁中；果蔬汁中加入白糖、柠檬汁调匀，冲入温开水，即可直接饮用。

功 效 番茄红素能清除自由基，预防前列腺癌；烟酸可维持胃液的正常分泌，促进红血球的形成，利于保持血管壁的弹性和保护皮肤。番茄多汁，可以利尿，肾炎患者也宜食用。

墨鱼桃仁汤

配 方 墨鱼200克，桃仁10克。

制用法 墨鱼洗净切片，与桃仁同入锅，加水适量，煮熟后食墨鱼饮汤。

功 效 墨鱼适宜阴虚体质、贫血、妇女血虚经闭、带下、崩漏者食用。本品适用于肾虚血瘀之不育及性功能障碍。适用于慢性前列腺炎。

中药方

前列腺汤

配 方 丹参、泽兰、赤芍、王不留行、桃仁各10克，红花、乳香、没药各4.5克，青皮、川楝子、白芷各6克，小茴香3克，败酱草、蒲公英各20克。

制用法 水煎服。每日1剂，日服2次。

功 效 活血化瘀，行气导滞，用于痰瘀阻络型前列腺炎。

知母茜草煎剂

配 方 知母、黄柏各12克，龙骨、牡蛎、茜草各 15 克，杭芍、山药各 10 克，海螵蛸、泽泻各 9 克。

制用法 水煎服。

功效 治前列腺炎。

荔枝核田七饮

配方 荔枝核 8 克，田七 3 克。

制用法 上药捣碎，沸水泡，代茶饮。症状重者每日 2 次，早、晚服；症状轻者每日 1 次，晚服。连续饮用 1~2 个月。

功效 疏肝理气，行瘀散结。治前列腺炎、前列腺增生。

固肾益气汤

配方 桑螵蛸、熟地黄、旱莲草、党参，黄芪，枸杞子各 15 克，女贞子、菟丝子各 12 克，当归 6 克，王不留行、锁阳、益智仁各 10 克，土茯苓 24 克。

制用法 上药以水煎煮，取药汁。每日 1 剂，分 2 次服用。

功效 固肾益气，健脾通利。适用于各型慢性前列腺炎。

二子汤

配方 牵牛子 12 克，川楝子 6 克，小茴香 12 克，山甲珠 6 克。

制用法 水煎服。每日 1 剂。

功效 泻湿热，利二便。主治急、慢性前列腺炎。

外用方
Wai Yong Fang

麝香外敷方

配方 麝香 0.5 克，白胡椒 7 粒。

制用法 上药共研成细末，装瓶备用。脐部用酒精洗净，将麝香放入肚脐内，再将胡椒粉盖在上面，后盖圆白纸一张，外用胶布贴紧，每隔 7~10 日换药 1 次，10 次为 1 个疗程。

功效 治前列腺炎。

大黄陈皮草

配方 大黄、陈皮、甘草各 5 克，黄柏、五倍子、姜黄、白芷、胆南星各 10 克，穿山甲、天花粉各 20 克。

制用法 文火水煎 2 遍共取药液 200 毫升，微温（约 40 度）做保留灌肠，每日 1 次，药液保留 4 小时以上，保留时间长者佳。

功效 行气活血，软坚散结。主治慢性前列腺炎。

芒硝大黄冰片

配方 芒硝 20 克，大黄 10 克，冰片 2 克。

制用法 上药混合研成粉末，瓶装密封备用。将药粉均匀撒于一张麝香膏胶布上，敷贴于会阴部位。每隔2日换药1次。

功效 适用于前列腺炎。

生大黄熏蒸疗法

配方 生大黄9克。

制用法 放入砂锅内加水400毫升煎至200毫升左右，倒入盆中熏洗会阴部，待药液不烫手时再用毛巾浸液擦洗会阴处。同时用手指在局部做顺时针按摩，早、晚各1次，每次30分钟，每剂熏洗2次。

功效 清热利湿，祛瘀解毒。治慢性前列腺炎。

日常调养

❶消除患者思想顾虑，树立战胜疾病的信心。生活要有规律，避免过度疲劳。日常生活中要多饮水，多排尿，有助于前列腺分泌物的排泄，减少刺激症状。

❷切勿长时间骑车或久坐，以减少对前列腺的压迫。适当节制性生活，保持会阴部清洁卫生。

❸物理治疗有热水（42~43℃左右）坐浴，每日1~2次，每次20分钟左右，或前列腺部位按压每周1次，有助于分泌物的排泄，促进炎症的吸收。

❹宜吃营养丰富、易消化的食物，如大米、麦面、豆制品、猪肾或牛肾等。禁食辛辣刺激和油腻食物，忌烟酒。

前列腺增生

·病·情·介·绍·

前列腺增生，是老年男性的常见病。病因尚未完全明了，可能与老年人性激素平衡失调有关。病变的部位最多见的是前列腺的两侧叶和中叶。早期未引起梗阻或梗阻轻微时，可无明显症状，以后随着病情的加重，会逐渐出现尿频、排尿困难、尿潴留及泌尿系感染等症状。进行性排尿困难是前列腺肥大最重要的症状，起病时，开始排尿需等待较长时间，有排尿不尽感，继而尿流变细，射程变短，尿后滴沥，排尿时间延长。中医学认为本病与下焦湿热或肾气虚衰有关，属于"癃闭"范畴。本病早期可以用中西医方法治疗，但对有明显排尿困难或反复发作尿潴留的晚期患者，多需手术切除前列腺。

食 疗 方
Shi Liao Fang

甲鱼汤

配 方 活甲鱼1只，枸杞、桑寄生各15克，怀牛膝30克，精盐适量。

制用法 先将甲鱼宰杀、洗净、切成块，然后同枸杞、桑寄生、牛膝一起放砂锅中文火炖煮约3小时，根据个人口味加入精盐后即可食用。

功 效 补肝肾，益髓，壮元阳。治前列腺增生所致的排尿困难和下元虚损。

野燕麦汤

配 方 野燕麦60～100克，大米50克。

制用法 先煎野燕麦，去渣取汁，加入大米煮粥食，每日1剂。

功 效 补虚损，利小便。治前列腺增生小便不利。

中 药 方
Zhong Yao Fang

肉桂穿山甲末

配 方 炒穿山甲6份，肉桂4份。

制用法 上药共研细末，每服10克，每日服2次。

功 效 主治前列腺增生症。

玄参白头翁煎剂

配 方 生地、玄参、白头翁各30克，白芍、扁竹各20克。

制用法 水煎服。偏气虚者加黄芪30克，升麻10克，桂枝10克；尿潴留、滴尿甚加滑石、白茅根、瞿麦各20克；偏湿热淋下痛者加黄柏12克，知母15克；有身热恶寒者加荆芥、防风、藁本各15克；口舌咽干、舌苔黄腻者加黄芩、栀子、桔梗各15克。

功 效 适用于前列腺增生。

茴香蚯蚓汁

配 方 大蚯蚓、茴香菜各150克。

制用法 将蚯蚓剖开，刮洗干净加白糖腌渍，1小时后即化成水，将此水

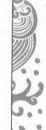

滤清蒸热。茴香菜去须根，洗净切段，用洁净纱布包好，捣烂绞汁。将茴香菜汁、蚯蚓汁混合，时时饮用，于小便通即停饮。

功效 清热解毒。适用于老年人前列腺增生，尿闭。

黄芪滑石汤

配方 生黄芪 100 克，滑石 30 克，琥珀粉 3 克。

制用法 生黄芪、滑石水煎 2 次，药汁和匀，对入琥珀粉，分 2 次空腹服用。

功效 益气散瘀，利尿通淋。治前列腺增生，症见小便无力，尿后余沥。

糯米粉黄酒

配方 糯米粉、黄酒各适量。

制用法 糯米粉和成面团，按常法烙饼。晚上临睡前食，用黄酒送服。

功效 适用于前列腺肥大、尿频。

外用方

Wai Yong Fang

五味子灌肠方

配方 五味子 100 克。

制用法 浓煎成药液 100 毫升，做保留灌肠，每日 1～2 次。

功效 敛肺滋肾。治老年性前列腺增生。

日常调养

❶忌食辛辣及油腻食物，忌烟酒及浓茶、咖啡。

❷老年前列腺增生患者多伴有感染，故温补之品宜慎用。

❸保持大便通畅。

早 泄

▪病▪情▪介▪绍▪

　　早泄是一种男子性功能障碍，指阴茎插入阴道不到 1 分钟便射精，不能进行正常性交的疾病。中医认为早泄与心、肝、肾密切相关，临床上常与遗精、阳痿并见，治疗上可互相参照。

食疗方

山药粥

配 方 淮山药 30 克，芡实 15 克，金樱子 15 克，糯米 50 克，白糖适量。

制用法 先取金樱子加水煎 30 分钟，去渣取药汁与山药、芡实、糯米煮成粥，加入白糖，即可食用。连服 1 周可见效。

功 效 补气健脾，固肾涩精。主治早泄。

龙马童子鸡

配 方 童公鸡 1 只，海马 10 克，虾仁 15 克。

制用法 公鸡去毛和内脏，与药材一起放炖盅内，加适量水，隔水炖熟，加入调味料，食肉饮汤。

功 效 补肾壮阳。治阳虚早泄、阳痿、小便频数。

芒果炒虾仁

配 方 芒果 100 克，明虾或者基围虾 300 克，小尖椒 6 ~ 8 个，青豌豆 50 克，精盐、植物油、葱末、姜末、明油各适量。

制用法 虾去皮、留尾，一切两半，用料酒、精盐、水淀粉充分抓匀；芒果切长滚刀块；热锅中加植物油烧温，放入虾尾段划出；锅中留底油，放入葱末、姜末烹出香味，加入芒果、小尖椒稍炒，加入虾、青豌豆，调味淋明油即可。

功 效 改善男性早泄症状。

泥鳅枣仁汤

配 方 泥鳅 1 条，酸枣仁 50 克，姜、葱、黄酒各适量。

制用法 泥鳅活杀，去内脏洗净，切段；酸枣仁洗净。同置锅中，加清水 500 毫升，加姜、葱、黄酒，急火煮开 3 分钟，去浮沫，改文火煮 15 分钟，分次食用。

功 效 补益心脾。适用于早泄、心悸、失眠多梦。

芡实莲子饭

配 方 大米 500 克，莲子 50 克，芡实 50 克。

制用法 大米淘洗净；莲子温水泡发，去心去皮；芡实也用温水泡发。大米、莲子、芡实同入铝锅内，搅匀，加适量水，如焖米饭样焖熟。食时将饭挽开，常食有益。

功 效 适用于阳痿不举、遗精、早泄和脾虚所致的泄泻等。

中药方

知柏三子汤

配方 知母、黄柏、金樱子、枸杞子各10克，五味子6克。

制用法 水煎，每日1剂，煎2次和匀，早、晚分服。

功效 滋阴泻火，补肾固精。治早泄。

珍珠母补益方

配方 珍珠母60克，龙骨30克，酸枣仁9克，五味子6克，女贞子、熟地黄各15克，白芍12克。

制用法 将上药以水煎煮，取药汁。每日1剂，分1次服用。

功效 育阴潜阳，养血安神，益肾固精。适用于肝肾不足、心神不宁之早泄。

锁阳鸡

配方 锁阳、金樱子、党参、怀山药各20克，五味子15克，小公鸡1只。

制用法 鸡开膛去内脏杂物，洗净，连同上述药物一并放入大炖盅内，注入开水八成满，盖上盅盖，放入沸水锅中，隔水炖4小时即成。

功效 固肾止遗，滋阴壮阳。用治肾虚阳痿、遗精、早泄等。

宁心安神汤

配方 五味子、巴戟、枣仁各10克。

制用法 水煎服。每日1剂，2次分服。

功效 宁心安神，益肾固精。用治早泄。

金锁固精汤

配方 豆蔻、五倍子各6克，金樱子、海金沙、龙骨（先煎）、牡蛎（先煎）各9克，焦白术、罂粟壳各12克，竹叶3克。

制用法 水煎。每日1剂，日服2次。

功效 固肾涩精，健脾助胃。适用于早泄。

外用方

五倍子熏洗方

配方 五倍子20克。

制用法 将五倍子煎汤，趁热熏阴茎数分钟，待药液变温后洗龟头。每晚1剂，连用10剂为1个疗程。

功效 敛阴降火，涩精止遗。用治肝经湿热型早泄。

药袋方

配方 小茴香、檀香、丁香、白蒺藜、木香、香附各15克，芡实、金樱子、煅龙牡各20克。

制用法 上药研细粉装入药袋，封口后佩于腰带、脐部、小腹丹田部。

功效 适用于早泄。

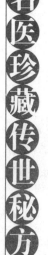

日常调养

❶首先要排除精神上的紧张状态，消除恐惧心理，保持心情舒畅。如果是双方性交时配合不协调，则应通过实践，延长性交前的准备时间。

❷生活要有规律，起居定时，参加适当的文娱和体育活动，劳逸结合。由长期手淫或过度纵欲等不良习惯所引起者，则应改掉手淫及适当节欲。

❸对包皮过长、阴茎包皮系带过短等可进行手术矫正。患有器质性疾病者，则应去医院检查治疗。

❹男子发生了早泄，女方要更加亲切地关怀和体贴，帮助男方消除心理上的恐惧、紧张和内疚感，可采用避孕套进行性交，因避孕套可降低男性兴奋的敏感性，能延长射精的时间。

遗 精

●病●情●介●绍●

遗精是无性交活动时的射精，是青少年常见的生理现象，约有80%未婚青年都有过这种现象。遗精的频度差别很大，正常未婚男子，每月可达2~8次，并无异常，在有规律的性生活时，一周数次或一夜数次，或仅有性欲观念却出现遗精，多属病态。主要原因有：缺乏正确性知识、严谨过度、生殖器局部病变的刺激、包皮过长、尿道炎症等。

食疗方

鸡蛋三味汤

配方 鸡蛋1个，芡实、去心莲子、淮山药各9克，白糖适量。

制用法 芡实、莲子、淮山药熬煎成药汤，再将鸡蛋煮熟，汤内加入白糖即可。吃蛋喝汤，每日服1次。

功效 补脾，益肾，固精安神。适用于肾虚遗精。

枸杞子炖牛鞭

配方 枸杞子20克，牛鞭1具，生姜2片。

制用法 将牛鞭洗净，加入枸杞子、生姜、水，隔水炖熟，食肉饮汤。

功效 补肾壮阳。治遗精阳痿、夜尿多、腰膝酸软。

韭菜子粥

配方 韭菜子25克，大米100克。

制用法 韭菜子用纱布包扎好，加水煎汤，用韭菜子汤煮大米成粥。日服2次。

功效 治遗精。

枸杞猪肝鸭肾汤

配方 猪肝80克，鸭肾1对，枸杞子15克，黄酒、葱段、生姜片、精盐、味精、麻油、五香粉各适量。

制用法 猪肝、鸭肾洗净切片，用黄酒、精盐腌渍片刻。枸杞子洗净放入锅内，加清水适量，大火煮沸10分钟，放入猪肝、鸭肾、生姜片、葱段、黄酒煮沸后，加入精盐、味精、五香粉调味，淋上麻油即成。佐餐食用。

功效 补益肝肾，益精养血。适用于肝肾阴亏型遗精等。

韭菜炒胡桃肉

配方 韭菜400克，胡桃肉（去皮）100克，芝麻油适量。

制用法 上述材料用芝麻油炒熟食用。连用1个月。胡桃为补益中药，有补肾固精、润肠通便等作用。

功效 用于肾虚腰酸足软、阳痿遗精、肺虚久咳、肠燥便秘等症。

中药方

益智仁乌药丸

配方 益智仁60克，乌药45克，山药30克。

制用法 上药共研末为丸，如梧桐子大，每服 60 粒。

功效 适用于遗精。

车前子粉

配方 车前子 100 克，精盐适量。

制用法 以精盐炒车前子至焦，研细末。每次 10 克，每日 3 次，吞服。

功效 清热利尿，渗湿通淋，明目。用治遗精。

聚精膏

配方 黄鱼鳔胶 500 克，蛤蚧粉 50 克，沙苑子 240 克，五味子 60 克，炼蜜 240 克。

制用法 黄鱼鳔胶切碎，用蛤蚧粉炒成珠，其余 2 味加水煎 3 次，合并滤液，加入鱼鳔珠，和匀，溶化，加炼蜜 240 克收膏。睡前服 3 匙，淡盐水送下。

功效 益肾固精。适用于肾虚封藏

不固，梦遗滑精，腰膝酸软，小便清长。

文蛤固精丸

配方 文蛤 240 克，茯苓 60 克，龙骨（另研）30 克。

制用法 上药共研细末，和匀，米糊为丸，空腹淡盐汤冲服。

功效 涩精止遗。适用于遗精，症见遗精日久、如水漏下、肾虚精关不固、约束无权等。

生地天冬方

配方 生地 20 克，天冬、麦冬、山萸肉各 10 克，党参、茯神、远志各 8 克，夜交藤、牡蛎各 30 克，黄连、肉桂各 3 克，甘草 6 克。

制用法 水煎。每日 1 剂，晚上服。

功效 滋阴降火，交通心肾。适用于心肾不交所致遗精。

外 用 方

Wai Yong Fang

盐敷方

配方 食盐 500 克（块盐最好）。

制用法 上火炒热后，用布包裹，热敷脐部。

功效 可治肾阳不足、肾气亏虚等导致的遗精。需要注意的是，一旦发现局部发痒、发红、起皮疹等现象，

应立即停止使用此法。

浴足方

配方 仙鹤草 30 克，黄芩、丹皮各 9 克。

制用法 上药水煎后用热水洗足，每晚睡前洗 1 次。

功效 固涩止遗。治遗精、早泄。

煅龙骨泡足方

配方 黄连、肉桂各6克，仙鹤草、煅牡蛎、煅龙骨各30克，知母、黄柏、五倍子、菟丝子各15克。

制用法 加足水量煎煮，去渣后倒入盆内，趁热将两足浸泡于药液中15分钟，每晚临睡前1次。每剂药可煮沸后重复用1次，5日为1个疗程。

功效 涩精止遗。适用于遗精。

日常调养

❶勿把生理现象视为疾病，增加精神负担。成人未婚或婚后久别1～2周出现一次遗精，遗精后并无不适，这是生理现象。千万不要为此忧心忡忡，自寻烦恼。

❷得病之后，不要过分紧张。遗精时不要中途忍精，不要用手捏住阴茎不使精液流出，以免败精在精宫中变成其他病。遗精后不要受凉，更不要用冷水洗涤，以防寒邪乘虚而入。

❸消除杂念。不看色情书画、录像、电影、电视，戒除手淫。

❹慎起居。少进烟、酒、茶、咖啡、葱蒜辛辣等刺激性物品。不用烫水洗澡，睡时宜屈膝侧卧位，被褥不宜过厚，内裤不宜过紧。

❺遗精发生后，应在医生指导下进行有关检查，找出致病原因，及时治疗。

阳　痿

●病●情●介●绍●

阳痿是最常见的男子性功能障碍，表现为阴茎不能勃起，或勃起硬度不足，无法插入阴道进行性交。古人概括以"萎而不举""举而不坚""坚而不久"。阳痿的表现有各种各样，一生中从未在性交时达到过勃起的叫原发性或终生性阳痿，仅仅在某种情况下才出现这类问题的称为继发性阳痿。原发性阳痿往往与躯体因素有关，治疗非常困难；继发性阳痿往往与服用某些药物

（如降压药）、过量饮酒、环境、性伴侣、性行为时的情绪状况、性的创伤经历等心理社会因素有关。

食疗方
SHI LIAO FANG

鹌鹑蛋

配方 鹌鹑蛋5个，食用油、精盐、黄酒各适量。

制用法 鹌鹑蛋煮食或用食用油、精盐炒食。适当喝些黄酒。每日进食2次，连食10～15日。

功效 具有壮阳补肾作用。用治阳痿、肾阳虚、食欲不振、久泄久痢、气短倦怠等症。

核桃仁粥

配方 炸核桃仁80克，生核桃仁45克，粳米60克，牛奶200毫升，白糖12克。

制用法 粳米洗净后，水浸泡1小时捞起，滤干水分，和生核桃仁、炸核桃仁、牛奶、水拌匀磨细，再用纱布袋滤出细茸待用；将锅内水烧沸，加入白糖，全溶化后，过滤去渣，再烧沸，将桃核茸慢慢倒入锅内，不断推动成粥，待熟后，装入碗内即成。每日1剂，分3次饮用。

功效 补脾健肾。适用于虚弱劳损、肾虚喘咳、阳痿、遗精等症。

海参羊肉汤

配方 海参、羊肉、精盐、姜各适量。

制用法 海参浸发洗净，共切片，加调料，同羊肉煮汤。可连续食用。

功效 补虚损，壮肾阳。用治阳痿、遗精、腰酸腿软等症。

肉苁蓉粥

配方 肉苁蓉15克，鹿角胶3克，羊肉60克，粳米30克，精盐、葱各适量。

制用法 羊肉切块，与肉苁蓉、粳米同煮粥，临熟，下鹿角胶末，调入精盐、葱等。早、晚分服。

功效 温补脾肾，填补精血。治肾阳不足、精血亏虚之阳痿精冷、腰膝乏力、头晕眼花等症。

大虾烹韭菜

配方 鲜虾250克，鲜嫩韭菜100克，醋、植物油、黄酒、酱油、生姜丝各适量。

制用法 虾洗净取仁，韭菜洗净切段；先用热油锅煸炒虾仁，然后入醋等其余调味品，稍烹即可；将韭菜煸炒至

名医珍藏传世秘方

嫩熟为度，烩入虾仁即成。每日1剂，经常食用。

功效 补虚助阳。适用于阳痿的辅助治疗。

中 药 方

起痿粉

配方 蜈蚣、黄芪、仙灵脾、生草。

制用法 上药共为细末。每服1克，每日1~2次，温开水调服，或装胶囊服。

功效 补肾兴阳。适用于阳痿。

二地鳖甲方

配方 生地黄、熟地黄、菟丝子、茯苓、枸杞子、金樱子、丹参、天花粉、续断、桑寄生各10克，生鳖甲（先煎）、牡蛎（先煎）各20克，丹皮、五味子各6克。

制用法 上药以水煎煮，取药汁。每日1剂，分2次服用。连服60剂。

功效 滋阴降火。适用于阴虚火旺所致阳痿症，症见临事即软，伴有早泄、惊悸出汗、精神紧张、口渴喜饮、腰膝酸软、足腿疼痛、溲黄便干、脉细带数、舌红苔少等症。

鹿茸虫草酒

配方 鹿茸20克，冬虫夏草90克，高粱酒1500毫升。

制用法 鹿茸、冬虫夏草浸入酒中，10天后每晚服用20~30毫升。阴虚者忌用。

功效 补肾壮阳。治肾阳不足型阳痿。

阳痿丸

配方 制附子、甘草、蛇床子、淫羊藿各15克，益智仁10克，旱莲草9克。

制用法 上药共研细末，炼蜜为12丸。每次1丸，每日3次，以温开水送服。

功效 阴阳双补，精气同调。适用于阳痿。

加味二妙散

配方 炒苍术、半夏、制南星、石菖蒲、莲须、蛇床子各10克，肉桂（后下）、细辛各2克，炒黄柏、炙远志各5克，金樱子12克，煅牡蛎25克（先煎）。

制用法 水煎。每日1剂，15日为1个疗程。

功效 温肾助阳。适用于湿热型阳痿。

Wai Yong Fang

外用方

擦洗疗方

配方 蛇床子、地骨皮、五倍子各15克。

制用法 上药水煎3次，滤渣取汁，和匀，倾入搪瓷脚盆中，用时加温，于每日早、中、晚用毛巾浸湿洗熨龟头，晚上时间长些，约30分钟，并用手抚摸，使阴茎勃起，15日为1个疗程。

功效 壮阳起阳。治阳痿不举。

茴香炮姜敷脐方

配方 小茴香、炮姜各5克，精盐适量。

制用法 上料共研末。用人奶（或蜂蜜、鸡蛋清）调敷肚脐，外加胶布贴紧，5～7日后去除敷料。

功效 温肾补阳。用治阳痿。

日常调养

❶精神因素是引起阳痿最常见和最主要的原因，因此应注意对患者进行必要的心理治疗。主要是要为患者阐明性功能障碍的性质，帮助患者理解性生活，排除不利于性生活的内、外因影响，消除思想负担，克服自卑感。新婚者应掌握必要的性知识，逐步建立起良好的性关系。

❷肾阳虚者宜选用温肾壮阳之品，如羊肉、鹿肉、狗肉、雀肉、核桃仁、牛鞭、狗肾、韭菜、海参等；肾阴虚者宜选用滋阴清热除烦之品，如白菜、菠菜、竹笋、紫菜、甘蔗、蚌肉、枸杞苗等；中气不足者可选用补气之品，如山药、大枣、扁豆等。

男性不育症

·病·情·介·绍·

男子不育是指由男性生殖器官的解剖和生精机能异常而致不育者。引起本病的原因很多，如性机能障碍可引起不育症，而性机能障碍常见的有阳痿、早泄、遗精、不射精等。又如精液异常可引起不育症，而精液异常又分无精

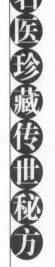

子、精子稀少、精液不液化、死精子过多、精液量少等。此外，先天或后天生殖器官的器质性病变、精神因素、身体健康状况、性交习惯等，皆能引起男子不育症。

食 疗 方

三味羊肉方

配 方 羊肉 500 克，淫羊藿、锁阳、黄精各 15 克，精盐适量。

制用法 羊肉洗净，切成小块；淫羊藿、锁阳、黄精三药为末，用纱布袋装后扎紧口。肉与药入锅内煨煮至羊肉熟烂，用精盐调味后当菜服食。

功 效 补肾阳，益精血。治男性不育，对精少伴气血虚、脾胃弱者尤为适宜。

山药圆

配 方 生山药 15 克，白糖 150 克，水磨糯米粉 25 克，胡椒面适量。

制用法 生山药洗净，蒸熟，剥去皮，压成泥状，调入白糖、胡椒面拌匀。水磨糯米粉加水适量和成软料，用山药馅包成汤圆，可经常随量食用。

功 效 补肾，生精。适用于男子肾虚、精冷、精亏无嗣。

虫草羊肉汤

配 方 精羊肉 700 克，冬虫夏草 18 克，怀山 30 克，枸杞子 15 克，生姜 4 片，蜜枣 4 枚，精盐适量。

制用法 羊肉洗净切为大块，入沸水锅中略余烫，以除去膻味；冬虫夏草、怀山、枸杞子、生姜、蜜枣洗净。随后将这些材料一同放入砂锅内，加水煮沸，改用小火炖 2 小时，用精盐调味食用。适量服用。

功 效 温补肝肾，益精壮阳。适用于肾阳不足所致的阳痿滑精、夜尿频多、精少不育等。

苁蓉羊肉粥

配 方 肉苁蓉 15 克，精羊肉 100 克，大米 80 克，精盐、葱白、生姜各适量。

制用法 分别将肉苁蓉、精羊肉洗净后切细；先入砂锅煎肉苁蓉取汁去渣，入羊肉和大米同煮，待煮沸后，加入精盐和佐料，煮成粥即可。适于冬季服食，以 5~7 日为 1 个疗程。

功 效 肉苁蓉可补肾助阳、健脾养胃。本方适用于治疗肾阳虚衰所致的阳痿、早泄以及不孕等症。夏季以及性功能亢进者，不宜食用。

鹿角胶粥

配 方 粳米 100 克，鹿角胶 15 克，姜末、精盐各适量。

制用法 先常法煮粥，熟后加入鹿角

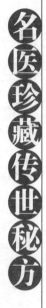

名医珍藏传世秘方

胶等。服 3 ~ 5 日为 1 个疗程。宜冬季食用。

中药方

五子衍宗丸

配方 菟丝子 240 克，枸杞子 240 克，覆盆子 160 克，五味子 30 克，车前子 360 克。

制用法 上药共研细末，炼蜜为丸，每次 6 ~ 9 克，每日 2 ~ 3 次。

功效 益肾固精。治肾虚精子缺乏症。

河车大造丸

配方 熟地黄、生地黄、天门冬、杜仲、黄柏、五味子、当归、枸杞子、牛膝、肉苁蓉、锁阳、紫河车。

制用法 服 1 个月为 1 个疗程，连治 4 个疗程。每疗程进行精液检查 1 次，有前列腺炎者进行前列腺液检查。

功效 大补真元，填精益髓。

冬蛤生精饮

配方 麦冬、白芍、菖蒲、合欢皮、茯苓、羊藿叶各 15 克，枸杞子、知母各 20 克，淮山药 10 克，蛤蚧 1 对。

制用法 水煎服，每剂煎 2 次，每天分 2 次服，早饭与晚饭后服用 50 毫升。3 个月为 1 疗程。若气血两虚可加冬虫夏草 10 克；肝经湿热下注加萆薢 10 克，灯芯草 3 克；心神惊恐加萱草、竹叶、远志各 10 克。

功效 益肾填精，助气安神。

茯苓党参煎剂

配方 党参 12 克，茯苓、生地各 15 克，炒白术、五味子、覆盆子、枸杞子、菟丝子、车前子（包煎）各 10 克，甘草 6 克。

制用法 水煎服，每日 1 剂，15 日为 1 疗程。肾阴虚者，加女贞子、旱莲草各 10 克；肾阳虚者，加肉苁蓉 10 克，肉桂 6 克（后下）；湿热注者，加黄柏、泽泻各 10 克；气滞血瘀者，加香附子、桃仁、牛膝各 10 克；小腹及睾丸疼痛者，加荔枝核、台乌药、川楝子各 10 克。

功效 治男性不育症。

生精育子丹

配方 制附片、五味子各 6 克，泽泻、粉丹皮、炙远志、石菖蒲各 9 克，肉桂、炙甘草各 5 克，云茯苓、怀山药、山萸肉、生地（不见铁）、熟地（不见铁）、枸杞子、覆盆子、车前子、补骨脂、盐杜仲、怀牛膝、巴戟天、天冬（去心）、制麦冬（去心）、地骨皮、广木香、柏子仁、北黄芪、当归、首乌、白人参各 15 克，肉苁蓉、仙灵脾、黄精、菟丝子各

功效 适用于男性不孕症。

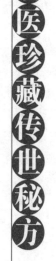

30 克。

制用法 按以上比例，制大蜜丸，每丸 6 克，每服 2～3 丸，早晚各 1 次，温开水或温黄酒送服。

功效 温命门，滋肾气，补肾水，养心脾，阴阳互生，气血兼固，五脏

同调，生精种子，轻身健体，延年益寿。适用于男子不育，阳痿滑泄，肾亏无精或精子缺乏，女子体弱虚劳，心肾两亏。男女常服可使阴平阳秘，气血旺盛，乌须黑发，诸疾不生。

外 用 方

敷脐疗方

配方 巴戟天、淫羊藿、菟丝子、熟地、红花、香附、人参各 30 克，川椒 6 克。

制用法 上药共为细末，瓶装备用。临用时取药末 10 克，以温开水调和成团，涂肚脐中，外盖纱布，胶布固定。3 日换药 1 次，10 次为 1 个疗程。

功效 补肾活血。治肾阳虚之男性不育。

搓涌泉穴法

盘膝而坐，双手掌对搓发热后，两手紧握脚面，从趾根处起，对踝关节至三阴交一线往返用力摩擦 20～30 次，然后左右手分别搓涌泉穴（在足底前 1/3 处，足趾后屈时呈凹陷处）81 次。

日 常 调 养

❶适量食用有助于增加精子数量并提高精子活性的食物。如适量食用肝、肾、肠、肚、心等动物内脏，有利于提高体内雄激素的分泌，增加精子数并促进生殖功能。

❷精氨酸是精子组成的必要成分，有益食物有鳝鱼、鲇鱼、泥鳅、海参、墨鱼、章鱼、蚕蛹、鸡肉、冻豆腐、紫菜、豌豆等，它们有助于精子的形成和质量的改善。

❸宜食用含锌食品。富含锌的食物有牡蛎、牛肉、鸡肉、肝、蛋黄、花生米、猪肉等。

❹多食含钙食品。钙离子能刺激精子成熟，改善男子生殖能力。虾皮、咸蛋、乳类、蛋黄、大豆、海带、芝麻酱等含钙较多。

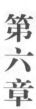

第六章　妇科疾病奇方，焕发女性新魅力

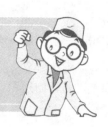

月经不调

●病●情●介●绍●

　　月经不调，亦称月经失调，是指妇女月经周期、经期或出血量的异常，包括月经先期、月经后期、月经先后不定期、经期延长、月经量过多或过少，可伴有月经前、经期时的腹痛及全身症状。现代医学认为，月经不调通常由内分泌失调引起的。

Shi Liao Fang 食疗方

双芦猪肉汤

配方　鲜芦根 100 克，鲜芦笋 50 克，猪瘦肉 150 克，精盐适量。

制用法　芦根先水煎取汁，然后放入芦笋（切成小段）、猪肉（切成块），加适量水再煮，肉熟烂后加精盐调味，佐餐用。

功效　适于血热型月经先期、色红量多，无血块，腹不痛，头晕，手心发热，面红口渴，舌红，苔薄黄，脉数无力。治宜清热凉血。

米醋豆腐

配方　米醋 200 克，豆腐 250 克。

制用法　豆腐切成小块用米醋煮，以小火煨炖为好，煮熟。饭前吃，一次吃完。

功效　活血调经。适用于妇女月经不调，如经期过短、血色深红、量多等。

鲫鱼补脾汤

配方　鲫鱼 1 尾（约 200 克），当归 15 克，血蝎、乳香各 5 克，黄酒适量。

制用法 鲫鱼去肠留鳞，腹内纳入当归、血蝎及乳香，泥封烧存性，研成细末。温黄酒送服，每服 5 克，每日 2 次。

功效 补脾，益气，行瘀，止痛，止血。用治血崩。

益母草煮鸡蛋

配方 益母草 30～60 克，鸡蛋 2 个。

制用法 上药加水适量同煮，至鸡蛋熟后剥壳将鸡蛋再煮片刻，去渣吃蛋饮汤。经前每日 1 次，连服数日。

功效 活血调经。治气滞血瘀之月经先期、月经不调。本品对痛经、产后恶露不止、功能失调性子宫出血属

气滞血瘀者亦有效。

枸杞炖羊肉

配方 羊腿肉 1000 克，枸杞子 50 克，姜片、料酒、清汤、精盐各适量。

制用法 羊肉整块用开水煮透，放冷水中洗净，切块。锅中油热时，下羊肉，用开水煮姜片煸炒，烹入料酒炝锅，翻炒后倒入枸杞子、清汤、精盐、葱、烧开，去浮沫，小火炖 1～1.5 小时，待羊肉熟烂，去葱、姜，入味精。食肉喝汤。

功效 补肾养血。适用于肾阳亏虚而致月经少或点滴不净、色淡红或暗红、质稀、腰膝酸软、头晕耳鸣或少腹冷、夜尿多、舌质淡、脉沉迟者食用。

中 药 方

鸡冠花饮

配方 鸡冠花、红糖各 30 克。

制用法 水煎取汁，频频代茶饮。

功效 活血通经。主治妇女月经过多。

黄芩枝丸

配方 黄芩 60 克，醋、酒各适量。

制用法 上药为细末，醋糊为丸，如

梧桐子大。每服 70 丸，空心温酒送下，每日 2 服。

功效 适用于月经不调。

荔枝核香附末

配方 荔枝核、香附各等份，黄酒适量。

制用法 上 2 味药捣碎，研末。黄酒调服，每次 6 克，每日早、晚各 1 次。

功效 散寒祛湿，理气散结，调经

名医珍藏传世秘方

止痛。适用于行经前小腹疼痛。

于阴虚血热型月经先期。

安经汤

配方 当归身4.5克，川芎、艾叶、阿胶珠、甘草、黄柏、知母各1.5克，白芍、姜汁炒黄连各2.4克，生地黄、黄芩、香附各3克。

制用法 上药以水煎煮，取药汁。每日1剂，分2次服用。空腹时服用。

功效 养阴清热，和血调经。适用

香附汤

配方 生香附、炒香附各6克，红糖适量。

制用法 上药捣碎，加红糖水煎服，每日1剂。

功效 行气解郁，止痛调经。治月经不调或痛经。

外用方 Wai Yong Fang

葱白生姜敷法

配方 葱白100克，生姜50克，精盐250克。

制用法 共捣烂后一起炒热，用干净布包好敷于气海穴（在腹中线脐下1.5寸处），每日2次。

功效 本法适用于月经不调。

养血调经膏

配方 A当归100克，川芎50克，白芍、益母草、红花、柴胡、茯神、续断、牛膝、杜仲、香附、附皮、丹皮、白术各20克，熟地、甘草、蕲艾、泽兰各12.5克；B香油1500克，黄丹600克；C人参、沉香各25克，

鹿茸20克，肉桂15克（共研细末）。

制用法 上列A组药用B组香油炸枯，去渣，加黄丹收膏，另掺入C组药料搅匀。每张药重25克，备用。贴腹部或腰部。

功效 温经解郁，养血调经。

敷脐方

配方 当归30克，红花、月季花、川芎各15克。

制用法 上药共研细末，用茶叶水调敷脐部，每日换药1次，连用5~7日。

功效 养血活血调经。治月经不调。

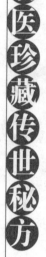

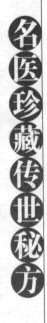

日常调养

❶生活规律，劳逸有度，顺应日出而动、日落而眠的自然节律，当人体生物钟调整好，月经可逐渐恢复正常。

❷要适量地选用乌骨鸡、羊肉、猪羊肾脏、青虾、对虾、鱼子、蛤蟆、海参、淡菜、黑豆、胡桃仁等滋补性的食物。

痛　经

●病●情●介●绍●

女性在行经前后或经期出现小腹或腰部疼痛或痛及腰骶，并每随月经周期而发者，称为痛经。是妇科较常见的病症，也是妇科急症之一。分为原发性痛经与继发性痛经，常见有子宫内膜异位症、慢性盆腔炎、子宫内膜粘连、子宫腺肌瘤等。

中医学认为本病为经脉"不通则痛"，或冲任、胞脉失于濡养、不荣而痛，治疗以调理冲任气血为主，根据不同的证类，或行气活血，或散寒清热，或补虚泻实。经期调血止痛治标，平时辨证求因治本。

Shi Liao Fang　食疗方

当归生姜羊肉汤

配方 当归、生姜各 15 克，羊肉 250 克。

制用法 羊肉洗净、切块，与当归、生姜共入锅内，加水文火煮烂，饮汤吃肉。

功效 益气补虚，温中暖下。治虚寒性痛经，下腹凉、手足不温、倦怠

乏力者。

姜枣红糖汤

配方 生姜 20 克，大枣 10 枚，红糖 50 克，吴茱萸 3 克。

制用法 红糖、大枣、吴茱萸煎沸 20 分钟，再放入生姜，再煎 5 分钟即可饮服。日服 2 次，连服 5 日。

功效 适于行经前或经期中，小腹

冷痛，拒按，痛剧加绞，得热稍减，月经量少，色黯，有块，或如黑豆汁，苔薄白，脉沉紧。治宜温经散寒暖宫。

羊肉生姜粥

配方　生姜 20 克，羊肉 50 克，大米 60 克。

制用法　煮粥服食。每日 1 剂。

功效　温中散寒，除湿止痛。用治寒湿凝滞型痛经。

枸杞炖兔肉

配方　枸杞子 20 克，兔肉 250 克，精盐适量。

制用法　枸杞子洗净，兔肉切块，将枸杞子和兔肉同放于砂锅中，加水适量，大火烧沸后改小火炖熟，加精盐调味。日常食用。

功效　滋养肝肾，补益气血。适用于肝肾亏虚之痛经。

中药方

Zhong Yao Fang

活血止痛汤

配方　制香附 15 克，当归 15 克，玄胡 10 克，肉桂 6 克。经行不畅或量少有瘀血者加丹参 15 克。

制用法　月经来时或来前 1 天每天 1 剂，煎汤日 2 ~ 3 次分服。亦可研末炼蜜为丸，每粒 10 克，每服 1 ~ 2 粒，每日 3 次，连服数日。

功效　香附理气舒肝，调经止痛；当归补血和血，调经止痛；玄胡活血理气止痛；肉桂通血脉，散寒止痛。四药合用相得益彰，有理气活血、散寒调经止痛之功。

柴胡白芍

配方　柴胡 6 克，白芍 15 克，当归、郁金、川芎各 9 克。有炎症者，加败酱草 30 克，银花 12 克，连翘 9 克；有子宫内膜异位症者，加血竭、制乳香、制没药各 6 克。

制用法　水煎服。

功效　疏肝解郁，活血止痛。适用于痛经兼乳房胀痛、心情抑郁、行经不畅有血块者。

玄胡五灵汤

配方　玄胡 20 克，醋炒五灵脂 20 克，白芍 20 克，当归 15 克，川芎 10 克，甘草 10 克。

制用法　每日 1 剂，水煎，分 3 ~ 4 次服，于经前 3 ~ 5 日用药直至经净痛止。3 个月经周期为 1 个疗程。

功效　活血化瘀，通利血脉。适用

于各种原发性痛经。

三七粉

配方 三七、黄酒各适量。

制用法 上药研为细末，每次 3 克，用黄酒或开水 1 次冲服。每日 1 次。

功效 散瘀止血，消肿定痛。治血瘀痛经，症见月经来潮、腹痛难忍、经量较多、色紫有块。

酒渍核桃干

配方 黄酒、红糖各 400 克，核桃仁 200 克。

制用法 共加热使糖溶化，用碗装好，将核桃仁 200 克放入，浸渍 1～2 日，晒干。每日服 3 次，每次 15～20 克。

功效 适用于经后腰酸、腹痛的虚寒性痛经。

当归艾叶汤

配方 当归 30 克，生艾叶 15 克，红糖 60 克。

制用法 煎熬后取 3 碗。分 3 次温服，每月经期服。

功效 温经散寒，行血止痛。适用于痛经，症见经行腹痛、下腹凉、手足不温。

外 用 方

清凉油

配方 清凉油适量。

制用法 取上药搽神阙穴，每日搽 2～3 次。

功效 通络止痛。治行经腹痛。

乳香白药敷脐方

配方 山楂、葛根、乳香、没药、穿山甲、川朴各 9 克，白药 15 克，甘草、桂枝各 3 克，冰片、醋各适量。

制用法 上药均研细末，备用。于经前 3～5 天，取上药末 1.5～3 克，用醋调糊，敷于脐部，经行后第 3 天去药。

功效 适用于痛经。

艾叶益延水泡足方

配方 取艾叶、益母草、延胡索各 20 克。

制用法 以上药材洗净，一同放入锅中，加清水 1000 毫升，煎沸 10 分钟后，将药液倒入脚盆内，待温度适宜时浸泡双脚，每天 1 次。于月经前 1 周开始治疗至经行停止。也可每日 1 剂，头煎内服，2、3 煎泡脚。

功效 此法适用于痛经。

日常调养

❶补充矿物质。钙、钾及镁矿物质能帮助缓解经痛。

❷服用维生素。建议服用复合维生素及矿物质，最好是含钙并且剂量低的，一天可服用数次。

❸禁酒。假使你在月经期间容易出现水肿，那么喝酒将加重此问题。

❹经期要注意饮食调理，多吃蔬菜、水果、鸡肉、鱼肉，并尽量多餐。经前和经期忌食生冷寒凉之品，以免寒凝血瘀而痛经加重；月经量多者，不宜食用辛辣香燥之物，以免热迫血行，出血更多。少食含咖啡因的食物，如咖啡、茶、巧克力等，因为其中所含的咖啡因，会使神经紧张，可能促成月经期间的不适，咖啡所含的油脂也会刺激小肠。

❺注意经期及性生活卫生，防止经、产期间上行感染，积极预防和治疗可能引起经血潴留的各种疾病。

❻经期应注意保暖，忌寒、凉、生、冷刺激，防止寒邪侵袭。保持身体暖和将加速血液循环，并松弛肌肉，尤其是痉挛及充血的骨盆部位。

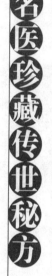

闭　经

病·情·介·绍

闭经是指超过青春期年满18岁以上者，月经仍未来潮或月经周期建立之后不因怀孕、哺乳，又未到绝经期，月经突然停止而超过3个月以上仍未来潮的症状。前者称为原发性闭经，后者称为继发性闭经。本病在中医学中认为有虚实两类。虚为阴亏血虚，无经可下，或肝肾亏损，精血不足。多因先天不足，后天缺乏补养，大量失血，房劳过度等造成。实者皆因气滞血瘀，经脉不畅，血不运行。由经期冒雨涉水，感受风邪，或饮食失节，过食寒物所致。

食疗方

童雌鸡

配 方 童雌鸡1只。

制用法 童雌鸡洗净，去内脏，文火炖烂，连汁带肉佐餐。10日吃1只鸡，连吃2个月。

功 效 补虚催经。治少女初发育，月经来一两次即停止不行。

乌鸡丝瓜汤

配 方 乌鸡肉150克，丝瓜100克，鸡内金15克，精盐适量。

制用法 上药共煮至烂，服时加精盐少许。

功 效 健脾消食，养阴补血。适用于因体弱血虚引起的闭经、月经量少。

血竭蒸鸽子

配 方 白鸽子1只，血竭3克。

制用法 鸽子去肠杂，血竭研极细面装入鸽子肚内，然后缝合，酒水各半

将之煮熟，去血竭即成，吃肉，1次吃完。

功 效 适用于闭经。

番木瓜猪肝汤

配 方 番木瓜1个，大枣20枚，猪肝150克，精盐适量。

制用法 按常法煮汤食用。每日1剂。

功 效 益气养血。适用于治气血不足型闭经。

桂圆粥

配 方 干桂圆肉9克，薏苡仁30克，红糖1匙。

制用法 干桂圆肉与薏苡仁同煮粥。服用时加入红糖调味即可，每日1次。

功 效 健脾养血，调经。主治气血虚弱型，由经量少、经期延长渐至经闭、神疲乏力、面色少华、发色不泽、舌淡苔少引起的闭经。

中药方

闭经疏养汤

配 方 潞党参30克，炒白术10克，白茯苓10克，甘草30克，当归30克，杭白芍30克，川芎6克，熟地

30克，漏芦10克，鬼箭羽10克，路路通10克，炮山甲6克，全蝎2克（研分3次冲服），蜈蚣1克，土鳖虫6克，水蛭6克，茺蔚子10克，醋香附10克，茜草根15克。

制用法 隔日 1 剂，水煎 3 次，日分 3 次服。90 剂为 1 个疗程。亦可制丸服。

功效 益气养血，通络行瘀。

蚯蚓散

配方 蚯蚓 3 条，黄酒适量。

制用法 将蚯蚓剖开，切去头尾，反复洗净泥沙和黏液，切段，焙焦，研末，用黄酒调服，连服 3 日。

功效 活血通络。主治闭经。适用于妇女月经闭止。

归芪调经汤

配方 当归、黄芪、菟丝子各 30 克，生姜 3 片，大枣 10 枚，淫羊藿 15 克。

制用法 水煎服，每日 1 剂。

功效 益气养血，健脾补肾。治气血两虚之闭经。

化瘀膏

配方 大黄 128 克，芒硝 64 克，柴胡、瓜蒌根、桃仁、当归、生地、红花、穿山甲、莪术、三棱、川芎各 32 克，乳香、没药、肉桂各 22 克，川

乌 10 克，麻油适量。

制用法 上药用麻油熬，去渣，入黄丹、花蕊石各 32 克，血竭 15 克（另研细）搅匀，收膏备用。贴脐下。

功效 活血化瘀。

尖花汤

配方 两头尖 10 克，凌霄花、茜草根、茺蔚子、延胡索、酒当归各 6 克，酒川芎、酒丹参各 15 克，艾叶 5 克，炙甘草 3 克。

制用法 水煎服。每日 1 剂，日服 2 次。

功效 活血通络。适用于瘀血阻滞型闭经。

丹参活血通络方

配方 丹参、仙灵脾、菟丝子各 15 克，熟地黄、狗脊、石楠叶、白芍各 12 克，当归、覆盆子各 9 克，陈皮、炙甘草各 5 克。

制用法 上药以水煎煮，取药汁。每日 1 剂，分 2 次服用。

功效 本方活血通经。对闭经症有一定疗效。

Wai Yong Fang
外用方

益母草热熨方

配方 益母草 120 克，蚕沙适量。

制用法 益母草加水煎煮，取汁，倒入盆中，温洗小腹。然后再取蚕沙适量炒热，布包熨小腹，每日 1 次。

名医珍藏传世秘方

功 效 活血通经。治各型闭经。

中药淋洗方

配 方 生地、当归、赤芍、桃仁、五灵脂、大黄、丹皮、茜草、木通各

15克。

制用法 将药物一起入锅，加水1500毫升，取汤淋洗脐下，每日1次，每次30分钟，7日为1个疗程。

日常调养

❶平时注意体育锻炼，增强体质，促进气血运行。

❷消除心理压力，保持心情开朗、乐观。

❸饮食应营养全面且易于消化，吃有补益作用的食物，如蛋、奶、鱼、虾、豆类、新鲜绿叶蔬菜和水果等。少吃生冷、油腻之物及酸涩之物。具收敛之性，易郁气滞血的食物应少吃。山楂虽酸，但有活血化瘀之功效，可以适量食用。

❹平素月经量少者应及时治疗，避免逐渐加重而发展到闭经。

❺肥胖者应适当控制饮食，特别是减少脂肪的摄入量，增加运动量，减轻体重。

❻做好计划生育，避免因多次人工流产造成闭经。

功能性子宫出血

◈病·情·介·绍◈

功能失调性子宫出血，简称"功血"。是指内分泌调节系统功能失常导致月经紊乱而出血异常的一种疾病。属中医"崩漏"范畴。临床表现为排除血液系统疾病及生殖系统器质性病变基础上出现月经量减少、淋漓不尽或月经量多、经期延长、月经先期或先后无定期等。多伴有面色苍白或萎黄、疲倦乏力、食少便溏，或腰酸坠胀、指甲及眼结膜偏淡或口干烦躁、面色潮红、睡眠不安、午后潮红、不孕等。

食 疗 方

地骨皮炖瘦肉

配 方 新鲜地骨皮 60 ~ 120 克（干品 30 克），猪瘦肉 120 克，或用排骨 250 克。

制用法 地骨皮用纱布包，与猪瘦肉或排骨放锅内，加适量水，文火炖 2 ~ 3 小时，去地骨皮，稍加盐，喝汤吃肉。

功 效 凉血止血。治功能失调性子宫出血，症见血色深红、口干。

芹藕汤

配 方 芹菜、莲藕各 150 克，精盐、味精各适量。

制用法 芹菜除根切段，莲藕切片。旺火下油，倒入芹菜、藕片炒均匀，下精盐同炒入味，注入清水 500 毫升，加盖，煮至熟透，调入味精，照常法烹炒，分 2 ~ 3 次趁热食菜喝汤。

功 效 清热凉血。主治妇女经前腹痛、血色深红等血有瘀热的功能性子宫出血。

当归鲫鱼汤

配 方 活鲫鱼 200 克，当归 15 克，血竭、乳香各 5 克，黄酒适量。

制用法 鲫鱼去肠留鳞，腹内纳入当归、血竭、乳香，泥封烧存性，研成细末，用温黄酒送服。每次 5 克，每日 2 次。

功 效 化瘀止血。用治妇女血崩。

猪肚炖扁豆

配 方 猪肚 1 个，扁豆 100 克。

制用法 把猪肚洗净，扁豆纳入肚内，炖熟透后切肚片，同时饮汤吃豆。

功 效 适于阴道出血，量多或少，血色淡红，清稀，面色萎黄，头晕心跳，气短乏力，纳呆，腹胀，便溏，舌质淡，脉缓而弱。治宜以健脾益气为主。

中 药 方

益气止崩汤

配 方 黄芪、党参各 40 克，地榆炭 20 克，阿胶 50 克。

制用法 前 3 味水煎 2 次，去渣取汁，混匀后加入阿胶烊化，分 2 次服，每日 1 剂。

功 效 益气固崩止血。治功能失调性子宫出血，症见血色淡、肢体倦怠、气短懒言。

血余炭凉血汤

配方 血余炭 30 克，艾叶炭 10 克，茜草炭 15 克，桑叶 10 克，地榆 15 克，三七 15 克。

制用法 水煎服，每日 2 次。

功效 清热，凉血，止血。适用于功能失调性子宫出血，证属血热型。

党参白芍煎剂

配方 党参 15 克，白术、茯苓、白芍（土炒）、炒蒲黄、焦艾各 9 克，血余炭、柴胡各 6 克。

制用法 加水煎服，每日 1 剂，日服 2 次。

功效 适用于功能失调性子宫出血。

白鸡冠花方

配方 白鸡冠花 30 克。

制用法 洗净加清水 400 毫升，煮至 300 毫升，去渣，再将鸡蛋 2 个去壳倒入沸汁中煮熟。分 2 次服下，每日 1 剂，5 日为 1 个疗程。

功效 适用于功能性出血属血热证。

辣椒根方

配方 辣椒根 15 克（鲜品加倍，以辛辣的较好），鸡爪 2~4 个。

制用法 洗净，共煎。每日服 1 剂，煎服 2 次血止后须继续服 5~10 剂，以巩固疗效。

功效 治功能失调性子宫出血。

外 用 方

Wai Yong Fang

茜草浴足方

配方 鲜茜草全草 60 克（或干品 30 克）。

制用法 水煎取汁 1000~1500 毫升，趁热浴足，并轻揉足底，每次 15 分钟，每日 2~3 次，每日 1 剂。出血停止后再用上法巩固 1 周。下次月经来潮后第 3 日无论出血量多少，均用上法连续治疗 7 日，连用 3 个月经周期。

功效 凉血止血。治功能失调性子宫出血。

日 常 调 养

❶患者宜多休息，血崩者更要绝对卧床休息，以减少盆腔充血，必要时采用头低足高位。一般血崩者宜到医院治疗。

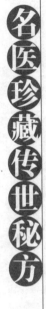

❷饮食宜营养丰富易消化。虚证者尤需注意补益，适宜的食物有禽、蛋、奶、豆类、大枣、桑葚、山药、枸杞、牡蛎、甲鱼、乌贼等；实热证者宜用清热之品，如绿豆、鲜藕、竹笋、黄瓜、甘蔗、香蕉、马兰、银耳等；血瘀证者，在止血同时，应辅行血散血之品，如桂花、玫瑰花、葱等，但不宜多用。

❸注意观察病情，包括出血的量、颜色、黏稠度。血崩患者，还要注意全身情况。

更年期综合征

●病●情●介●绍●

更年期是妇女生殖功能由旺盛时期过渡到完全停止的一个过渡时期。一般可持续 20 年，从 40～60 岁，有的女性甚至更早或更晚。在此过渡时期中，女性所出现的一系列因激素减少及机体衰老所引起的以植物神经系统功能紊乱为主的身体不适，如烘热、出汗、心慌及失眠，统称为更年期综合征。其中有 75%～85% 的女性反应并不强烈，只有 15% 的女性症状较严重，需要药物治疗。主要因卵巢功能衰退，卵泡发育不全，丧失排卵功能，雌激素分泌减少，而致月经紊乱直至绝经。其中雌激素减少而导致中枢神经递质代谢分泌失常是引起更年期妇女出现情绪异常、心理状态不稳定的主要因素。

食疗方
Shi Liao Fang

沙参炖豆腐

配方 北沙参 15 克，虾仁 100 克，豆腐 200 克，姜片、葱节各 5 克，精盐、味精各 3 克，料酒少许，鲜汤150 毫升，淀粉、鸡蛋清各适量。

制用法 北沙参润透切片，淘净；虾仁挑去虾线，加精盐、料酒、淀粉、蛋清腌渍 30 分钟；豆腐切成 2 厘米见方小块。将炒锅置大火上，烧热，放入植物油烧至三成热时，将虾仁滑出锅沥油。另置炒锅于大火上，烧热，放油烧热，放入姜、葱爆香，放入北沙参、鲜汤、豆腐块、精盐、味精、虾仁同烧至入味，勾芡起锅即成。

制用法 佐餐食用。

功效 润肺止咳。适用于更年期肺虚咳嗽、头晕眼花等症。

合欢百合枣麦粥

配方 百合、小麦各60克，红枣5枚，合欢花15克。

制用法 百合、小麦加水800毫升，大火烧开，再将红枣、合欢花放入，慢熬成粥。分2～3次空腹服。

功效 适用于妇女更年期精神恍惚、忧郁寡欢、智力减退、失眠多梦等。

百合炖乌骨鸡

配方 百合、小麦各60克，龙眼肉15克，大枣10枚，乌骨鸡1只，精盐适量。

制用法 乌骨鸡去毛及内脏，大枣去核，与其他用料同置炖盅中，加水适量，用文火煮烂熟，用精盐调味后饮汤吃肉。

功效 清心安神，养肝缓急。治更年期综合征。

酸枣仁粳米粥

配方 粳米60克，酸枣仁30克。

制用法 酸枣仁放入锅内，加入适量清水，煎煮20分钟，去渣取汁，然后再用汤汁将粳米煮成粥，趁热食，每日1剂，连用10日。

功效 适用于肾阴虚伴有心血不足、虚烦不眠、精神失常、喜怒无度、喃喃自语、悲伤欲哭者食用。

中 药 方

龟版浮小麦方

配方 龟版（先煎）、浮小麦各3克，生熟地、生黄芪各20克，山萸肉15克，五味子、肥知母、炒白芍、川黄柏各10克，川黄连6克，生牡蛎25克（先煎）。

制用法 水煎服。随证加减。

功效 适用于更年期多汗症。

白芍钩藤

配方 白芍20克，仙灵脾、菟丝子、覆盆子、女贞子、生地、紫草、桑寄生、钩藤、制香附、生麦芽各15克，全当归、甘草各10克。

制用法 上药水煎，每日1剂。［若烦躁不安者，加大枣5枚，浮小麦、炙甘草、柏子仁、远志各10克；若

名医珍藏传世秘方

神疲乏力、大便稀溏者，加怀山药、茯苓、党参、白术各 10 克，若头晕耳鸣者，加女贞子、石决明、夏枯草、墨旱莲各 10 克，若失眠心悸者，加酸枣仁、制何首乌、麦门冬、北沙参、五味子各 10 克；若自汗、盗汗者，加北黄芪 30 克，浮小麦、糯稻根各 20 克。]

功效 适用于更年期综合征。

二仙汤

配方 仙灵脾、仙茅各 12 克，巴戟天、当归各 9 克，知母、黄柏各 6 克。

制用法 水煎服，每日 1 剂。

功效 温肾阳，降虚火，调理冲任。治更年期综合征。

当归丸加减方

配方 生地黄、麦冬、煅龙齿（先煎）各 12 克，怀山、菟丝子、枸杞子、潼蒺藜、钩藤、生栀子各 10 克，山茱萸、丹皮、当归、龟甲胶（烊冲）各 9 克。

制用法 上药以水煎煮，取药汁。每日 1 剂，分 2 次服用。

功效 益肾平肝。适用于肾虚肝旺型绝经期综合征。

外 用 方

吴茱萸敷脐方

配方 吴茱萸适量。

制用法 上药研细末，于月经干净后 3～5 日开始用药。患者取平卧位，先用酒精消毒肚脐窝，然后用吴茱萸粉将肚脐填满，再以伤湿止痛膏敷贴固定（对橡皮膏过敏者用纱布包扎固定亦可）。每 3 日换药 1 次，5～7 次为 1 个疗程，一般需连续使用 3 个疗程，最多可用至 5 个疗程。

功效 调理肝脾。治绝经前后诸症。

女贞子首乌泡足方

配方 女贞子、制首乌各 50 克，苦丁茶 15 克。

制用法 上药材洗净，一同放入锅中，加清水 2000 毫升，煎至水剩 1500 毫升时，滤出药液，倒入脚盆中，先熏蒸，待温度适宜时泡洗双脚，每晚临睡前泡洗 1 次，每次 40 分钟，15 日为 1 个疗程。

功效 适用于更年期综合征。

日常调养

❶保持心情舒畅，消除对更年期综合征的焦虑和恐惧。

❷饮食以清淡为主，少食辛辣、油腻食物。

❸进行适当的体育锻炼，增加文化娱乐内容。

乳腺炎

◉病◉情◉介◉绍◉

乳腺炎是指乳腺的急性化脓性感染，多见于妇女哺乳期，尤其是初产妇。乳腺炎的危害是较大的，初起时乳房肿胀、疼痛，肿块压痛，表面红肿，发热；如继续发展，则症状加重，乳房搏动性疼痛。严重乳腺炎患者可伴有高烧、寒战，乳房肿痛明显，局部皮肤红肿，有硬结、压痛，患侧腋下淋巴结肿大、压痛。

Shi Liao Fang 食疗方

金针菜炖猪蹄

配方 金针菜30克（干品），猪蹄1只。

制用法 将金针菜与猪蹄加水同煮，吃肉、喝汤，每日1次，连吃3~4日。

功效 清热消肿，通经下乳。治乳腺炎初期未成脓者。

豆腐飞扬草汤

配方 豆腐200克，大飞扬草15克（鲜品30克），精盐适量。

制用法 豆腐切块，加水适量，煮汤，加精盐调味即可。喝汤吃豆腐。

功效 清热解毒，通乳止痛。适用于产妇排乳不畅、乳房胀痛、急性化脓性乳腺炎早期等。化脓者应到医院及时处理。

蒲公英地丁汤

配方 蒲公英50克，地丁20克，蜂房10克。

制用法 上述药材水煎，去渣取药液，再煎1次，合并药液，分2次服，每日1剂。

功效 蒲公英可清热解毒、消肿散结。适用于乳腺炎热毒炽盛者。

桃树皮煮鸡蛋

配方 桃树皮30克，鸡蛋1枚，白糖25克。

制用法 将桃树皮洗净放入锅内，加水适量，煎煮25分钟，去渣，打入鸡蛋，煮熟，放入白糖即成。每天饭前吃鸡蛋，连服3日。

功效 清热解毒，消痈散结。适用于乳腺炎患者食用。

中药方

Zhong Yao Fang

麦芽煎剂

配方 麦芽11克。

制用法 麦芽水煎，日服2~3次，疗效佳。乳房肿已恶化，服此药2日，也能治愈。

功效 适用于乳房肿痛。

槐米甘草方

配方 槐米30克，生甘草15克，酒适量。

制用法 上药烘干，共研细末。每日1剂，早、晚各服1次，以水、酒各半送服。局部可配合热敷。

功效 凉血解毒，消肿止痛。主治急性乳腺炎。

消化汤

配方 金银花60克，紫背天葵15克，天花粉9克，当归30克，生甘草9克，通草3克。

制用法 水煎服。每日1剂。

功效 清热解毒，活血消痈。适用于热毒内盛（酿脓期）乳腺炎。

清热解毒汤

配方 鲜蒲公英30克，鲜凤尾草30克，陈醋适量。

制用法 前2味药捣烂，加陈醋煮数沸，尽量饮。

功效 清热解毒。治乳腺炎。

漏通酒

配方 漏芦、木通、川贝各10克，甘草6克，料酒250毫升。

制用法 上药用料酒和水，煎至减半，过滤去渣即可。适量饮用。

功效 通络散结。适用于乳疬初起。

外 用 方

砂仁塞鼻方

配方 砂仁 10 克。

制用法 焙干研末，用时取糯米饭少许和砂仁末拌匀，搓成索条状如花生米大小，用消毒棉塞鼻。左乳腺炎塞右鼻孔，右乳腺炎塞左鼻孔，亦可左右鼻孔交替塞用。每隔 12 小时如法更换 1 次，直到炎症消失。

功效 行气宽胸，散结消肿。治乳腺炎。

五倍子敷方

配方 五倍子 30 克，食醋适量。

制用法 上药研成细末，加食醋适量，调成糊状，敷患侧乳房上，外用纱布固定，每日 1 次。

功效 主治急性乳腺炎。

泥鳅土豆外敷方

配方 土豆 1 个（要选用无斑点者），泥鳅 1 条（约有 10 厘米长为佳）。以上为 1 次量。

制用法 土豆洗净和泥鳅同时放入器皿中捣烂，捣至黏腻沾手时，取出做成小饼（大小视病灶）贴敷患处，每天 1 次，一般 2 次即见效。

功效 治乳痈有良效。

日常调养

❶应多吃清淡、容易消化的饮食，不要吃刺激性食品。

❷要保持乳房卫生，经常用温开水擦洗。

❸产后开始哺乳时，如有乳头破裂，不应让婴儿用嘴吮奶汁，可用吸奶器将乳汁吸出，装在奶瓶内喂婴儿。在乳头上涂搽磺胺软膏。

带下病

·病·情·介·绍·

女子带下量多是妇科常见病症之一。带下病指妇女带下量明显增多，色、质、臭气异常，或伴全身，或局部症状者。中医称"带下病"，又称"下白物""流秽物"。中医辨治妇科带下证，主要有黄带、白带、赤带等，其中带下色黄大多属于湿热，其治当清热燥湿；带下色赤常与血瘀有关，其治当活血理血；而带下色白既有生理现象者，又有病理病症者。假若带下色白量少质稀，则为生理现象，不必治疗；假如带下色白量多，则为病理特征，必须进行治疗。

食 疗 方
Shi Liao Fang

白果莲肉乌骨鸡

配方　白果 25 克，莲肉 50 克，糯米 100 克，乌骨鸡 1 只（约 500 克），精盐适量。

制用法　乌骨鸡去毛，剖腹去内脏，加入白果、莲肉、糯米于鸡腹中，用线缝合，放在砂锅内，加水适量，用文火炖烂熟，加入精盐，分次服食。连服 15 日。

功效　适于带下清稀、量多、色白有腥味、腰酸、小腹冷、夜尿多、大便溏、舌淡苔白、脉沉迟者。治宜固肾培元。

小米黄芪粥

配方　黄芪 50 克，小米 100 克。

制用法　黄芪切片，注入清水 1000 毫升，煮至 600 毫升时，去渣留汁。再将小米淘净放入，慢熬至粥将成时，下冰糖，熬溶。分 3 次空腹服，连服

3 ~ 5 日。

功效　适用于白带过多。

墨鱼猪肉

配方　墨鱼 2 个，猪瘦肉 250 克。

制用法　2 味加食盐煮食。每日吃 1 次，连吃 5 日。

功效　补虚损，止带下。用治妇女白带过多。

马齿苋蛋清汁

配方　鲜马齿苋 250 克，鸡蛋清 2 个。

制用法　马齿苋捣烂绞汁，调鸡蛋清蒸熟服。每天 2 次，连服 7 天。

功效　适于带下色淡黄或黄绿、稠黏如涕、有臭气、面色淡黄或微现浮肿、小便黄赤、大便溏而不爽、舌苔黄腻、脉濡数者。治宜清热利湿。

名医珍藏传世秘方

中 药 方

菟丝子煎

配方 菟丝子25克，何首乌20克，白术、海螵蛸各15克，炙甘草、白芍、白芷各10克，岗稔根30克。

制用法 水煎服。每日1剂，日服3次。

功效 健脾固肾，收敛止带。

干姜白芍汤

配方 干姜（炒黑）1.5克，白芍（酒炒）60克。

制用法 上药共研细末，每服3克，每日3次，空腹用米汤送服。

功效 健脾燥湿。用治脾虚带下。

小丝瓜

配方 小丝瓜(经霜打的)50克。

制用法 置新瓦焙焦黄，研末。每服6克，临睡时开水送服。

功效 清热凉血，止带浊。用治年久不愈的赤白带下。

枣树根皮红花汤

配方 新枣树根皮9克，草红花4.5克，黄酒300毫升。

制用法 水煎服。每日1剂，2次分服。

功效 温经活血止带。用治带下。

甘草荞麦丸

配方 荞麦粉500克，鸡蛋10枚（取蛋清），甘草60克。

制用法 先将荞麦粉炒黄，甘草研成细末，和匀。再用蛋清调匀，加适量温开水，做成丸剂。每日早、晚用开水送服，每次30克。

功效 适用于脾虚带下及湿热带下之轻者。

外 用 方

鸦胆子仁熏洗方

配方 鸦胆子仁（打碎）15克。

制用法 加水500毫升煎。熏洗阴部。

功效 湿热带下。

芡实白芷敷脐方

配方 芡实、桑螵蛸、白芷各20克。

制用法 上药研细末，取适量用醋调成糊状，敷脐，胶布固定。每日1

次，连用 1 周可愈。

色白质稀等。

功 效 固涩止带。适用于白带异常、

日常调养

❶注意饮食。不应食生冷及辛辣煎炸食物等。

❷加强锻炼。平时应积极参加体育锻炼，增强体质，增强抗病防病的能力。

❸注意保暖。经期禁止游泳，下腹部要保暖，防止风冷之邪入侵。

❹注意卫生。经期一定要注意卫生，防止病菌感染。浴具要分开，有脚癣者，脚布与洗会阴布分开；提倡淋浴，厕所改为蹲式，以防止交叉感染。对于已婚者，夫妻每次同房前后应认真清洗外阴，可有效地预防发生本病。

阴道炎

●病●情●介●绍

阴道炎是妇科常见病。临床上以白带的性状改变以及外阴瘙痒、灼痛为主要特点。阴道炎中最常见的是滴虫性阴道炎、真菌性阴道炎和老年性阴道炎。

滴虫性阴道炎是感染阴道毛滴虫引起，表现为有大量黄色或绿色泡沫样、稀薄的脓性白带，有特殊臭味，且伴阴部瘙痒、灼热、疼痛。真菌性阴道炎多由白色念珠菌引起，表现为白带量多，呈豆渣状，阴部瘙痒、灼痛。此二者均具有传染性，主要通过性交、浴盆、游泳池、公共厕所或污染的衣服、器械传染。老年性阴道炎见于绝经前后期妇女，以绝经后期多见。与卵巢功能衰退、雌激素水平降低有关。临床以阴道分泌物增加，呈黄水状，阴部瘙痒、灼热感为特征。

食疗方

莲苡煮蚌肉

配方 莲子、薏苡仁各60克，蚌肉120克。

制用法 莲子去皮、心，薏苡仁洗净，蚌肉切成薄片，共入砂锅，加水750毫升，文火煮1小时即可，连服7～10日。

功效 燥湿止带。治老年性阴道炎。

马齿苋白果鸡蛋汤

配方 鸡蛋3个，鲜马齿苋60克，白果仁7个。

制用法 鸡蛋打碎取鸡蛋清，把鲜马齿苋、白果仁混合捣烂，用鸡蛋清调匀，用刚煮沸的水冲好，空腹服，每日1剂，连服4～5日。

功效 马齿苋可清热解湿、止带。适用于细菌性阴道炎，症见湿热下注、白带黄稠、小便黄。

茯苓粳米粥

配方 茯苓30克（研末），粳米30～60克。

制用法 先将粳米煮粥，半熟时，加入茯苓末，和匀后，煮至米熟。空腹服用。

功效 脾虚湿重引起的细菌性阴道炎可食用此方。

中药方

芦荟丸

配方 胡黄连、黄连、芦荟、木香、芜荑（炒）、青皮、白雷丸、鹤虱草各30克，麝香10克。

制用法 以上各药研为末。蒸饼糊，做成如麻子大小的丸。每服3克，白汤送服。

功效 清热化湿，杀虫解毒。适用于阴道炎。

化痒汤

配方 炒栀子、天花粉、柴胡各9克，白芍12克，甘草6克。

制用法 水煎服。每日1剂，日服2次。

功效 清热解郁，散火止痒。适用于阴虚火燥、内火郁结不散者。

生地柴胡汤

配方 生地12克，龙胆草、栀子、

名医珍藏传世秘方

黄芩、柴胡、木通、泽泻、黄柏、黄菊花各9克，甘草3克。

制用法　水煎服。每日1剂，2次分服。

功效　清肝泻热，利湿杀虫。用治肝经湿热型滴虫性阴道炎。

淡竹叶汤

配方　淡竹叶100克。

制用法　水煎10分钟，早、晚2次服用，每日1剂。

功效　清热利湿。治阴道炎属湿热者，症见阴道痒痛、白带黄稠、小便短赤、心烦口干、坐卧不安。

矾蛇汤

配方　白矾9克，蛇床子30克，鹤虱、黄柏各9克。

制用法　煎汤。熏洗阴道，早、晚各1次。

功效　适用于阴道炎。

Wai Yong Fang 外用方

珍珠粉

配方　珍珠粉30克。

制用法　取适量，撒敷外阴，每日2次。

功效　收敛生肌。治老年性阴道炎。

鬼针草洗剂

配方　新鲜鬼针草全草和蛇泡簕的全草各60克。

制用法　水煎出味，将药液倒在盆内，趁热熏后坐盆浸洗，边浸边洗净阴道分泌物。

功效　治阴道炎。

连翘汁塞阴道方

配方　连翘100克（中药店有售）。

制用法　连翘放砂锅中加水600~700毫升，煎取200毫升，过滤去渣，温度适宜时用小块无菌纱布浸药汁后塞入阴道。每天1次，每次保留3~4小时，连用至愈。

功效　治阴道炎。

日常调养

❶注意个人卫生。保持外阴清洁干燥；勤洗换内裤，不与他人共享浴巾、浴盆，不穿尼龙或类似织品的内裤，患病期间用过的浴巾、内裤等均应煮沸消毒。

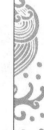

❷饮食宜清淡，忌辛辣刺激，以免酿生湿热或耗伤阴血。注意饮食营养，增强体质，以驱邪外出。

❸精神调理。阴道炎患者应稳定情绪，怡养性情，并根据患者的性格和发病诱因进行心理治疗，加强锻炼，增强体质，提高自身免疫功能。积极消除诱发因素，及时治疗生殖器官各种炎症。

❹加强锻炼，增强体质。积极治疗致病的原因，如阴道损伤、盆腔炎、子宫出血等，减少病原菌的生长繁殖。

❺提倡淋浴，改坐式便所为蹲式，不租用游泳衣裤及毛巾等。

宫颈炎

▰病▰情▰介▰绍▰

宫颈炎是育龄女性的常见病，有急性和慢性两种。急性宫颈炎常与急性子宫内膜炎或急性阴道炎同时存在，但以慢性宫颈炎多见。主要表现为白带增多，呈黏稠的黏液或脓性黏液，有时可伴有血丝或夹有血丝。长期慢性机械性刺激是导致宫颈炎的主要诱因。

慢性宫颈炎是临床常见多发病，随着年纪的增长，发病率明显提高，但未婚女性极少见。它和宫颈癌有一些共同症状，如性交后出现阴道点滴出血或白带带血丝。出现此种情形，一定要做宫颈涂片、阴道镜及宫颈活检等，排除癌症后再治疗宫颈炎。

Shi Liao Fang 食疗方

鲫鱼薏仁汤

配方 鲫鱼1尾，薏苡仁30克，生姜16克，精盐适量。

制用法 将鲫鱼、生姜洗净，薏苡仁炒黄，洗净与鱼、姜一起入锅，加适量清水，大火煮沸后用小火煨约2小时，用精盐调味即可。佐餐食用。

功效 健脾利水，祛湿止带。适用于脾虚湿胜型慢性宫颈炎。

胡椒蒸鸡蛋

配方 鸡蛋1枚，白胡椒10粒。

制用法 胡椒洗净、焙干、研细末；在鲜鸡蛋上开一小孔，将胡椒末放入蛋内，再用纸封住小孔，小火隔水蒸熟即可。去壳食鸡蛋。

功效 温中健脾，化湿止带。适用于慢性宫颈炎。

薏米红糖粥

配方 薏米60克，红糖30克。

制用法 按常法煮粥食用。每日1剂。

功效 健脾利湿，清热排脓。用治慢性宫颈炎。

鸡冠花瘦肉汤

配方 鸡冠花20克，猪瘦肉100克，红枣（去核）10枚。

制用法 将鸡冠花、红枣、猪瘦肉洗净；把全部用料一起放入砂锅，加入适量清水，大火煮沸，改小火煮30分钟，调味即可。

功效 鸡冠花有白色、红色两种，白色者以渗湿清热为主，治白带；红色者除清热利湿，尚能入血分以治赤白带，使用时可按证候不同选用。本方具有清热利湿止带的功效。

中药方

右归丸

配方 熟地、鹿角胶、菟丝子、制附子、补骨脂、黄芪、杜仲各10克，肉桂6克。

制用法 水煎。每日1剂。

功效 温补肾阳，固涩止带。适用于肾虚型宫颈炎。

鱼腥公英解毒汤

配方 鱼腥草、蒲公英各30克。

制用法 水煎服。每日1剂，2次分服，连服7剂为1个疗程。

功效 清热解毒，消肿散结。用治慢性宫颈炎。

三妙丸

配方 黄柏、苍术、牛膝各9克。

制用法 水煎2次，混匀，分上、下午服。每日1剂。

功效 清热燥湿。治宫颈炎属湿热下注者，症见白带量多、色黄质稠、味腥臭，或小腹胀痛。

完带汤

配方 白术、怀山各30克，人参6克，白芍15克，甘草3克，陈皮、黑芥穗、柴胡各2克，苍术、车前子（包）各10克。

制用法 将上药以水煎煮，取药汁。每日1剂，分2次服用。

功 效 益气健脾，除湿止带。适用于脾虚型宫颈炎。

天花粉栀子芦根汤

配方 天花粉、栀子各15克，芦根、绿豆各30克。

制用法 所有药材水煎内服，每日2次，每日1剂。

功 效 天花粉可清热解毒、利湿。适用于宫颈炎湿热证，症见小便短赤、涩痛等。

外 用 方

白矾猪胆汁

配方 鲜猪胆汁1个，白矾9克。

制用法 白矾放入猪胆汁内，阴干或烘干，研末，过箩极细，备用。一般轻者上药5次即愈，重者上药10次。

功 效 清热解毒，防腐。适用于慢性宫颈炎。

紫草香油外擦方

配方 紫草200克，香油750克。

制用法 取紫草筛土除杂质，入香油内炸枯过滤取油，装瓶密封备用。治疗时以干棉球轻拭宫口分泌物，用紫草油涂擦宫颈及阴道上端。每隔1日涂1次，10次为1个疗程。治疗时禁止性生活，行经期停药。

功 效 适用于宫颈炎。

枯矾蛇床子方

配方 枯矾3克，蛇床子6克。

制用法 上2味药共研细末，用蜡调和成丸，如弹子大小，以消毒纱布包裹塞入阴道。每日1换，至愈为止。

功 效 用于虚证型宫颈炎。

日常调养

❶治疗慢性宫颈炎以前，应先与子宫癌作鉴别，因为早期癌与宫颈炎较难从临床检查上区别，所以须做刮片检查或者活组织检查确定诊断。治疗慢性宫颈炎的目的，是使子宫颈的糜烂面重新由鳞状上皮覆盖，方法较多，除中医外，还用冷冻、激光、手术等诸多方法。

❷治疗前，阴道要彻底冲洗，除净阴道分泌物，否则影响疗效。注意经、产、胎、带和性生活的卫生，治疗期间应禁忌性交。

盆腔炎

病·情·介·绍

　　盆腔炎是指女性盆腔器官组织发生的炎症性病变，一般以子宫内膜炎和输卵管炎为多见，又分为急性和慢性两种。临床研究表明，下腹部持续性疼痛和白带增多为其主要症状。在盆腔炎急性发作期，常伴有发热、头痛、怕冷等症状，而慢性在发病期间，常伴有腰酸、经期腹痛、经量过多等症状，若不及时治疗，可因输卵管闭锁而造成继发性不孕。

Shi Liao Fang 食疗方

地黄粥

配方 熟地 30 克，粳米 50 克，陈皮末适量。

制用法 熟地切片，加水煎取浓汁，对入煮熟的粳米粥内，加入陈皮末，再煮两三沸即成。每日 1 剂，连服 10 日为 1 个疗程。

功效 滋肾养肝，补血益精。治慢性盆腔炎。

枸杞当归猪肉汤

配方 枸杞子、当归各 20 克，瘦猪肉适量。

制用法 枸杞子、当归与猪肉调味煮汤。吃肉饮汤。

功效 适用于慢性盆腔炎。

莲子排骨汤

配方 莲子 40 克，芡实 30 克，枸杞子 20 克，怀山药 25 克，猪排骨 200 克，料酒、精盐、胡椒、姜、葱、味精各适量。

制用法 将猪排斩成大块，用沸水焯一下洗去浮沫，与莲子（去心）、芡实（去杂质）、怀山药、枸杞子一起放入砂锅中，加水、料酒、精盐、胡椒、姜、葱等，用中火炖 1 小时，再加少量味精调味，即可食用。

功效 枸杞子可补益肝肾精血；莲子、芡实清心和胃、固涩下焦，以止带下；怀山药健脾培土，以实坤宫；猪排骨能够坚筋骨而益肾。本方对于肝肾不足、湿热下注的盆腔炎患者康复有非常好的疗效。

中 药 方

苦参黄柏汤

配方 苦参、黄柏各 10 克，蛇床子 15 克。

制用法 水煎服，每日 1 剂。7 日为 1 个疗程。

功效 清热燥湿。治急慢性盆腔炎。

油菜子肉桂丸

配方 油菜子、肉桂各 60 克，醋、黄酒各适量。

制用法 上药共焙干，研细末，用醋和面糊成丸，大如龙眼核。每次 1 丸，每日 2 次，温黄酒送下，连服至愈。孕妇慎用。

功效 适用于盆腔炎。

当归芍药散

配方 当归、川芎各 9 克，芍药 18 克，茯苓、白术、泽泻各 12 克。

制用法 上药制为散。每服 6 克，温酒送下，每日 3 次。

功效 养血疏肝，健脾利湿。适用于慢性盆腔炎。

金荞麦煎剂

配方 金荞麦 45 克，土茯苓 30 克，败酱草 25 克。

制用法 所有药材水煎内服，每日 2 次，每天 1 剂。

功效 金荞麦可清热解毒，用于肺脓疡、咽喉肿痛、风湿关节痛。适用于慢性盆腔炎、阴道炎等。

银花连翘汤

配方 银花、连翘、生地、水牛角粉（冲服）、麦冬、玄参、丹参各 15 克，黄连 10 克，竹叶心 6 克。

制用法 水煎服。每日 1 剂，2 次分服。

功效 清营凉血，透热解毒。用治热入营血型急性盆腔炎，症见高热、谵妄狂躁、斑疹隐隐、口干不欲饮、舌质红绛、苔黄燥、脉数等。

外 用 方

川椒没药热熨方

配方 川椒、大茴香、降香末各 12 克，乳香、没药各 9 克，面粉 3 匙，高粱酒少许。

制用法 上药材共研细末，以面粉、高粱酒调成糊状，敷患处，再以热水袋温熨包块部位，每日 2 次。

功 效 温经活血。治慢性盆腔炎有包块者。

中药灌肠方

配方 红藤、败酱草、蒲公英、鸭跖草、紫花地丁各 24 ~ 30 克。

制用法 加水 100 毫升煎，用导尿管插入直肠内 14 厘米以上，缓慢注入，用 20 分钟注完，之后要卧床休息 30 分钟，如果是在临睡前注入，效果会更好。[有炎性包块者加三棱、莪术、桃仁各 6 克；腹痛较重者加延胡索、香附各 12

克；腹中冷痛严重者，加附子 9 克。]

功 效 治慢性宫颈炎。

芒硝大蒜泥

配方 芒硝 100 克（细末）、大蒜泥 50 克。

制用法 加入少量温水，和成糊状，纱布包好，敷贴于下腹疼痛处，20 分钟后皮肤潮红即取下。

功 效 此法可治疗急、慢性盆腔炎，症见腰腹疼痛、带下量多、色黄、尿黄便秘等。

日 常 调 养

❶急性盆腔炎应卧床休息或取半卧位，以利于炎症局限化和分泌物的排出。慢性盆腔炎应劳逸结合。

❷注意加强营养，锻炼身体，提高机体免疫力。对高热伤阴的患者可给梨汁、苹果汁或西瓜汁等；湿热证者忌煎烤、油腻、辛辣食物；寒凝气滞证者则可给姜加红枣汤或少许温酒等一些温性食品，以达益气祛寒的作用；肾虚证者宜多食肉类、蛋类等食物，以助补益之力。

子宫脱垂

●病●情●介●绍●

子宫脱垂是指子宫从正常位置沿阴道下降，子宫颈下垂到坐骨棘水平以下，甚至脱出于阴道口外的妇科病症。子宫脱垂多因平素体弱，多产多育，分娩时用力过度或产后劳动过早而引起。本病属于中医学"阴挺"范畴。

食 疗 方

黄芪甲鱼汤

配方 甲鱼 1 只（重约 500 克），黄芪 50 克，姜片、黄酒、精盐、味精、麻油各适量。

制用法 甲鱼剖净、切块，黄芪洗净同放于砂锅中，加水烧开后，加入姜片、黄酒和精盐，小火炖至肉烂，捡出黄芪，下味精，淋麻油。每日服 1~2 次，每次 1 小碗，分 2~9 日服完，趁热食肉喝汤。

功效 益气养血，滋补肝肾。主治肝肾不足，气虚体弱，子宫脱垂。

莲子煮猪排

配方 莲子 29 克，猪肚 1 具，黄酒、酱油各适量。

制用法 莲子洗净，冷水浸泡半小时；猪肚洗净，剖一道口，将莲子塞入肚腔内，再用线将猪肚封口。把猪肚放入砂锅内，加清水用大火烧开，加黄酒 2 匙，再改用小火慢炖，直至猪肚酥烂，将猪肚切开，拆线，取出莲子，烘干，磨成粉。每日 3 次，每次 1 匙，猪肚蘸酱油佐餐食用。

功效 本方对女性子宫轻度下垂和气虚者有效。

升麻猪大肠汤

配方 猪大肠 300 克，升麻 10 克，黑芝麻 60 克。

制用法 猪大肠清洗干净，纳入升麻、黑芝麻后，两头扎紧，加清水适量，煮熟后去升麻及芝麻，调味。吃肠喝汤，2 天 1 次，连吃 3~5 次。

功效 适用于子宫脱垂气虚证。

首乌鸡汤

配方 制何首乌 20 克，老母鸡 1 只，精盐适量。

制用法 老母鸡宰杀，去毛及内脏，洗净。将制何首乌装入鸡腹内，加水适量煮至肉烂，饮汤食肉。酌量分次食用，连服 4~6 周。

功效 补肾健脾，益气升提。治子宫脱垂。

中 药 方

海螵蛸芡实汤

配方 芡实 30 克，海螵蛸 20 克，白果 6 克。

制用法 芡实与白果炒黄，与海螵蛸一同放入锅中，加水煎汤，去渣，取汁饮用。每日 1 剂，连饮 7 日。

功 效 适用于宫颈炎。

金樱子黄芪

配 方 金樱子肉、黄芪片各 500 克。

制用法 水煎 3 次，每次用水 800 毫升，煎半小时，3 次混合，去渣，用小火浓缩成膏。每日服 3 次，每次 30 ~ 50 克。用温开水送服。

功 效 益气固肾。适用于子宫脱垂。

生芪党参煎

配 方 生黄芪 30 克，党参 15 克，白术、枳壳各 12 克，益母草 24 克，升麻、地骨皮，石榴皮各 4.5 克。

制用法 上药以水煎煮，取药汁。每日 1 剂，分 2 次服用。连服 10 剂，停药 1 天再服，如此服 60 剂。

功 效 对女性子宫脱垂症有一定疗效。

收宫散

配 方 白胡椒、附片、肉桂、白芍、党参各 200 克，红糖 60 克，黄酒适量。

制用法 前 5 味共研细末，加入红糖，混匀，分成 30 包。每日早、晚空腹各服 1 包，温开水送下，服药前先服黄酒 1 杯，15 日为 1 个疗程。

功 效 温补脾肾，升提固脱。治子宫脱垂。

外 用 方

韭菜熏洗方

配 方 韭菜 250 克。

制用法 上药煎汤，熏洗外阴部。

功 效 温阳，收敛，固脱。治子宫脱垂。

外用茄子根粉方

配 方 茄根适量。

制用法 茄根烧灰存性研为末。油调茄根末在纸上，卷筒安入内，每日

1 次。

功 效 治子宫脱垂（阴挺）。

苏茴膏

配 方 紫苏叶、小茴香各 15 克，麻油 25 克。

制用法 前 2 味药共研细末，过筛，用麻油拌匀备用。以消毒棉棒蘸敷患处。每日 2 次。

功 效 温肾，散寒，固脱。

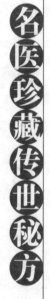
日常调养

❶普及产褥期健康保健，特别是普及有关预防子宫脱垂的知识，产后不宜过早操持家务，产妇不能参加重体力劳动。

❷产后应加强营养，多吃具有益气、补肾作用的食物，如莲子、山药、核桃、大枣、芝麻、淡菜等。

❸注意与子宫脱垂有关的慢性病的防治，如慢性气管炎、习惯性便秘等。

❹避免长期站立、下蹲或经常屏气等增加腹压的动作。

❺平素注意锻炼身体，以增强体质。

子宫肌瘤

病•情•介•绍

子宫肌瘤是女性生殖器官中最常见的一种良性肿瘤。主要表现为月经提前，经量增多，月经淋漓不净，贫血或下腹痛。盆腔检查可及子宫体增大、质硬，超声波检查有助于本病的诊断。本病属于中医学"瘕"范畴。

Shi Liao Fang 食疗方

桃仁粥

配方 桃仁 10 克，粳米 30 克。

制用法 桃仁水煎，取汁去渣，加入粳米煮粥服食。每日 1 剂。

功效 化瘀散结。治子宫肌瘤。

银耳藕粉汤

配方 银耳 25 克，藕粉 10 克，冰糖适量。

制用法 银耳泡发后加适量冰糖炖烂，入藕粉冲服。

功效 有清热润燥止血的功效。适宜月经量多、血色鲜红者。

猪肉桃树根汤

配方 桃树根 150 克，瘦猪肉 150 克，精盐适量。

制用法 将桃树根洗净切段，猪肉洗净切块，共入砂锅内，加水炖至肉烂，用精盐调味，吃肉喝汤。每晚睡前1剂。

功效 行气，破瘀，消癥。用治子宫肌瘤。

中药方

Zhong Yao Fang

肌瘤内消方

配方 山慈菇、夏枯草、射干、海藻、何首乌、远志各等量。

制用法 上药共研细末，炼蜜为丸，每丸重9克，每次1丸，每日3次。3个月为1个疗程。

功效 软坚散结。治子宫肌瘤。

党参配伍汤

配方 党参、炙黄芪、白术、山药、山慈菇、夏枯草、昆布各15克，三棱、莪术、枳壳各10克。

制用法 水煎服。每日1剂，2次分服。

功效 补中益气，化瘀消癥。用治气虚血瘀型子宫肌瘤，症见胞中积块，月经先期量多，或淋漓不净，色淡，有血块，小腹坠痛，气短乏力，食少便溏，面色㿠白，舌质淡暗，边有瘀斑，脉虚细涩。

银花蕺菜饮

配方 银花15克，蕺菜10克，土茯苓15克，炒荆芥10克，甘草3克。

制用法 上药水煎2次，取汁200毫升。每日口服2次，每次100毫升。

功效 解毒除湿，破瘀消癥。适用于湿毒蕴结型子宫肌瘤。

外用方

Wai Yong Fang

穴位敷贴方

配方 生天南星、乳香、没药各30克，滑石粉60克。

制用法 上药共研细末，加甘油调成膏状。将药膏置于纱块上，制成5厘米×8厘米大小、厚度约2毫米的膏贴，外敷关元、气海、中极、子宫穴，胶布固定。每日1次，每次6~8小时，3月为1个疗程，连续治疗2个疗程。

功效 活血化瘀，软坚散结。治子宫肌瘤。

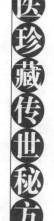

名医珍藏传世秘方

蛴螬敷贴方

配 方 蛴螬1条，黄酒适量。

制用法 蛴螬焙干研末，用黄酒调敷

脐中，盖贴。每日1次，每次约贴1小时，经期停用。

功 效 治子宫肌瘤。

日常调养

❶养成良好的卫生习惯。保持外阴和阴道清洁，尤其是妇女在经期及产后要特别注意。

❷保持心情舒畅。情绪稳定可以减轻来自工作、学习、生活中的各种竞争压力，切忌忧思烦怒，学会自我调整。

❸注意保暖。避免受寒、淋雨、饮用生水，劳逸适度。

❹饮食富于营养，合理搭配。宜清淡，易消化，应该多吃含蛋白质、维生素的食物。如果月经量过多，要多吃富含铁质的食物，以防缺铁性贫血。忌食辛辣生冷刺激性食物，保持正气充足，气血顺畅，机体健康。

❺少做人流。人工流产次数多会导致子宫肌瘤，因此夫妻双方应积极采取避孕措施，尽量避免或减少人工流产次数。

❻定期复查。偶然发现子宫肌瘤的，要养成定期进行妇科检查的好习惯，一般应3~6个月复查一次，如肌瘤增大较明显，出血严重，则应进行手术治疗。

不孕症

·病·情·介·绍·

女性未采取避孕措施正常同居2年而未妊娠者，可诊断为不孕症。中医称为"全不产""无子""断续"。不孕症可分为原发不孕及继发不孕，即婚后从未受孕者称原发不孕，曾有过生育或流产且2年未再孕者，称继发不孕。不孕症又可分为绝对不孕及相对不孕，绝对不孕指夫妇一方有先天性或后天性解剖上或功能上的缺陷，无法矫治而不能受孕者；相对不孕指夫妇一方因某种因素阻碍受孕，产生暂时不孕。女性不孕症的原因很多，一类为不能排卵的不

名医珍藏传世秘方

孕症，一类为不能怀孕的不育症，二者都可能是可逆的，也可能是不可逆的。输卵管阻塞一向是主要原因；另一方面，卵巢性不孕也占重要因素。

食疗方

灵芝蒸猪心

配方 猪心 1 具，灵芝 20 克，精盐、姜片、味精、麻油各适量。

制用法 猪心剖开，洗净切片；灵芝去柄，洗净切碎。同放于大瓷碗中，加入姜片、精盐和清水 300 毫升，盖好，隔水蒸至酥烂，下味精，淋麻油。分 1～2 次趁热食猪心喝汤。

功效 适用于妇女盼子心切、精神紧张、情绪不畅引起肝气郁结、久不受孕者。

猪腰煮核桃

配方 猪腰 2 个，核桃仁、杜仲各 30 克。

制用法 猪腰剖开，去白色肾盂部分，入药材，用陶瓷罐隔火清炖至猪腰熟透，吃猪腰喝汤。

功效 温肾养血，调补冲任。治肾虚不孕，腰膝酸软。

羊肉苁蓉粥

配方 肉苁蓉 15 克，精羊肉 100 克，粳米 100 克，葱白 2 个，生姜 2 片，精盐适量。

制用法 先分别将肉苁蓉、羊肉、葱白洗净切碎。砂锅内加水适量，放入肉苁蓉煎汤去渣，再入羊肉、粳米、葱白、姜片煮为稀粥，加精盐调服。每日 1 剂，2 次分服。

功效 温肾壮阳。用治肾阳虚型女子不孕。

青虾炒韭菜

配方 青虾 250 克，韭菜 100 克，素油、黄酒、酱油、醋、姜丝各适量。

制用法 青虾洗净，韭菜洗净，切段。先以素油煸炒虾，烹黄酒、酱油、醋、姜丝等调料，再加入韭菜煸炒，嫩熟即可。佐餐食之。

功效 本方对肾虚不孕有效。

中药方

调经种子酒

配方 当归 45 克，西红花、肉桂各

10 克，桑寄生 30 克，白酒 1000 毫升。

制用法 当归、桑寄生洗净，风干后放入酒中，然后把肉桂（为细末）、

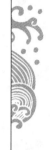
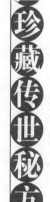
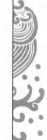

名医珍藏传世秘方

西红花放入酒内浸泡。每日振荡 2～3 次，15 日后可开始服用。每次 10～15 毫升，每日 3 次。

功 效 温经散寒，调经种子。治肾虚宫寒不孕，腰酸畏冷。

狗头散

配 方 全狗头骨 1 个，黄酒、红糖各适量。

制用法 狗头骨砸成碎块，焙干或用砂炒干焦，研成细末。服药前测基础体温，有排卵的体温曲线呈双相型，即月经后 3～7 日开始服药。每晚临睡时服狗头散 10 克，黄酒、红糖为引，连服 4 日为 1 疗程。忌食生冷。未成孕者，下次月经过后再服。连用 3 个疗程而无效者，改用他法治疗。

功 效 治不孕症。

仙茅巴戟方

配 方 仙茅、仙灵脾、肉苁蓉、巴戟天各 10 克。

制用法 水煎服。

功 效 治阴虚、虚寒不孕。

川白夏附丸

配 方 川芎、白术、半夏、香附各 30 克，茯苓、神曲各 15 克，橘红、炙甘草各 6 克。

制用法 上药研成细末，以米汤粥和丸，每次服 6 克，每日 3 次。

功 效 适用于肥胖不孕者。

红藤活血汤

配 方 红藤、败酱草各 30 克，薏苡仁 15 克，当归、牛膝、香附各 10 克。

制用法 水煎 1 次，早、晚分服。

功 效 清热活血补肾。适用于输卵管炎所致不孕症（湿热血瘀肾虚型）。症见小腹坠胀作痛、白带量多色黄、腰背酸痛、月经失调等。

外 用 方

苦参熏洗方

配 方 苦参、地肤子、蒲公英、龙胆草各 30 克。

制用法 上药煎取药液 500 毫升，加开水 1000 毫升，每晚熏洗阴道 1 次，每剂煎 3 次，3 剂为 1 个疗程。

功 效 清热除湿。治湿热下注之不孕，白带色黄、质黏、有臭味。

椒附散

配 方 食盐 30 克，川椒、熟附子各

15 克，生姜 5 ~ 10 片，艾炷 21 壮（如黄豆大）。

制用法 先将食盐研细末待用，次将川椒、附子共研细末，贮瓶备用。用时先取食盐 15 ~ 30 克填入患者的脐孔内，取艾炷置食盐上点燃灸 7 壮，继之去除脐中食盐，再以川椒、附子末填入脐孔内，以生姜片覆盖于脐上，再用艾炷置脐上灸之，连续灸 14 壮。每天如上填药艾炷灸 1 次，7 日为 1 个疗程。

功效 温通经络。

小苏打灌洗方

配方 小苏打适量。

制用法 夫妇同房前用小苏打灌洗阴道。取 1% 小苏打液 500 毫升于盆中，坐浴或灌入阴道，洗后不再用清水冲洗。

功效 此法便于精子通过宫颈，增加受孕机会。

日常调养

❶注意补充营养，积极防治全身慢性疾病。加强锻炼，增强体质，有利于不孕症患者恢复生育能力。

❷消除顾虑，解除紧张心理。学会预测排卵期，利用排卵期前后最易受孕的机会，合理安排性生活，以增加受孕的机会。

❸根除引起不孕症的病因，如治疗器质性病变、疏通输卵管等，在这些病因解除后有可能怀孕得子。

妊娠呕吐

·病·情·介·绍·

妊娠呕吐是一种妇科疾病，是指受孕后 2 ~ 3 个月之间，反复出现的以恶心、呕吐、厌食或食入即吐为主要症状的孕期病症。古人因其恶心而阻碍饮食，所以称之为"恶阻"，如《胎产心法》所说："恶阻者，谓有胎气，恶心阻其饮食也。"日本曾经有学者调查分析，认为孕妇的人格和情绪与孕期呕吐反应有关。有些神经质的孕妇反应更为显著。孕妇厌恶妊娠，则绝大多数有

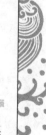

呕吐反应，否则，则相反。这说明情绪与孕吐反应有着密切关系。

食疗方

三味猪肉汤

配方 鲜芦根、鲜芦笋各50克，黄芪15克，瘦猪肉100克，精盐适量。

制用法 芦根洗净切段；芦笋、黄芪洗净切片，猪肉切片。一同放入砂锅内，加水炖至烂熟，用精盐调味，吃肉喝汤。每日1剂，分2次服。

功效 和胃止呕。治气阴两虚型妊娠呕吐。

姜汁牛奶

配方 鲜牛奶200克，生姜汁10克，白糖20克。

制用法 鲜牛奶、生姜汁、白糖混匀，煮沸后即可。温热服，每日2次。

功效 益胃，降逆，止呕。适用于妊娠呕吐。

生姜鸡肉汤

配方 生姜（切片）60克，伏龙干（煎取澄清液备用）60克，童鸡（雌雄均可）1只，精盐适量。

制用法 童鸡洗净去内脏，纳生姜于腹中，置于瓦煲内，然后加入伏龙干澄清液适量、精盐少许，文火炖熟，饮汤吃肉。每日或隔2~3日服1剂。

功效 和胃降逆止呕。治妊娠呕吐。

茵陈大枣粥

配方 茵陈、大枣各10枚，青蒿、陈皮各5克，粳米100克，白糖适量。

制用法 前3味水煎取汁，备用。大枣、粳米洗净，加水煮粥，快熟时加入药汁，再煮至粥熟，加白糖调服。每日1剂，2次分服，连服3~5剂。

功效 清热利湿，健脾和胃。用治肝热气逆型妊娠呕吐，症见妊娠早期呕吐苦水或酸水，胸胁胀满，精神抑郁，嗳气叹息，头晕头痛，舌边尖红，苔微黄，脉弦滑。

中药方

柴胡清肝散

配方 柴胡、龙胆草、当归、川芎、黄芩、白芍、知母、生地黄、桔梗、甘草、黄连（吴茱萸汁炒）各3克。

制用法 将上药以水煎煮，取药汁。每日1剂，分2次服用。

功效 本方清肝和胃，用于肝热犯胃、肝火郁遏所致妊娠呕吐。

人参丁香散

配方 人参15克，丁香、藿香叶各7.5克。

制用法 上药共研细末，每服9克，用水150毫升，煎至100毫升，去渣温服，不拘时。

功效 益气温中，降逆止呕。治妊娠呕吐，呕吐清涎，神倦嗜睡。

沙参玉竹汤

配方 沙参、玉竹、麦冬、生地各15克，冰糖30克。

制用法 上药水煎取汁，加入冰糖溶化即成。每日服1剂。

功效 益气养阴，和胃止呕。用治妊娠呕吐。

安胎凉膈饮

配方 知母、麦冬各6克，人参3克，芦根12克，葛根9克，黑山栀、竹茹各4.5克，葱白2根。

制用法 水煎服。每日1剂，日服2次。

功效 养阴清胃。适用于妊娠呕吐。

党参半夏煎剂

配方 党参30克，半夏20克，白蜜50克。

制用法 前2味水煎，以白蜜兑服，每日1剂。

功效 治妊娠呕吐。

外 用 方

半夏敷脐方

配方 制半夏、姜半夏（用明矾粉、生姜汁腌制后漂净，晒干用）各10克，醋适量。

制用法 上药共研为细末，醋调为糊，敷于脐部，每日1次，5次为1个疗程。

功效 主治妊娠呕吐、脾胃虚弱、进食则吐、平素气血不足、口淡无味、食欲低下、脉细无力者。

紫苏梗黄连糊

配方 紫苏梗、姜竹茹各10克，砂仁、黄连各6克，半夏5克。

制用法 上药共研细粉，过80～100目筛后密封。治疗时取适量药粉与温开水调成糊，制成黄豆大小的药片。每日晨起前先用艾条灸双内关穴3～5分钟，然后将药片置于穴位上，外用胶布固定，并用拇指分别轻轻按压10分钟。早、晚各1次，每日更换药片

1次，5日为1个疗程。

功效 适用于妊娠呕吐。

吸入疗方

配方 鲜香菜1把，紫苏叶、藿香各3克，陈皮、砂仁各6克。

制用法 上药用水煮沸后，倒入壶内，壶嘴对准孕妇鼻孔，令其吸气，数分钟后即可进食。每日数次，熏后可少食多餐。

功效 降逆止呕。治严重妊娠呕吐。

日常调养

❶宜少食多餐，随时进食。晨起后可吃些体积小、含水分少的干粮。进食后如出现呕吐，可卧床休息。应食简单易消化食品，但应保证营养价值高。尽量供给足够的糖及维生素。如面包、饼干、果汁、水果等，尤应多食苹果。

❷轻症者可食牛奶、豆浆、瘦肉、猪肝汤等富含蛋白质的食品，以及胡萝卜、菠菜、柠檬、橘子、梅子、白菜等果蔬。应保持大便通畅，可晨起饮一杯蜂蜜茶。不宜食油腻及坚硬难消化的食物，如油炸食物。尽量选用炖、煮、煨等烹调方法。

❸严重呕吐者，当禁食2～3天，及时给予静脉输液。一般每日可补充液体1500～3000毫升，使每日尿量达1000毫升以上。避免给孕妇吃有特殊气味的食品。

先兆流产

·病·情·介·绍·

先兆流产是指怀孕以后，阴道内不时少量地出血，或时下时止，或淋漓不断，伴有腰酸下坠或腹胀等症状。中医学将妊娠期间阴道少量出血，时下时止，无腰酸、腹痛、小腹坠胀等现象者，称为"胎漏""漏胎"；妊娠期间仅有腰酸、腹部坠胀，或阴道有少许出血者，则称为"胎动不安"。

食疗方
Shi Liao Fang

杜仲粥

配方 杜仲 30 克，糯米 60 克，红糖适量。

制用法 杜仲水煎去渣，加入糯米煮粥，调红糖服。每日 1 次。

功效 补肾安胎。治先兆流产。

莲子山药粥

配方 莲子（去心）50 克，桂圆肉 50 克，山药粉 100 克。

制用法 加水煮成粥，每日 2 次。

功效 益肾补脾，养血安胎。适用于先兆流产。

中药方
Zhong Yao Fang

养胎饮

配方 当归 9 克，酒炒白芍 4.5 克，白术、杜仲各 6 克，熟地 12 克。腹痛有寒者，加川椒 1.5 克、煨姜 1 片；有火者，加黄芩 3 克。

制用法 水煎服，每日 1 剂。

功效 养血安胎。治血不养胎，胎动不安。

蜂蜜香油液

配方 香油 100 克，蜂蜜 200 克。

制用法 分别将上述 2 味用小火煎煮至沸，晾温，混合调匀。每次饮 1 汤匙，每日 2 次。

功效 补中，润燥，安胎。用治先兆流产。

外用方
Wai Yong Fang

苎麻根敷脐方

配方 鲜苎麻根 15 克。

制用法 取苎麻根的内皮，捣烂敷于脐部，胎安后即去药。

功效 清热安胎。治先兆流产。

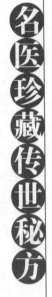
日常调养

❶卧床休息，居室应安静。

❷饮食宜清淡，富含营养，忌食辛辣食物；注意饮食卫生，防止肠道感染，以免因腹泻引起流产。

❸保持大便通畅，防止便秘，减轻腹压。

❹孕期避免过度劳累，妊娠3个月内勿抬重物，勿攀高，勿远游，严禁房事。

❺保持心情舒畅，避免焦虑、恐惧、紧张等不良情绪。

习惯性流产

●病●情●介●绍●

连续3次以上的自然流产者，称为习惯性流产。习惯性流产多发生在怀孕3个月以内，亦有发生在六七个月时的，原因与黄体功能不全、甲状腺功能低下、先天性子宫发育异常、宫颈内口闭锁不全及子宫肌瘤和全身性急、慢性传染性疾病等有关。

现代医学称"自然流产"。如在坠胎或小产之后，下次受孕，仍如期而坠，或屡孕屡坠达3次以上者，称"滑胎"，今称"习惯性流产"。中医称习惯性流产为"滑胎"，又叫"堕胎""小产"。认为是由气血不足、脾肾亏虚、冲任不固所造成的。

Shi Liao Fang 食疗方

母鸡黄米粥

配方 老母鸡（4～5年以上者最好）1只，红壳小黄米250克。

制用法 将鸡宰杀去毛及内脏，煮汤，用鸡汤煮粥。连续服用。

功效 适用于习惯性流产。

三味糯米粥

配方 怀山90克，杜仲6克，苎麻

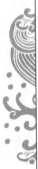

根 15 克，糯米 80 克。

制用法 先将杜仲、苎麻根水煎去渣，再入怀山、糯米煮粥食用。每日 1 剂，分 2 次服用。

功 效 补肝益肾固胎。适用于习惯性流产。

猪肚杜仲汤

配 方 杜仲 50 克，猪肚 250 克，精盐适量。

制用法 杜仲、猪肚洗净，切块，加水适量煲汤，用精盐调味。每日 1 次，饮汤吃猪肚。

功 效 补肾安胎。适用于习惯性流产。

艾叶煮蛋

配 方 陈艾叶 9～15 克，鸡蛋 2 个。

制用法 上药加水适量同煮，至蛋熟后剥壳，将蛋再煮片刻，去渣吃蛋饮汤，每日 1 剂。每月连服 7 剂。

功 效 调经安胎。治习惯性流产。

中 药 方

杜仲砂仁散

配 方 炒杜仲 30 克，砂仁 10 克。

制用法 上药共研成细末。每日 2 次，每次 3 克。

功 效 补肾，健脾，安胎。适用于习惯性流产。

参芪白术汤

配 方 党参、黄芪、白术、当归、熟地黄、桑寄生、菟丝子、煅龙骨、煅牡蛎各 15 克，陈皮 10 克，炙甘草 3 克。

制用法 上药以水煎煮，取药汁。自受孕后，每月月初每日 1 剂，分 2 次服，连服 3 剂。

功 效 补气养血固胎。适用于习惯性流产。

固肾保孕汤

配 方 炙黄芪、熟地、山萸肉、怀山药、桑寄生各 30 克，潞党参、菟丝子、杜仲各 15 克，川续断 20 克，炒白术、当归、济阿胶（烊冲）各 10 克，川芎、升麻、荆芥炭各 6 克。

制用法 上药共水煎 3 次，分 3 次服。每日 1 剂，5 剂为 1 个疗程。

功 效 益气养血，固肾保孕。

许氏固胎汤

配 方 菟丝子、桑寄生、川续断、杜仲各 30 克。

制用法 水煎服，每日 2 次，每日 1 剂。

功 效 补肾安胎。治习惯性流产。

外 用 方

神效膏

配方 当归、黄芩（酒炒）、益母草各 50 克，生地黄 400 克，白术、续断各 30 克，甘草 15 克，白芍（酒炒）、黄芪、肉苁蓉各 25 克，麻油 1000 毫升，白蜡 50 克，黄丹 250 克，飞过龙骨 50 克。

制用法 上药用麻油浸 7 天，熬成膏（炸焦去渣），加白蜡再熬三四沸，加黄丹再熬，再加飞过龙骨搅匀，以缎摊如碗口大备用。将其贴于丹田上，14 天换 1 次，贴过 8 个月为妙。

功 效 对习惯性流产屡用有效。

日常调养

❶饮食宜清淡，富含营养，忌食辛辣食物。

❷孕期注意卧床休息，避免过度劳累，严禁房事。

❸保持心情舒畅，消除思想顾虑，避免精神紧张。

产后恶露不绝

●病●情●介●绍●

产后恶露不绝、恶露不净就是产后 3 周以上，仍有阴道出血。正常情况下，产后 3 周左右恶露即净，若超过 3 周恶露仍不净，则为病理现象。导致产后恶露不绝的原因很多，如子宫内膜炎，部分胎盘、胎膜残留，子宫肌炎或盆腔感染，子宫黏膜下或肌壁间肿瘤，子宫肌腺瘤，子宫过度后倾、后屈，羊水过多、胎盘过大使子宫肌肉收缩力减弱而影响子宫复旧等。

中医认为，该病发生的机理，主要是冲任为病，气血运行失常所致，其病因主要是气虚、血瘀、血热。患者身体虚弱，或孕期饮食伤脾，或产时失血耗气，或产后劳倦过度伤及中气，气虚统摄无权，冲任不固而致恶露不绝；或产后血室正开，寒邪内侵胞宫与血相结，寒凝血瘀，或七情所伤，气滞血瘀，或气虚运血无力，余血滞留为瘀，或胞衣残留，影响冲任，总之瘀血不去，新血不得归经而出现恶露不绝；或身体阴虚，产时失血伤阴，营阴更亏，虚热内炽，或产后过服辛燥之品，或感受热邪，或肝郁化热，这些原因均能使血热扰于冲任，造成恶露不止。

食疗方
Shi Liao Fang

桃仁莲藕汤

配方 桃仁 10 克，莲藕 250 克，精盐适量。

制用法 将莲藕洗净切片，与桃仁共入锅内，加水煎煮，用精盐调味即成。吃藕喝汤，每日 1 剂，分 2 次服食。

功效 活血，破瘀。对产后恶露不绝有一定疗效。

藕节苏木煲鸭蛋

配方 藕节 30 克，苏木 6 克，鸭蛋 1 个。

制用法 先煮熟鸭蛋，去壳，再与藕节、苏木同煎。吃蛋喝汤，每日 1 剂，连服 3~5 日。

功效 补气摄血固冲。治产后恶露不绝。

人参乌鸡汤

配方 人参 10 克，净乌骨鸡 1 只，精盐适量。

制用法 人参浸软切片，装入鸡腹，放入砂锅内，加精盐，隔水炖至鸡烂熟，食肉饮汤，日 2~3 次。

功效 适用于产后气虚之恶露不尽。

山楂粳米粥

配方 山楂 30 克，粳米 60 克。

制用法 山楂洗净去核切片，备用。粳米洗净，加水煮粥，八成熟时加入山楂片，再煮至粥熟即成。每日 1 剂。

功效 活血化瘀，行气导滞。用治血瘀型产后恶露不绝。

中药方
Zhong Yao Fang

地黄酒

配方 生地黄汁 1000 毫升，生姜汁 100 毫升，清酒 200 毫升。

制用法 上药先煎地黄汁 3~5 次，次入生姜汁，以清酒再煎 1~2 次。每次温服 1 小杯，每日 3 次。

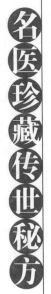

功 效 本方养阴清热止血，对产后血热引起的恶露不绝有一定疗效。

益母草方

配 方 鲜益母草适量，酒、红糖各适量。

制用法 捣烂，绞取汁，每服 50 毫升，入酒少许炖，暖服之。或取益母草 30 克，加红糖适量，水煎服。

功 效 活血化瘀。治产后恶露不绝属血瘀者，症见恶露淋漓涩滞不爽，量少，色紫暗有块，小腹疼痛拒按。

荷叶米

配 方 干荷叶 250 克。

制用法 洗净切碎，炒香研末。每日服 2 次，每次 15 克，用糯米泔水送

服，连服 6~7 日。

功 效 清热凉血。主治妇女产后恶露不尽。

败酱草

配 方 败酱草 50 克。

制用法 水煎服。

功 效 清热解毒。适用于恶露不绝合并感染者。

收露汤

配 方 制首乌、桑寄生各 30 克，党参 20 克，白术、益母草各 15 克，炙甘草、艾叶、血余炭各 9 克。

制用法 水煎服。早、晚各 1 次。

功 效 益气养血，收涩止血。适用于产后恶露不绝。

外 用 方

消行膏

配 方 当归 64 克，川芎 32 克，桃仁、红花、甘草、姜炭、延胡索、肉桂、五灵脂（包煎）、香附各 15 克，麻油、黄丹各适量。

制用法 用麻油熬制，黄丹收膏。取适量药膏贴于丹田穴。

功 效 此药膏能消积行瘀，行气止痛。对于产后恶露不绝有很好的效果。

中药敷脐方

配 方 黄芪、党参、白术、龙骨粉各 15 克，升麻 10 克，甘草 6 克，米醋适量。

制用法 焙干研细末，取药末适量米醋调成糊状，敷于脐上，外以纱布覆盖，胶布固定，每日换药 1 次，直至病愈。

功 效 补气摄血。治产后恶露不绝。

日常调养

❶分娩前积极治疗各种妊娠病，如妊娠高血压综合征、贫血、阴道炎等。

❷胎膜早破、产程长者或剖宫产者要预防感染。

❸分娩后仔细检查胎盘、胎膜是否完全，如有残留者及时处理。

❹坚持哺乳，有利于子宫收缩和恶露的排出。

❺临产分娩时注意保暖，防止因寒致瘀血留滞导致的产后恶露不绝。

产后缺乳

●病·情·介·绍●

产妇于分娩后3天左右乳汁分泌甚少或全无，或乳汁稀薄，称为缺乳。在哺乳期间，如乳汁突然减少或稀薄量少，亦称缺乳。中医称"乳汁不行""乳汁不足"。产生本病的原因，主要是身体虚弱，气血生化之源不足，或因情志不畅，肝气郁结，乳汁不行。

食疗方 Shi Liao Fang

花生红糖汤

配方 生花生仁60克，红糖30克。

制用法 捣为碎面，投入400毫升沸水中，煮沸后离火，调入红糖，趁热一次饮尽，每日2～3次，饭前服。或以花生仁与猪蹄（用前腿）共炖服。

功效 补脾胃，益气血。治气血虚弱之产后缺乳。

猪蹄花生汤

配方 猪蹄2只，花生、黄豆各60克，精盐适量。

制用法 先将猪蹄洗净，加水煮沸5分钟，撇出污沫，再入洗净的花生米、黄豆，用文火炖至熟烂，用精盐调味食用。每日1剂。

功效 补脾养血，通脉增乳。用治产后缺乳。

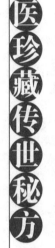

八宝鸡汤

配方 党参、茯苓、白芍、炒白术各10克，炙甘草6克，熟地黄、当归各15克，川芎7克，肥母鸡1只（1000克），猪肉、猪杂骨各500克，葱、姜各适量。

制用法 把以上药物装入纱布袋内，扎紧口，将鸡、猪肉去毛洗净，杂骨打碎，姜拍松，葱切段。将猪肉、鸡肉、药袋、杂骨放入锅中，加水3000毫升。把锅置大火上烧沸，再用小火炖煮1.5小时即成。佐餐食用。

功效 补气补血。可辅治气血两虚、面色萎黄、食欲缺乏、四肢乏力等症。适用于气血两虚的缺乳产妇。

油焖茭白

配方 茭白250克，葱、姜末、黄酒、酱油、食用油、精盐、味精各适量。

制用法 茭白洗净，切成薄片。炒锅置旺火上，下油，烧至八成热，倒下茭白翻炒，待其变色后，加入葱、姜末炒出香味，烹入黄酒、酱油、精盐、味精及清水少许，盖焖至熟。单食或佐餐。

功效 适用于产妇缺乳。

芪参汤

配方 蓼芪30克，全当归、党参、王不留行、大枣各15克，穿山甲砂炒、通草各10克，鲜猪脚1个，白芷12克。

制用法 每日1剂，炖服。

功效 治疗产后缺乳。

荞麦花汤

配方 荞麦花50克，鸡蛋1个。

制用法 荞麦花煎煮成浓汁，打入鸡蛋再煮，吃蛋饮汤，每日1次。

功效 养血通乳，用于产后浮汁不足。

中 药 方

玉露饮

配方 人参（单煎）、川芎、甘草各3克，茯苓10克，芍药、当归、枳壳各6克，桔梗4.5克。

制用法 水煎服。每日1剂，日服2次。

功效 补气活血，通络下乳。适用于产后缺乳。

黑芝麻僵蚕

配方 僵蚕 6 克，黑芝麻、红糖各 30 克。

制用法 僵蚕研细末，芝麻捣碎，加入红糖后拌匀。用时，将药放入茶杯内，倒入沸开水，加盖后待 10 分钟左右，1 次顿服，每日服 1 次，空腹时服。

功效 补气血。有通乳作用。

通草奶

配方 通草 15 克，牛奶 250 毫升，白糖 30 克。

制用法 将通草洗净，放入牛奶锅中，放入牛奶 250 毫升。把奶锅置中火上烧沸，放入白糖，搅匀即成。佐餐饮用。

功效 本方具有补气血、通乳汁的作用。适用于乳汁不足的产妇。

丝瓜芝麻散

配方 丝瓜 5～10 条，黑芝麻 120 克，核桃仁 60 克，红糖 60 克。

制用法 丝瓜焙干，与黑芝麻、核桃仁分别研碎，过筛成粉。再加入红糖共拌匀。每日 6 克，水煎 1 次服用。

功效 通络下乳，清热解毒。用治产后经络不畅，乳汁缺少。

龙眼枸杞膏

配方 龙眼肉、枸杞子各 500 克。

制用法 水煎 3 次，混合煎液，微火熬成膏。每日 3 次，每次 2～3 匙，开水送服，连服 7 日。

功效 补气养阴。治体虚乳汁不足。

外 用 方

Wai Yong Fang

蓖麻洗方

配方 鲜蓖麻叶 200 克。

制用法 洗净后，加水适量，煮水，等温度适宜后用此汤洗乳房。

功效 适用于各类型产后缺乳。

三棱熏洗方

配方 三棱 15 克。

制用法 上药入锅加水 300 毫升，煮沸 15 分钟，去渣取汁，用纱布浸药敷乳房上，同时熏洗乳房。每日 2 次，3 日为 1 个疗程。

功效 化瘀通络。治产后缺乳属乳房瘀滞不通者，症见产后乳汁少或排出不畅，乳房胀满或痛，乳腺成块，挤压乳汁疼痛难出，舌紫或暗，脉弦。

日常调养

❶应食营养丰富且易于消化、具有催乳作用的食物，保证一定量的蛋白质、脂肪、热量，如芝麻、花生、茭白、猪蹄、冬瓜、丝瓜、豆腐、鲫鱼、瘦肉、骨头汤、牛奶、核桃、金针菇等。所食食品需做成汤、羹、粥之类，以增加乳汁量，如鱼汤、鸡汤、水果羹等。宜多食含水量多的水果，多饮水和饮料。

❷忌食辛辣、生冷、刺激性食品，如辣椒、大蒜、芥末、冷饮等。禁饮酒、浓茶、咖啡等物。不可食生麦芽等具有回乳作用的食品。

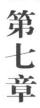

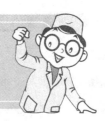

第七章 儿科疾病奇方，快快乐乐做儿童

小儿百日咳

名医珍藏传世秘方

●病●情●介●绍●

百日咳又名顿咳，是小儿时期常见的一种急性呼吸道传染病，由百日咳嗜血杆菌所引起。四季都可发生，冬春季尤多。以5岁以下小儿为多见，年龄愈小，病情多愈重。若无并发症，预后一般良好。发病最初两三周传染性最强，主要通过咳嗽时飞沫传染。临床主要表现为初期喷嚏、流涕，或微热，2~3日后咳嗽渐剧。继而发展为阵发性痉咳，日轻夜重，咳后有特殊的吸气性吼声，即鸡鸣样回声。同时伴有涕泪俱作、弯腰曲背、胸腹疼痛、头额汗出、舌系带溃疡、眼睑水肿等症状。实验室检查可查到百日咳杆菌。

Shi Liao Fang

食疗方

麻黄蒸梨

配方 麻黄3~5克，大梨1个。

制用法 先把麻黄捣为粗末；将生梨洗净后，剖开，挖去梨核；把麻黄放入梨心内，再将梨子合严，插上小竹签，然后放入碗内，隔水蒸熟后即可。每日2次，每次1个，去麻黄吃梨服汁，连用3~5日。

功效 梨具有清心润肺、利便、止咳润燥等功效。本方适用于小儿百日咳的初期和痉咳期，也可用于小儿支气管炎咳嗽。

核桃仁

配方 核桃仁适量。

制用法 每日早、晚剥食核桃仁，每次3个。

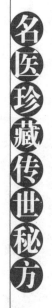

功 效 补肺肾，止喘嗽。治百日咳。

鸡蛋羹

配方 鸡蛋1个，冰糖15克。

制用法 鸡蛋打碎搅匀，加入冰糖和水适量，隔水蒸熟。一次食完，每日1次。

功 效 适用于百日咳恢复期食用。

蒸鲫鱼

配方 活鲫鱼（约150克）1尾，白糖15克。

制用法 百日咳初期，用活鲫鱼剖开，鱼腹洗净，和白糖摆在盘中蒸熟。食鱼肉和汤即可。

功 效 适用于小儿夜啼。

中药方
Zhong Yao Fang

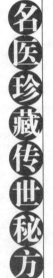

牛胆汁

配方 新鲜牛胆汁、淀粉、白糖各适量。

制用法 取鲜牛胆汁上锅蒸干，研成粉末，然后将牛胆粉240克、淀粉240克、白糖520克混合成粉剂。2岁以下每日服0.5～1克，2～5岁1～1.5克，5岁以上1.5～2克，分2或3次服，同时配合对症治疗。

功 效 用治小儿百日咳。

疼咳散

配方 蜈蚣、天竺黄、生甘草各等量，蜂蜜适量。

制用法 上药共研细末，装瓶。1～3岁每次1.5～2克，4～6岁每次2.5～3克，7～12岁每次5克，蜂蜜调服，每日3次，7日为1个疗程。

功 效 清肺止咳。治百日咳。

二参地骨皮

配方 沙参、玄参、麦冬、地骨皮各10克。

制用法 水煎口服。每日服1剂，分3次服下。

功 效 适用于小儿百日咳。

百马汤

配方 百部10克，马兜铃3克，炙甘草6克，大枣4枚。

制用法 上药水煎。每日1剂，分3次服用。

功 效 降气止咳，补益脾肺。适用于各时期百日咳。

桑菊合剂

配方 桑叶、白菊花、连翘、芦根、枇杷叶各10克，杏仁、炒荆芥、百部、竹茹各6克。

制用法 上药以水煎煮，取药汁。每日1剂，分2次服用。

功效 疏风清肺，活络祛痰。适用于小儿百日咳。

外用方
Wai Yong Fang.

蛇胆川贝散

配方 蛇胆川贝散1~2支，米醋适量。

制用法 蛇胆川贝散用米醋适量调匀如泥糊状，敷于双手心及肚脐孔处，敷料包扎，胶布固定，每日1次，连用5~7日。

功效 清热解毒，宣肺止咳。治百日咳。

五倍子敷脐方

配方 五倍子15克。

制用法 上药焙干，研细，敷于肚脐上。

功效 此方用于百日咳后体虚终日流汗不止者。

日常调养

❶注意营养及喂养方法，宜少量多餐，饮食以较黏稠易消化的食物为宜，如牛奶、鸡蛋羹、瘦肉末、豆腐等，不仅补虚，且能润燥。

❷保证充分休息，特别是有足够的睡眠，睡前可给予镇静剂，避免一切不良刺激，如防止劳累、受寒及烟熏等，以减少阵咳的发作。

❸咳后呕吐可用温开水漱口；并拭去口、鼻、眼分泌物。需说明的是，如有呕吐可于吐后再食，以获得足够的营养。

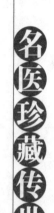

小儿腹泻

●病●情●介●绍●

小儿腹泻，以大便次数多，粪便稀薄或呈水样、蛋花汤样，带有不消化乳食及黏液为主要特征。2岁以下小儿常见，夏秋季节多发，如治疗不当，常

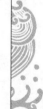

引起水、电解质紊乱，影响小儿的生长发育。本病属于中医"泄泻"范畴。中医认为本病多由感受外邪、内伤乳食、脾胃虚弱或脾肾阳虚等引起。可分为寒湿、湿热、伤食等诸证。治疗上以调理脾胃为主，与成人基本相同，但根据小儿脏腑娇嫩的特点，应特别注意气阴的存亡，以免发生意外。

食 疗 方

马齿苋赤豆苡米粥

配 方 马齿苋100克，白茯苓粉20克，赤小豆、薏苡仁各50克，粳米150克。

制用法 马齿苋水煎取汁备用；赤小豆、薏苡仁加水浸泡，与粳米常法煮粥，半熟时加入马齿苋汁及调入白茯苓粉。继续煮至粥黏稠时即可服食。

功 效 除痹止泻。适用于腹泻。

鲜车前草粥

配 方 鲜车前草30克或干车前草15克，大米50克。

制用法 车前草洗净，切碎，煮20分钟后去渣取汁，加入大米，煮粥服用。

功 效 本方适用于小儿急性腹泻伴小便不利。

胡萝卜汤

配 方 鲜胡萝卜250克，精盐3克。

制用法 胡萝卜洗净，切块，煮烂加精盐。每天分2~3次服用。

功 效 健脾理气。适用于婴幼儿腹泻。

糯米固肠粥

配 方 炒糯米30克，淮山药15克，胡椒末少许，白糖或精盐适量。

制用法 将糯米与淮山药共煮粥，熟后加胡椒末少许，加白糖或精盐。分顿服食。

功 效 固肠止泻。适用于虚寒泻、腹中隐痛、喜热、口不渴、泻下水样便者。

中 药 方

黄连玉竹汤

配 方 黄连3克，乌梅4枚，生地15克，麦冬12克，沙参10克，天花粉6克，玉竹10克。

制用法 水煎服。每日1剂，2次分服。

功 效 滋阴生津。用治泻下伤阴，症见泻下日久，口干唇燥，饮不解渴，尿少，皮肤失荣，消瘦目陷，舌

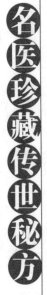

干红少苔，脉细数。

山楂炭青皮糊

配方 山楂炭 12 克，青皮 6 克，红糖适量。

制用法 上药研成细末。以水 160 毫升调成糊状，加红糖适量，隔水蒸 20 分钟。每日服 4 次，每次服 1 茶匙，1 剂分 3 日服完。

功效 适用于小儿伤乳腹泻。

消导止泻汤

配方 佛手、山楂、麦芽、连翘、白术各 5～10 克，陈皮 3～6 克。

制用法 水煎。每日 1 剂，日服 3 次。

功效 消导止泻。适用于喂养失节、饥饱无时、损伤脾胃型小儿腹泻。

外 用 方

二香肉桂

配方 丁香、木香各 5～10 克，肉桂 4～6 克。

制用法 将上药研细末置纱布袋内，用绷带缚小儿脐上一夜，一般 1～3 次即可见效。

朱砂松香散

配方 朱砂、松香、樟脑、明矾各 6 克，米醋适量。

制用法 上药共研细末，温开水调成糊状备用。敷于脐部，然后用消毒纱布覆盖，再用胶布固定，每日换药 1 次。

功效 燥湿止泻。适用于小儿急性肠炎，症见泻下赤白、腹痛、苔黄腻、脉数等。

五倍枯矾膏

配方 五倍子 1.5 克，枯矾 10 克，

黄蜡 30 克。

制用法 取以上前 2 味共研极细末，再将黄蜡置于小锅内，加温熔化，然后加入药末，边加入边搅匀，待凉备用。洗净脐孔，取药膏 1 克置于胶布，用小火化开药膏，贴于脐眼上，并热敷双足，每日换药 1 次。

功效 涩肠止泻。适用于小儿久泻不止。

木鳖子丁香丸

配方 木鳖子 1 枚，小丁香 3 粒。

制用法 将木鳖子煨热去壳，加小丁香，共为末。米糊丸，入小儿脐中，封以膏药，自愈。

止泻敷脐散

配方 吴茱萸、肉桂、黄连、木香各 3 克，苍术 5 克，葱白适量。

制用法 上药共研细末，与适量葱白

捣如泥状，摊成药饼状，备用。上药分2次敷于神阙穴上，外用止痛膏覆盖固定。24小时换药1次。同时配用西药止泻4味药（小儿新诺明、多酶片、复方地方诺脂、硝酸铋），按体重给药。

功效 温中燥湿，消炎理气。

日常调养

❶注意饮食卫生，不喂婴儿不干净、不易消化的食物，防止病从口入。

❷泄泻期间应控制饮食，食易消化和清淡的食品，如母奶脂肪较多可暂时停吃，改吃一些奶糕、粥糜等。

❸一般腹泻不应该轻易给患儿服用抗生素。对由肠道内感染而引起的重症腹泻，应立即送医院治疗。治疗前后半小时禁吃东西和饮水。

小儿麻疹

●病·情·介·绍●

麻疹是一种由麻疹病毒引起的具有高度传染性的急性出疹性传染病。临床以发热、结膜炎、流泪畏光、麻疹黏膜斑和全身斑丘疹、疹退后有糠麸样脱屑及棕色色素沉着为其特征。

中医学认为，麻疹是因外感麻毒时邪而引发的出疹性传染病，在临床上以发热、目胞肿赤、泪水汪汪及全身红色斑疹为主要表现。因其疹点隆起，状如麻粒，故名麻疹，为儿科四大要症之一，病机要点为麻毒时邪侵犯肺脾，麻毒外送。病位主要在肺、脾二经。

Shi Liao Fang 食疗方

芝麻秆糯米粥

配方 芝麻秆12根，糯米200克。

制用法 将芝麻秆根切碎，入砂锅内，加水2000毫升，煎至一半用纱布过滤，取清汁煮糯米粥。分2次服完。

功效 散风热。用治荨麻疹。

甜酒酿

配方 甜酒酿60克。

制用法 去渣取汁，隔水炖，温服。服后卧床盖被，使其微汗出。

功效 透发麻疹。治麻疹应出不出，或疹出不透者。

黄豆金针菜

配方 黄豆50克，金针菜25克。

制用法 黄豆浸一昼夜，金针菜洗净，共煮至熟，取汁。代茶饮，每日1剂，3次服完，连服3日。

功效 适用于麻疹初起食用。

中药方

Zhong Yao Fang

开阳托疹方

配方 黄芪15～30克，党参、柽柳各6～10克，红花、紫草各3～6克。

制用法 水煎服，每日1剂。

功效 益气解毒，活血透疹。治麻疹当出不出或疹出不畅（因误用大量退热剂或本弱气虚所致者）。

紫草红花饮

配方 紫草、银花、大青叶、西河柳各10克，红花4克，连翘、浙贝母各5克，竹叶3克，甘草6克。

制用法 将上药以水煎煮，取药汁。每日1剂，分2次服用，6日为1个疗程。

功效 清热解毒透疹。适用于麻疹。

樱桃核方

配方 樱桃核30个（捣烂），连须葱白1个，白糖适量。

制用法 水煎，服时加白糖少许，每日服2次。

功效 适用于麻疹。

宣毒发表汤

配方 葛根、荆芥、牛蒡子、连翘、前胡、杏仁各10克，升麻、防风、甘草、桔梗、薄荷（后下）各6克。

制用法 水煎。每日1剂。

功效 辛凉透表，清宣肺卫。适用于出疹前期。

外用方

Wai Yong Fang

香菜涂擦方

配方 鲜香菜适量。

制用法 酒煎，趁温涂擦。同时口服少许，被衣覆盖，取微汗。每日

名医珍藏传世秘方

1剂。

功效 发表透疹。治麻疹"断桥"症（即上下出齐，唯独腰间绝迹）。

麻黄酒擦方

配方 麻黄、芫荽子、浮萍、西河柳各15克。

制用法 加水煎后加黄酒250克，用毛巾蘸药液擦全身。

功效 此方适用于麻疹初期之透发不利者。

日常调养

❶室内空气要流通，但应避免对流风，保暖但不可过热。室内光线不要太强，人不要太多，保证患儿有充分的休息和睡眠。

❷食物应易消化有营养，以大米、豆浆、藕粉、蛋花汤、牛奶等为主食，辅以牛肉汤、鸭肉汤等汤汁，及绿豆汤、赤豆汤等。出疹期可吃些透发麻疹的食物，如蘑菇、鱼虾、葡萄、樱桃、甘蔗等，用之熬汤汁喝效果最佳。

❸恢复期以少油少渣半流质饮食为宜，如肝泥粥、鸡蛋面条等。蛋白质要丰富，热量应充足，并补充大量无机盐及维生素。水分供给要充足，以促进血液循环和排出体内毒素。

❹注意清洁卫生，特别是口腔及眼睛。炎症重时，用淡盐水洗，以氯霉素眼药水及金霉素眼膏交替点眼。出疹不退，不要滥用退热药，以免影响皮疹透出。热度过高，可用凉水湿毛巾湿敷头部。

小儿流涎

●病·情·介·绍●

小儿流涎是指唾液经常流出口外的一种现象。主要表现为涎液过多，经常流出，渍于唇外。有些婴儿出生1~4个月时因为唾液分泌增加，还不会及时吞下，引起流涎，属于正常的生理现象。出牙、口腔炎、舌炎等可以引起流涎。神经系统疾病发生吞咽障碍及某些药物中毒，也可引起流涎，应查明原因进行治疗。

食疗方 Shi Liao Fang

菊花汤

配方 杭菊花10克，蜂蜜适量。

制用法 杭菊花水煎取汁，候温，加适量蜂蜜，分2～3次饮服。每日1剂。

功效 清热解毒。治小儿流涎，涎液黏稠、面赤唇红，甚则口角赤烂。

石榴汁

配方 鲜石榴1个。

制用法 将石榴洗净，连皮一起切碎捣烂，加开水少许，绞取石榴汁，频频饮用。

功效 收敛固涩。主治小儿流涎症。

中药方 Zhong Yao Fang

儿茶汤

配方 儿茶5克，冰糖适量。

制用法 加冰糖适量，水煎汤，代茶饮，连服5日为1个疗程。

功效 清上膈热，收湿敛疮。治小儿流涎。

鸡内金穿山甲方

配方 鸡内金1个，穿山甲0.1克，鸡蛋、面粉各适量。

制用法 鸡内金和穿山甲研成末，装入新鲜鸡蛋内，慢慢搅匀，再用湿面粉裹蛋，入开水内煮熟或蒸熟食之。每日1个，连服7日。

功效 适用于小儿流涎。

石膏黄连汤

配方 生石膏10克，黄连3克，栀子5克，灯芯草3克。

制用法 水煎服，每日1剂，2次分服。

功效 清脾胃积热。适用于脾胃积热所致小儿流涎，兼见口角溃烂，大便燥结，唇舌红。

泥鳅末

配方 泥鳅1条，黄酒适量。

制用法 泥鳅去内脏，焙干研末。用黄酒送服，每日2次，共服2日。

功效 适用于小儿流涎（流口水）。

白术益智仁末

配方 白术、薏苡仁各 12 克，益智仁 10 克，山药 20 克，灶心土 30 克，姜煎水适量。

制用法 先将灶心土放铁锅内焙热，然后把其余 4 味放锅内同炒，至药微黄色为度，去土留药，共研细末。每次 6 克，日服 3 次，用姜煎水送服。

功效 适用于小儿流涎脾胃虚弱证。

外 用 方

肉桂敷贴方

配方 肉桂 10 克，醋适量。

制用法 上药研为细末，用醋调为糊状，每晚于小儿临睡前将药糊均匀摊于两块纱布上，分别贴敷于双足涌泉穴，然后用胶布固定，次日晨取下，连敷 3 ~ 5 次即可。

功效 温中补阳。治小儿流涎。

白矾洗足方

配方 白矾 60 克。

制用法 上药研为细末。溶于温水中，频洗两足，每日 2 ~ 3 次，连洗 3 ~ 4 日。

功效 适用于小儿流涎脾胃湿热证。

茱萸南星贴

配方 吴茱萸末 3 份，天南星 1 份，陈米醋适量。

制用法 上药共研细末，贮瓶备用。用时取药粉 15 克，用陈米醋调成黏厚糊状饼，敷贴涌泉穴（男左女右），外用纱布扎紧，每次敷贴 12 小时，一般 3 ~ 4 次即可。

功效 散寒化痰，导热下降。

日常调养

❶生理性流涎一般不需要治疗，随年龄的增长，口腔深度增加，婴儿能吞咽过多的唾液，流涎自然消失。

❷不论是生理性流涎还是病理性流涎，均应及时清理，保持口周、下颌、颈部等部位的干燥，可在颈部涂敷爽身粉，并及时更换颌下垫物。

小儿疳积

·病·情·介·绍·

疳积症是儿科常见的一种胃肠功能障碍和营养紊乱的疾患，病因起于母乳不足或长期饮食不调、用药过多。其症状为面黄肌瘦、头发稀疏、大便腥黏、腹部凹陷如舟，此病宜健脾为主。另一种是因虫积或饮食肥甘而来，其症状是腹大坚硬、口臭、下唇有白泡、舌面有红点，这时要先消积杀虫，再来调理脾胃。

食疗方 *Shi Liao Fang*

山楂山药饼

配方 山楂（去核）、山药、白糖各适量。

制用法 山楂、山药洗净蒸熟，冷后加白糖搅匀，压成薄饼服食。

功效 健脾消食，和中止泻。适用于小儿脾虚久泻、食而腹胀、不思饮食消化不良。

白萝卜粥

配方 白萝卜1个，粳米50克，红糖适量。

制用法 白萝卜、粳米分别洗净。萝卜切片，先煮30分钟，加米同煮（不吃萝卜者可捞出萝卜后再加米）。煮至米烂汤稠，加红糖适量，煮沸即可。早、晚代粥食。经常食用。

功效 开胸顺气，健胃。适用于小儿消化不良、腹胀。

蒸鳝鱼

配方 鳝鱼1条，鸡内金6克，精盐、味精各适量。

制用法 鳝鱼去肚肠，洗净，切成2厘米长的段，鸡内金洗净，一同放入搪瓷碗内，加精盐，上笼用大火蒸至鳝鱼熟透，再放味精搅匀即成。空腹食用，每日1次。

功效 具有益气养血健脾的功效。适用于小儿气血双亏、营养不良。

蝼蛄蛋

配方 蝼蛄（活者为佳）、鸡蛋各

1 枚。

制用法 先将鸡蛋敲一小孔（约蚕豆大），将蝼蛄放入蛋内，用纸封固，或用胶布贴封。将鸡蛋煨熟，每天服

1 枚，1 次食之。轻者用 3 枚，重者间隔 1 周再用 3 枚。

功 效 治小儿疳积。

中 药 方
Zhong Yao Fang

党参麦芽汤

配方 西党参 3 克，炒麦芽 5 克，炒白术、茯苓各 3 克，怀山药 6 克，当归身、酒白芍、炒六凤、花槟榔、炒鸡内金各 3 克，广陈皮 2 克，炒枳实、炙甘草各 2 克。

制用法 上药用水煎。早、晚各服 1 次。

功 效 益脾厚肠化积驱蛔。

炒玉米扁豆方

配方 炒玉米、炒扁豆各 18 克，神曲、炒莲肉（去心）、茯苓各 12 克，炒麦芽、炒砂仁、煨肉豆蔻、使君子肉各 9 克，陈皮 6 克。

制用法 上药焙干碾碎，过筛为细末，贮瓶备用。用时，取鸡蛋 1 个，顶端开一小口，将蛋清倒出，放药末

1.5~2.1 克于鸡蛋内搅匀，以面包裹煨熟（面干蛋熟）。小儿半岁至 3 岁食蛋每天 1 个，4~6 岁每天 2 个，1 个月为 1 个疗程。

功 效 健胃。适用于小儿疳积。

丹参黄金茶

配方 茶叶 5 克，丹参、黄精各 10 克。

制用法 上药共研细末，用沸水冲泡，加盖闷 10 分钟后饮用，每日 1 剂。

功 效 本方适用于小儿脾虚疳积。

鱼鳔大枣末

配方 鱼鳔 50 克，大枣(炒焦)250 克。

制用法 上药共研末，每服 2 克。每日 2~3 次。

功 效 适用于小儿疳证。

外 用 方
Wai Yong Fang

鲜姜茴香敷脐方

配方 大葱 1 根，鲜姜 30 克，茴香

粉 15 克。

制用法 葱、姜洗净，切碎捣烂如泥，加入茴香粉搅拌均匀后，炒至温热

（不伤皮肤为度）。以纱布包好，敷于脐部，每日1~2次，直至痊愈。

功　效　温中健胃，扶脾散瘀。适用于小儿消化不良食少腹胀。

外敷脚心方

配　方　鲜疳积草15克，姜、葱各30克。

制用法　上药捣烂，加入鸡蛋白一个搅匀，外敷脚心一夜，隔3天换1次，疗程为5~7次。

功　效　治小儿疳积。

车前大蒜贴方

配　方　大蒜2头，车前子适量。

制用法　车前子炒干研末，大蒜捣烂，二者混匀，贴脐4小时。

功　效　本法适用于小儿疳积、消化不良。

日常调养

❶平衡膳食。对断乳期孩子以及孕妇和哺乳期的妇女，应适当补充营养，多吃新鲜蔬菜及蛋类、鱼类等食物。对婴幼儿，尤应做到合理喂养，防止饮食偏嗜和过食肥甘厚腻之品。

❷注意喂养方法，按时定量喂养防止挑食、暴食。

❸不宜过早断奶，以1岁左右为宜。

❹孩子睡觉时不能着凉，避免腹泻或便秘。

小儿水痘

●病●情●介●绍●

　　水痘是由水痘—带状疱疹病毒引起的发病者以小儿为主的急性传染病。临床特征为全身皮肤黏膜成批出现斑疹、丘疹、疱疹，和结痂同时存在，皮疹呈向心性分布。一年四季均可发生，但以冬春季节较多。儿童时期任何年龄皆可发病，而以1~4岁为多。本病一般预后良好，愈后不留瘢痕，患病后可获终身免疫。中医认为，外感风热为本病的主要因素，风温时毒传染途径是经口鼻而入。口鼻为肺之通道，肺主皮毛，主肃降。外邪袭肺，宣通肃降失常，邪郁于肺，故出现一系列肺卫症状。肺为水之上源，肺气不利影响上源分布，挟邪外透肌表，故有皮肤水痘布露。

中 药 方

加味三仁汤

配方 杏仁5克，白蔻仁、川厚朴、法半夏、白通草、淡竹叶各4克，滑石、生薏苡仁各6克。

制用法 将上药以水煎煮，取药汁。每日1剂，分2次服用。

功效 清热利湿。适于水痘。

大青叶板蓝根煎剂

配方 大青叶、板蓝根各50克，紫花地丁25克，银花、连翘、牛蒡子、薏苡仁各15克，薄荷、荆芥各7.5克，木通、甘草各5克，黄连1克。

制用法 水煎服。水疱晶亮而大，加滑石、薏苡仁各20克；营分有热，烦躁，痘色紫暗，加丹皮15克，生地20克；口干，舌绛少津，加天花粉、沙参、麦冬各15克。

功效 适用于水痘毒热炽盛证。

荆芥防风煎剂

配方 荆芥、防风各10克，板蓝根20克，芦根15克。

制用法 每日1剂，煎服2次。

功效 治水痘。

外 用 方

二黄地龙糊

配方 生大黄、升麻、川芎、乌药、神曲各2克，麻黄1克，地龙1条。

制用法 将以上7味共捣烂，备用。敷于脐部，然后用消毒纱布覆盖，再用胶布固定。

功效 泻热解毒，通络镇痉。适用于小儿痘疹热毒盛，或有动风之象者。

鸡蛋敷方

配方 鸡蛋1个，蛋清或醋适量。

制用法 先以筛细黄土分两处，将蛋打破，以蛋白蛋黄各和其土，不得其乱，即将黄土做如蛋黄，将白摊饼包黄，仍如蛋形，入灶火内烧，候烟出尽为度，不可烧焦，将土蛋研成细末。以蛋清或醋和敷即消。如果痘烂成坑，干撒甚效。

功效 适用于水痘。

熟大黄敷方

配方 熟大黄数块，蓖麻油适量。

制用法 用铁锅匀火焙焦，研末，加入适量蓖麻油（或芝麻油）调成糊状。敷患处，每日早、晚各1次，连用3日。

功效 适用于水痘。

日常调养

❶ 多饮开水，饮食宜清淡、易消化，少吃辛辣、海味、生冷食品。

❷ 经常开窗通风，保持室内空气清新洁净。

❸ 已患水痘，应避免搔抓，不要给患儿洗澡，防止继发性感染。

小儿鹅口疮

●病●情●介●绍●

　　小儿鹅口疮是指小儿舌上、口腔黏膜上出现如鹅口状的白色点状或片状白屑。因其色白如雪片，故又称"雪口"。其白屑，状如凝乳，不易拭去，若强揩之，其下面的黏膜则见潮红、粗糙，不久又复生，常伴有哭闹不安、拒乳等症。本病可因先天胎热内蕴，或口腔不洁，感受秽毒之邪而致。

食疗方 Shi Liao Fang

蒲公英绿豆粥

配方 蒲公英10克，绿豆30克，冰糖适量。

制用法 蒲公英水煎取汁，绿豆煮为糜粥，调入药汁、冰糖即成。食粥，每日3次。煎服量视婴幼儿食量来定。

功效 治宜清热解毒。

苦瓜汁

配方 苦瓜汁50毫升，冰糖适量。

制用法 调匀，冰糖烊化，不拘时服。

功效 治宜清热解毒。

中 药 方

银花当归煎剂

配 方 银花、当归、黄芪各6克，连翘3克。

制用法 水煎服。

功 效 适用于鹅口疮。

丹皮知母方

配 方 山茱萸、丹皮、知母各5克。

制用法 水煎，口服。每日服1剂，分2次服下。

功 效 适用于鹅口疮。

老茄根陈皮方

配 方 老茄子根10克，陈皮3克，冰糖6克。

制用法 加水煎服，每日1~2次。

功 效 治鹅口疮。

外 用 方

象皮松花粉方

配 方 象皮30克，松花粉15克，牙皂、冰片各3克，松香各12克。

制用法 上药共研细粉，外敷患处，每日1次。

功 效 治鹅口疮、口腔溃疡、疮痛溃烂久不收口。

黄连薄荷方

配 方 黄连、薄荷、甘草各1.5克，五倍子4.5克。

制用法 浓煎取汁50毫升，频涂口腔。

功 效 适用于鹅口疮。

日常调养

❶平时注意孩子的口腔卫生，给孩子喂食以后帮助孩子清洁口腔，如果孩子年龄小，可以用温湿的纱布清洁口腔；如果孩子年龄大一些，则可以让孩子用水漱口。

❷在喂奶之前，妈妈应该用清水洗净双手，并用温湿的毛巾清洁乳头；如果使用奶瓶给孩子喂奶，那么事先应将奶瓶和奶嘴进行煮沸消毒。不乱用抗生素。因为在给孩子使用广谱抗生素的时候，抗生素可能会杀灭抑制白色念球菌的细菌，从而导致白色念珠菌大量繁殖，引发鹅口疮。

❸避免过烫、过硬或刺激性食物，防止损伤口内黏膜。

小儿厌食症

名医珍藏传世秘方

病·情·介·绍

　　小儿厌食是指小儿较长时间食欲减退，甚至拒绝进食的一种病症。好发于3～5岁的幼童，常并发于其他疾病的病程中或疾病之后，是儿童时期的多发病。病儿以厌食为主要症状，食量明显少于同龄儿童，且病程较长，一般超过2个月以上，可伴有恶心呕吐、食后腹胀、体弱消瘦、大便偏干或偏稀等症状。本病相当于中医古籍中的"不思食""不嗜食""恶食""纳呆"等。小儿厌食症的基本病机为脾胃功能失调。病久可影响患儿的生长发育。

食疗方
SHI LIAO FANG

山药芡实粥

配方　怀山药、薏苡仁各250克，芡实200克，大米500克。

制用法　分次下锅，用微火炒成淡黄色，共研细粉。每日早、晚各服1匙。便溏者加扁豆150克；积滞腹胀者加鸡内金100克；口渴多饮者加天花粉60克，白芍60克。

功效　适用于小儿厌食症脾胃虚弱证。

山楂消食粥

配方　山楂25克，苍术15克，大米100克，鸡内金10克（细末），红糖30克。

制用法　将山楂、苍术入锅内煎取浓汁，去渣，然后加入大米、红糖、鸡内金煮粥，分次食用。

功效　山楂能开胃、助消化。本方对消肉食积滞有特效。

蜂蜜白萝卜块

配方　鲜白萝卜500克，蜂蜜150毫升。

制用法　将萝卜洗净，切成块，放沸水中煮沸后捞出，晾晒数小时，再放入锅中，加入蜂蜜调匀，用小火煮沸，待冷装瓶备用。餐后食用数块，连食数日。

功效　治小儿厌食症。

冰糖乌梅汤

配方 乌梅、冰糖各60克。

制用法 将乌梅洗净，浸泡20分钟后去核，切丁，再将乌梅丁入锅，加适量的清水煮至半熟，然后加入冰糖，熬煮至冰糖完全熔化即可。

功效 生津止渴，开胃湿肠。适用于小儿厌食症。

中药方

黄芪麦芽饮

配方 黄芪、麦芽各10克，山楂、谷芽、白芍各8克，乌梅5克。

制用法 上药入锅加水250毫升，先用大火煮沸，改用小火慢煎，煎至80毫升分3次服，每日1剂。若多汗者加浮小麦15克，五味子5克。

功效 本方适用于感冒、肺炎、扁桃体炎等病高热退后出现的气阴不足厌食症，一般连服5~7剂见效。

党参白术粉

配方 紫河车粉、党参、白术各30克，茯苓15克，肉桂、干姜各6克，熟附子3克。

制用法 上药共研细粉，1岁每次服1克，日服3次，开水冲服。

功效 适用于小儿厌食症虚寒证。

白术茯苓饮

配方 白术、茯苓、党参、陈皮各6克。

制用法 上药以水煎煮，取药汁。每日1剂，分2次服用。

功效 健脾和胃。对脾虚型厌食有一定疗效，症状表现为面色苍黄，形体消瘦，不思饮食，好卧懒动，疲倦少语，大便稀不成形，舌质淡，苔少，脉细弱无力。

党参乌梅汤

配方 炒扁豆、党参、玉竹、山栀、乌梅各等份，白糖适量。

制用法 各药加水同煮，至豆熟时取汁，加白糖饮服。

功效 适用于因脾胃虚弱所致的厌食症。

外用方

开胃消食散

配方 焦白术30克，吴茱萸20克，山药20克，木香10克，丁香10克，食醋适量。

制用法 上药共研为细末，置于玻璃瓶中密封保存。用时取药粉 3 克，加食醋调为糊状，敷于脐部，外用胶布固定。隔日换药 1 次，5 次为 1 个疗程。

功效 健脾益气，开胃消食。适用于小儿厌食症。

吴茱萸椒矾散

配方 吴茱萸、白胡椒、白矾各等份，陈醋适量。

制用法 上药共研细末，贮瓶备用。用时取上药粉 20 克，用陈醋调和成软膏状，敷于两足心涌泉穴上，外用纱布包扎固定。每日换药 1 次。

功效 温中散寒，清热燥湿。

消化膏

配方 炒神曲、炒麦芽、焦山楂各

10 克，炒莱菔子、陈皮、炒鸡内金各 6 克，延胡索 5 克，药粉 10 ~ 15 克，淀粉适量。

制用法 上药共研细末，备用。用时取药粉，加入淀粉少许，用白开水调成软膏状，敷贴肚脐上，外用纱布固定。晚敷晨取，每日 1 次，5 次为 1 个疗程。

功效 消食化积，理气导滞。

苍术香白芷香袋

配方 苍术、香白芷、山柰、甘松各 10 克，砂仁、蔻仁各 3 克，薄荷、冰片各 5 克。

制用法 以上前 7 味共研细末，加入冰片研匀，装入布袋。佩戴在胸前，睡眠时放在枕边，15 ~ 30 日换药 1 次。

功效 健脾开胃。适用于小儿厌食症。

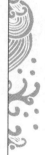

日常调养

❶对消化能力差的患儿，应先给米汤、奶糕、粥等易消化、低脂饮食，待其胃肠功能适应后再增加含蛋白质、维生素高的食物，如半脱脂牛奶、菜汤等。并应注意观察小儿食欲及大便次数和性状，如食欲差或大便次数比原来增加，含有不消化食物，应暂停添加辅食。

❷平时可常吃些健胃消食之品，如芫荽、芥菜、萝卜、芹菜、马兰、麦芽、荞麦、苹果、山楂、香蕉等。有寄生虫者可多吃具有驱虫作用的食品，如南瓜子、槟榔等。

❸必须做好口腔清洁卫生，并在两次喂奶间给予少量开水，防止口腔炎与霉菌感染。

小儿夜啼症

小儿夜啼指婴儿白天嬉笑如常，入夜则啼哭不安，或每夜定时啼哭，甚则通宵达旦啼哭不止。中医认为本病多是由脾虚、伤食、心热或惊恐所致。夜啼有习惯性和病态的不同，临床应仔细辨别。另外，婴儿因饭前饥饿或尿布湿渍而啼哭，以及因其他疾病所致的突发夜啼不属本证范围。

食疗方

Shi Liao Fang

桂心粥

配方 桂心末3克，大米30克，红糖适量。

制用法 将大米煮粥，待半熟时加入桂心末，以红糖拌食，每日1~2次。

功效 本方温中散寒。适用于小儿夜啼。

淡竹叶粳米粥

配方 淡竹叶30克，粳米50克，冰糖适量。

制用法 将淡竹叶加水煎汤，去渣后入粳米，冰糖，煮粥。每日1剂，早、晚各1次，稍温顿服。

功效 本方适用于小儿心火炽盛之夜啼。

百合冰糖汤

配方 百合30克，冰糖适量。

制用法 加水共煮熟，服食。

功效 养心安神。治小儿夜啼、惊惕易醒。

干姜粥

配方 干姜5克，粳米30克，乳汁100毫升。

制用法 将干姜、粳米洗净，加水煮粥，熟后兑入乳汁，再稍煮即成。每日1剂，3~4次分服。

功效 温中散寒。用治小儿脾虚夜啼，症见夜夜啼哭、啼声低弱、哭啼时喜四肢蜷屈、乳食不振、手足不湿、面色不华等。

名医珍藏传世秘方

中药方

灯芯草竹叶煎

配方 灯芯草 1 克，竹叶 6 克。

制用法 上药水煎服，每日 1 剂。

功效 本方清心除烦。适用于小儿夜啼。

钩藤琥珀煎剂

配方 钩藤、琥珀各 3 克，白芍、茯苓各 5 克，龙齿 10 克，珍珠粉 1.5 克。

制用法 水煎服。服时冲入珍珠粉。

功效 适用于小儿受惊吓夜啼，症见时现惊跳，依偎在母亲怀中，哭声忽高忽低或突然大哭之后，就咿咿呀呀地闹个不停。

酸枣戏乌梅方

配方 酸枣仁、川黄连、乌梅、焦山楂各 9 克，麦冬 3 克，生大黄 6 克（后下）。

制用法 将上药水煎分 3 次口服，每日 1 剂。3 剂为 1 个疗程。〔若烦热者，加淡竹叶、柴胡各 5 克；若腹胀、腹痛者，加延胡索、莱菔子、使君子各 6 克。〕

功效 治小儿夜啼。

五倍子汤

配方 五倍子 1.5 克。

制用法 加水浓煎 80 毫升，于睡前顿服，每日 1 剂。

功效 敛肺降火。治小儿夜啼属心经积热者，症见小儿夜间啼哭、惊悸不安、面红、口渴咽干。

白芍汤

配方 杭白芍 30 克。

制用法 煎水代茶频服。

功效 柔肝安神。用治小儿夜啼。

外用方

韭菜子敷贴方

配方 韭菜子 30 克。

制用法 把韭菜子烘干，研成极细末，用水调成膏，纳入脐中。外用纱布固定。12~24 小时换 1 次药，连续用药 3~4 日。

功效 适用于小儿脾虚寒湿之夜啼者。

朱砂五倍子茶方

配方 朱砂 0.5 克，五倍子 1.5 克，陈细茶1克。

制用法 用以上3味共研细末，水调制成药饼，备用。敷于脐部，然后用消毒纱布覆盖，再用胶布固定，每日换药1次。

功效 清心定惊。适用于小儿夜啼。

灯芯草擦方

配方 灯芯草、香油各适量。

制用法 将灯芯草蘸香油烧成灰，每晚睡前将灰搽于小儿两眉毛上。

功效 清心除烦。治小儿夜啼。

日常调养

❶仔细观察，找出小儿啼哭的原因，以便有针对性地采取措施。

❷平时勿惊吓小儿，以免使小儿因精神紧张而夜啼。

❸环境应保持清洁、安静；寒热应适宜，避免受风寒。

❹饮食应卫生，以易消化食物为主，避免过饥过饱。

小儿遗尿

·病·情·介·绍·

遗尿俗称尿床，是夜间无意识的排尿现象。本病多见于小儿先天性隐性脊柱裂、先天性脑脊膜膨出、脑发育不全、智力低下、癫痫发作、脊髓炎症和泌尿系感染及尿道受蛲虫刺激等。

Shi Liao Fang 食疗方

白果蒸鸡蛋

配方 干白果仁2枚，鸡蛋1枚。

制用法 干白果仁研末，将鸡蛋一端打一小孔塞入白果粉，用纸封口朝上，蒸熟即可。食鸡蛋。

功效 补虚收敛。适用于小儿遗尿等症。

猪肚炖山药

配方 猪肚1个，白果15克，山药50克，黄酒、精盐各适量。

制用法 先将堵肚切开，洗净，把白果放入猪肚中加黄酒少许，放锅中加山药及水，炖熟加精盐少许即可食用。

功效 猪肚可补肾虚损、健脾胃、缩尿。本方适用于脾虚小儿遗尿。

鸡肠饼

配方 公鸡肠1具，面粉250克，油、精盐各少许。

制用法 鸡肠剪开，洗净，焙干，用面杖擀碎，与面粉混拌，加水适量和成面团，可稍加油、精盐调味，如常法烙成饼。一次或分次食用。

功效 适用于小儿遗尿。

桑桂鸡肝汤

配方 桑螵蛸、肉桂各20克，龙眼肉10克，鲜鸡肝7具。

制用法 上前3味加水600毫升，浸泡1小时后与鸡肝同煎，水开后文火煎30分钟。吃肝喝汤，一次吃完，隔7日1剂。

功效 温阳健脾益肾。治小儿遗尿。

中药方

Zhong Yao Fang

乌药益智仁丸

配方 乌药、益智仁各等份。

制用法 上药研为细末，煮山药粉糊为丸，如梧桐子大。每次服5克，米汤送下。

功效 适用于小儿遗尿、脾肾两虚、小便频数等症。

黄芪汤

配方 黄芪、覆盆子各15克，党参20克，白术、金樱子、益智仁、桑螵蛸各10克。

制用法 上药以水煎煮，取药汁。每日1剂，分2次服用。

功效 适用于儿童遗尿。

止遗散

配方 智仁、乌药、沙苑子各10克，麻黄5克，葛根10克，附子2克。

制用法 上药共研细粉。睡前服。

功效 补肾固摄。

柿子蒂饮

配方 柿子蒂4~5个。

制用法 柿子蒂洗净，放锅中加2碗水熬煮，熬至1碗左右倒出，晾凉后每天饮用。

遗尿散

配方 覆盆子、金樱子、菟丝子、五味子、仙茅、山萸肉、补骨脂、桑

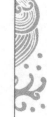

螺蛸各 60 克, 丁香、肉桂各 30 克。

制用法 上药共研细末, 密封备用。用时取药粉, 填满脐孔, 滴上 1~2 滴酒精或白酒后, 再贴上烘热的暖脐膏 (中药房有售), 再用薄层的棉花纱布覆盖好。每 3 天换药 1 次。部分患者可同时口服此药粉, 每天早晚各 1 次, 3~10 岁, 每次口服 3~5 克, 10 岁以上每次口服 5~6 克。用白糖水送服。

功效 补肾缩尿。

外用方

丁香肉桂贴方

配方 丁香、肉桂各 3 克, 米饭适量。

制用法 2 味研细, 与米饭适量共捣成泥, 做成小饼, 每晚敷于肚脐上。

功效 补火助阳。适用于小儿遗尿。

姜附补骨脂膏

配方 炮附子 6 克, 补骨脂 12 克, 生姜 30 克。

制用法 把以上前 2 味共研细末, 生姜捣烂为泥, 与药末调成膏状, 备用。敷于脐部, 然后用消毒纱布覆盖, 再用胶布固定, 5 日换药 1 次。

功效 温肾壮阳, 固精缩尿。适用于下元虚寒型小儿遗尿, 症见面色苍白、恶寒肢冷、腰腿酸软、小便清长而频、舌质淡、脉沉迟无力等症状。

葱白硫黄膏

配方 葱白 1 节, 生硫黄 3 克。

制用法 合捣如膏。睡前将药膏外敷脐上, 用绷带固定, 或伤湿止痛膏固定, 晨起取下。每晚 1 次, 连用 3~5 次。

功效 补肾固精。适用于小儿遗尿。

日常调养

❶避免心理创伤和精神刺激。避免过劳, 消除精神紧张和心理负担, 建立合理的生活制度。

❷提倡优育、优教。对儿童约 2 岁以上即进行排尿训练, 改变不正确的教养态度, 耐心鼓励训练膀胱收缩, 自主排尿, 养成良好的排尿习惯。

❸晚饭宜干食。晚饭前后少喝水, 睡前小便, 每晚在固定时间叫唤小儿, 使他全部清醒后小便, 日间勿过度疲劳, 以免夜间睡眠过沉。

小儿佝偻病

●病●情●介●绍●

　　佝偻病是指由于缺乏维生素 D 导致的全身性慢性营养缺乏症。又名软骨病。中医属"五迟五软""龟胸龟背""汗症""解颅""疳症"等范畴。本病多发于 3 岁以内婴幼儿，6 个月至 1 岁婴儿更为多见。骨骼变形、多汗、易惊、烦躁易怒、夜寐不安、肌肉松弛、食欲减退是本病的主要临床表现。早期仅见囟门闭合迟缓或加大、牙齿发育缓慢，继则颅骨软化、胸骨变形，逐渐发展可见严重鸡胸、肋骨串珠、膝内翻或外翻、脊椎变形。且易发生呼吸道、消化道等感染性疾病，如肺炎、肠炎等并发症。

食疗方
Shi Liao Fang

猪骨菠菜

配方 猪脊骨或腿骨、菠菜各适量。

制用法 猪骨砸碎，加水熬成浓汤，加入洗净切成小段的菠菜稍煮即成。饮汤吃菜，最后将骨髓亦吃下。每日 2 次，可连续饮服。

功效 养血，利骨。适用于小儿软骨病。

田螺粥

配方 田螺 250 克，粳米 50 克。

制用法 田螺洗净，挑出螺肉，切碎；粳米淘净，与螺肉同煮成粥，调味服食，婴儿饮粥汤，小儿吃螺

肉食粥。每日分早、晚服食，连食数周。

功效 适用于小儿佝偻症。

虾皮鸡蛋羹

配方 虾皮 10 克，鸡蛋 1 个。

制用法 鸡蛋打散，与虾皮搅拌均匀，放蒸锅中蒸熟，佐餐。

功效 滋补肝肾。防治小儿佝偻病。

虾皮豆腐汤

配方 虾皮 20 克，豆腐 50 克，精盐、味精各适量。

制用法 虾皮洗净，豆腐用沸水烫过捞出，切小块。虾皮入锅，加水半碗

煮沸，再将豆腐块入锅，共煮沸 10 分钟，放精盐、味精调味即可。吃豆腐喝汤，每日 1 剂，连用 2 周。

功 效 利骨。用治肌肉松弛、小儿佝偻症。

中药方

蛤壳双甲丸

配 方 蛤壳、炮山甲片、炮鳖甲片各等份，蜂蜜、米汤各适量。

制用法 前 3 味药各研极细末，炼蜜为丸，以米汤送服。每次服 10 克（小儿减半），每日 2 次。

功 效 适用于小儿佝偻病或因缺钙而痉挛抽搐。

龙骨粉方

配 方 苍术、茯苓、生黄芪、党参、五味子各 15 克，龙骨、牡蛎各 50 克，红糖适量。

制用法 药共研为极细末，装入瓶内密闭备用。用时，每次服 1～1.5 克，加红糖适量，温开水冲服，每日 3 次。

功 效 适用于小儿佝偻症。

鹿龟二仙散

配 方 龟版、鳖甲、鸡内金、鹿角片、乌贼骨各等量。

制用法 上药共研细末，每次服 1 克，开水送下，每日 2 次。

功 效 补肾壮骨。治小儿佝偻病。

蛋壳莲子散

配 方 鸡蛋壳 50 克，山楂、莲子各 30 克。

制用法 上 3 味共研细末，每服 2 克，每日 2 次，温开水或粳米汤送服，10～15 日为 1 个疗程，连服 2～3 个疗程。

功 效 壮筋骨，活血通络清心。用治小儿佝偻症。

地黄萸肉丸

配 方 熟地黄 45 克，山萸肉 30 克，怀山药（炒）、茯苓各 24 克，牡丹皮、泽泻各 15 克，牛膝 24 克，鹿茸（酥炙）15 克。

制用法 上药共研细末，炼蜜丸如梧桐子大。每服 3 克，用盐汤送服。

功 效 适用于五软。

外用方

黄柏外敷方

配方 黄柏 3 克，瘪桃干 6 克，糯稻根 6 克。

制用法 上药共研细末，水调成糊状，敷双乳头。

功效 清热敛汗。治小儿佝偻病盗汗。

日常调养

❶加强营养，进食富含维生素 D 的食物，如鸡蛋黄、牛奶、肝脏等。多晒太阳（每天至少 1~2 小时）或人工照射紫外线。但补充维生素 D 也应适量，过量会中毒，必要时停服。

❷婴儿若患有胃肠道疾患、肝病等，应及时治疗，以免影响对维生素 D 的吸收。

小儿腮腺炎

病情介绍

腮腺炎是由腮腺炎病毒引起的急性呼吸道传染病。主要发生于 4~15 岁儿童和少年。临床以腮腺的非化脓性肿胀及疼痛为特征，也可侵犯其他器官，引起脑膜炎、睾丸炎、卵巢炎和胰腺炎等。轻型感染仅表现为上呼吸道感染症状，称为亚临床感染。

潜伏期 2~3 周。多数无前驱症状而以耳下部肿大为最早病象。约 1/4 病人仅一侧肿大。腮腺肿大以耳垂为中心向周围蔓延，至下颌后沟消失，局部有疼痛及感觉过敏，张口及吃硬酸食物时疼痛加重。表面灼热，有弹力感及触痛。4~5 日后肿胀渐见消退，全程为 1~2 周，少数仅有颌下腺、舌下腺肿而无腮腺肿。脑膜炎、睾丸炎、附睾炎、胰腺炎是本病的主要并发症。

食疗方

二豆粥

配方 绿豆150克，黄豆75克，红糖100克。

制用法 3味入水，共煮至烂熟。常食量不限。

功效 清热解毒，消肿。用治小儿痄腮之红肿。

蒜泥马齿苋

配方 鲜马齿苋60克，大蒜泥10克，酱油适量。

制用法 鲜马齿苋加水煮熟，捞出切段，放入蒜泥和酱油调味，拌匀即可。作凉菜随意食用，连用1周。

功效 马齿苋可清热解毒，凉血止血。大蒜可健胃，止咳，杀菌，驱虫。本方适用于小儿腮腺炎。

蒜香苋菜

配方 紫色苋菜250克，植物油、精盐、蒜片各适量。

制用法 苋菜洗净，切段备用。将油锅烧热，下蒜片，炸出蒜香后，倒入紫苋菜，不断翻炒，再加精盐即可食用。

功效 适用于腮腺炎。

中药方

柴胡石膏汤

配方 柴胡12克，生石膏15克，葛根、天花粉、黄芩、炒牛蒡子、连翘、桔梗、升麻、甘草各9克。

制用法 水煎服，每日1剂。

功效 治腮腺炎。

菊花豆根汤

配方 野菊花、蒲公英各30克，广豆根10克。

制用法 水煎服。每日1剂，2次分服。

功效 清热解毒。适用于流行性腮腺炎。

昆布赤泻汤

配方 昆布、山慈菇各10克，赤芍、夏枯草各15克。

制用法 水煎温服，每日1剂。

功效 清热解毒，软坚散结。治流行性腮腺炎。本方对化脓性腮腺炎、颈及耳后淋巴结炎、甲状腺肿大等颈部疾患亦有良效。

蒲公英汤

配方 蒲公英 15 克，桃仁 6 克，生甘草 3 克。

制用法 水煎服，每日 2 次。

功效 清热解毒，活血散瘀。适用于流行性腮腺炎。

板蓝根汤

配方 板蓝根 120 克，加水 1000 毫升，熬成 500 毫升。

制用法 分 4 次服，每日量。

功效 适用于腮腺炎。

外 用 方
Wai Yong Fang

地龙白糖浸液

配方 活地龙（即蚯蚓）2~3 条，白糖适量。

制用法 清水洗净地龙，整条放入杯中（不要弄断），撒上白糖，片刻即有渗出液，将此液用棉签涂布在腮腺炎的红肿范围略大些。每天涂 2~3 次。两三天即可痊愈。

功效 治腮腺炎有奇效。

赤小豆蛋清方

配方 赤小豆 100 克，鸭蛋清适量。

制用法 上药研末，加鸭蛋清适量调成糊状，外敷患处，5 小时换药 1 次。若双侧发病者赤小豆倍量。

功效 清热解毒消肿。治流行性腮

腺炎。

六神冰黛散

配方 六神丸 30 粒（研细），冰硼散 15 克，青黛 30 克，芒硝 12 克，老陈醋适量。

制用法 上药研为细末，混匀备用。用时取适量，以老陈醋调成糊状，敷贴于腮腺肿胀处和涌泉穴（为健侧），每 6~8 小时更换 1 次，直至发热、肿痛消失。同时内服自拟大板夏玄汤（酒大黄 10 克，板蓝根、玄参、夏枯草各 30 克。每日 1 剂，水煎，顿服之），热炽者，予物理降温，必要时输液。

功效 清热解毒，消肿止痛。流行性腮腺炎。

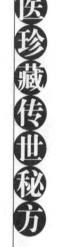

名医珍藏传世秘方

日常调养

❶发现患者立即进行呼吸道隔离，隔离应从发病至腮腺肿大消退为止，一般不少于10天。对易感儿童、接触者，应观察21天，隔离期间不允许上学或工作，外出应戴口罩。

❷患病期间应卧床休息，给富有营养易于消化的半流质或软食，避免辛辣、酸甜及硬而干燥的食物。

❸应保持口腔卫生，用淡盐水或复方硼酸溶液漱口，以清洗口腔内食物残渣，预防感染。

❹注意观察病情变化，如有呕吐、头痛、睾丸肿痛、有坠胀感等症状，应立即住院治疗。

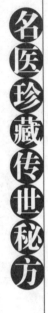